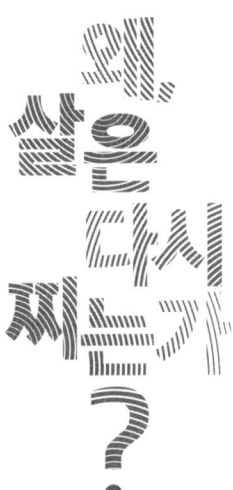

왜, 삶은 다시 쩨느가?

Health at Every Size: The Surprising Truth about Your Weight
Copyright © 2008 by Linda Bacon
Korean Translation Copyright © 2016 by Wise Book
First published in the United States by BenBella Books.

Korean edition is published by arrangement
with The Perseus Books Group through Duran Kim Agency.

이 책의 한국어판 저작권은 듀란킴 에이전시를 통한
The Perseus Books Group과의 독점계약으로 와이즈북에 있습니다.
저작권법에 의하여 한국 내에서 보호를 받는 저작물이므로
무단전재와 무단복제를 금합니다.

왜, 살은 다시 찌는가?

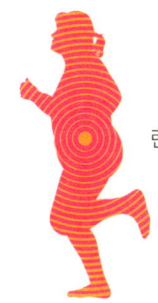

린다 베이컨 지음 ──── 이문희 옮김

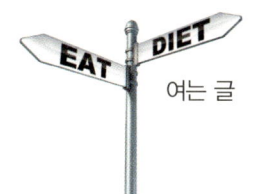 여는 글

다이어트는 몸을 속이는 최악의 선택이다.
체중계를 버리고 몸의 소리를 들어라.

 사람들이 다이어트에 필사적이다. 24시간 자기 체중을 감시하며 산다. 다들 자기 몸무게가 너무 많이 나간다며 살을 빼리라고 결심한다. 하지만 우리는 다이어트와의 싸움에서 질 수밖에 없다. 우리는 몸을 이길 수 없다. 정교하게 조절되는 몸의 시스템으로 유지되는 내부 메커니즘을 당해낼 도리가 없다. 만약 우리가 몸을 이기려 든다면? 그것이 바로 이 책이 이야기하려는 바다.
 "다이어트는 살찌게 하는 가장 빠른 방법이다." 미국 국립보건원 연구지원금을 받아 수행한 '다이어트와 체중' 연구 실험을 마치고 내린 결론은 바로 이것이다.
 내 연구는 사실 단순한 물음에서 출발했다. "어떻게 하면 살을 뺄 수 있을까?" 답에 가까워질수록, 과학에 가까워갈수록 살을 뺄 수 있다는 주장과 희망, 성공 스토리로 넘쳐나는 수많은 다이어트법 등 살 빼기에 관한 거의 모든 정보들이 비과학적이고, 심지어 반과학적이라는 사실을 발견했다. 과학을 말하지 않고 상식적인 수준으로 보아도 정말 놀라운 일은, 다이어트 성공 사례가 거의 희박한데도 다이어트 산업은 엄청난 호황을 누리고 있다는 사실이다.

다이어트는 우리의 희망과는 반대로 진행된다. 그 이유는 놀라우리만치 정교한 우리 몸의 체중 조절 장치에 있다. 몸 안에는 저마다 '설정체중Set Point'이라는 체중 값이 내장되어 있다. 즉 영양, 호르몬, 혈당, 체지방 등 몸 상태를 가장 이상적으로 반영한 균형 잡힌 최적의 체중을 말한다. 설정체중은 사람마다 다르다. 여러분에겐 모순처럼 들릴지 모르지만, 뚱뚱한 체중도 특정한 사람에겐 생리학적으로 이상적일 수 있다. 반대로 아주 비쩍 마른 몸도 사람에 따라 이상적인 몸일 수 있다. 설정체중 메커니즘은 증가나 감소를 막기 위해 매우 부지런하게, 때론 아주 필사적으로 일을 한다. 그 이유는 단 하나, 안정적이고 건강한 체중을 유지하기 위해서다.

하지만 이 설정체중을 흔들어대는 주인을 만나면 문제가 심각해진다. 절식 다이어트로 체중이 설정체중 이하로 떨어졌다고 해보자. 그러면 체중 조절 장치가 작동하기 시작해 섭식을 유도하는 호르몬을 분비하여 입맛을 바꾸면서까지 지방을 당기게 하고, 더 심하게는 칼로리를 잃지 않으려고 방바닥에서 시체놀이만 하게 만들 수도 있다. 게다가 몸이 굶주릴 것에 대비해 설정체중을 더 높게 재설정하면서 지방을 더 많이, 더 많이 저장하라고 몸에 명령을 내린다. 이것이 바로 상습적인 다이어터들이 "조금 먹는데 왜 쪄?"라고 말하는 이유다.

이런 메커니즘의 효율적 작동을 위해 가장 열심히 일하는 호르몬이 바로 '먹어라' 혹은 '먹지 마' 메시지를 들고 온몸을 돌아다니는 렙틴과 그렐린이다. 이 모든 것이 체중의 교란을 막아 우리 각자에게 필요한 이상적인 체중과 건강한 몸을 유지시키기 위한 일이다.

우리의 체중 조절 메커니즘은 수백만 년에 걸쳐 형성된 아주 효율적인 시스템이다. 이를 '검약 유전자thrifty genotype' 가설로 설명할 수 있다. 이 가설을 이해하면 '단 1g의 칼로리도 놓치지 말라'는 우리 조상들의 유전적 명령을 알 수 있다. 식량이 귀하고, 또 식량을 구하려면 어마어마한 칼로리를 소모해야 했을 과거 환경에서 우리 몸은 가장 알뜰하고 효율적인 방식으로 진화했다. 앞으로 닥칠 기근에 대비해 고열량 지방을 최대한 저장하고, 저장된 지방은 쓰지 않는 방식으로 가장 알뜰하게 보존하며, 가능하면 고열량 음식을 탐하도록 말이다. 이런 유전적 명령에 부합하지 않는 말라깽이 족속들은 인류의 유전자 풀에서 점차 줄거나 사라졌다. 여기서 살아남은 인류가 바로 지금의 우리들이다.

과거의 유전적 성향은 그대로 가지고 있으면서 하루 종일이라도 만찬을 즐길 수 있는 환경에서, 그것도 칼로리를 축적하기는 쉬워도 쓸 일은 별로 없는 우리에게 다이어트로 대변되는 몸의 비극은 어쩌면 당연한 귀결일 것이다. 그래서 살을 빼겠다는 다이어트가 당연한 선택처럼 보이지만, 수백만 년에 걸쳐 형성된 몸의 시스템을 외면한 채 반기아, 절식, 식이 제한을 앞세우는 다이어트가 성공할 리 만무하다. 다시 강조하지만, 우리 몸의 시스템을 거스르는 다이어트는 실패할 수밖에 없다.

체중을 결정하는 가장 큰 요소는 유전, 그리고 사람마다 다른 신진대사 능력과 생활습관이다. 따라서 몸의 소리를 외면하는 식이 제한

다이어트는 체중 조절 기제를 훼손하여 살을 더 찌우므로 허기를 돌보는 생활습관이 중요하다.

오늘날 우리에겐 음식과 섭식 문제를 둘러싼 시끄러운 애기들이 너무 많아서 몸의 소리에 제대로 귀 기울일 수가 없다. 우리는 음식이 감정과, 그리고 상황과 떼려야 뗄 수 없는 불가분의 관계를 맺게 된 문화 속에서 산다. 배고픔과 배부름의 신호를 무시하고 끊임없이 날씬함의 성배를 좇으라고 부추기는, 혹은 생명 유지와는 전혀 무관한 필요들을 채우는 데 음식을 쓰라고 종용하는 세상에 살고 있다. 우리는 심심해서 먹고, 슬퍼서 먹고, 즐거워서 먹는다. 축하할 일이 생기면 외식을 한다. 연인과 헤어져 슬픔에 잠기면 달콤한 아이스크림으로 슬픔을 녹인다. 누가 아프거나 세상을 떠났을 때도 음식은 우리의 슬픔과 위로를 보여주는 방식이 된다. 이런 것들이 전부 나쁘다는 애기가 아니다. 몸의 영양적 필요가 아닌 외부 신호에 따라 결정되는 식이 습관은 우리 몸의 허기 및 포만 신호 체계를 무력화한다.

더 심각한 문제는 산업(식품회사와 의료계, 당국)이 사람들의 입맛에까지 개입하고 있다는 사실이다. 브로콜리가 좋다는 전문가의 말이 흘러나오면 다음 날 브로콜리 품귀 현상이 빚어지는 코미디 같은 현실 속에서 미디어와 식품업계에 휘둘려 우리는 몸과 미각을 저당 잡히고 있는 형국이다. 몸에 대한 이상하리만치 과도한 집착은 음식을 '몸'에 좋고 나쁨으로 구분하여 진정한 미각을 잃게 했다. 우리는 '길들여진 입맛', '만들어진 미각'으로 음식을 즐기고 있는 중이다. 이는 생리적으로 이상적이지 않다. 그리고 체중에도 부정적인 결과로 이어진다. 우리에게 '배고픔'은 생명을 유지하게끔 만드는 생물학적 프로그래밍의 토대다. 따라서 배고픔과 배부름 내부 신호를 듣고 진정한 미각을 찾는 솔루션이 필요한 것이다.

우리를 이런 유해한 다이어트로 내몬 일등 공신은 아마도 '비만'에 대한 잘못된 인식일 것이다. 우리 사회는 지금 비만을 무슨 질병 내지 죽음의 병으로 둔갑시키는 비범한 능력을 발휘하고 있다. 현행 체질량지수에 따른 정상 체중군보다 과체중에 속한 사람들이 실제로 더 오래 살고, 당뇨병, 고혈압, 동맥경화증 같은 성인병 발병 확률도 더 낮다. 과체중은 오히려 신체 보호 기능도 한다. 이런 사실은 학계에서 오래전에 입증된 사실이지만 외면당하고 있다. 그것은 비만에 대한 잘못된 인식이 되레 자기 이익으로 작동하는 다이어트 산업계의 오랜 카르텔 때문이다. 제약회사, 식품업계, 의사, 다이어트 전문가, 언론, 정부가 이런 카르텔에 열심히 동참하고 있다.

불가능에 가까운 마른 몸매에 부합하지 않는 사람을 수용하지 않고 '체중'에 낙인을 찍는 우리 사회의 문제는 근본적으로 바뀌어야 한다. 그리고 몸에서 희망을 얻으려는 우리들의 결핍과 불안, 그리고 체중으로 인한 자기부정에서 빠져나와 몸을 새롭게 인식하고 자기 몸에 맞는 과학적인 체중 관리와 건강 솔루션을 찾아야 한다.

이런 노력을 나는 '내 몸이 원하는 건강한 체중Health at Every Size'이라는 프로그램에 담았다. 권위 있는 과학 저널에 발표한[1, 2, 3] 이 프로그램은 다이어트와 체중에 관한 우리의 희망을 현실로 이뤄줄 수 있음을 보여준다. 미국 농무부도 이 프로그램을 살빼기 다이어트로 고전하는 사람들을 위한 '새로운 희망'으로 평가했다.[4]

자, 이제 내 몸에 맞는 건강한 체중을 찾는 여정을 시작해보자.

여는 글

다이어트는 몸을 속이는 최악의 선택이다.
체중계를 버리고 몸의 소리를 들어라.

1
이제, 살과의 전쟁은 그만!
식탐과 다이어트로 교란되는 체중

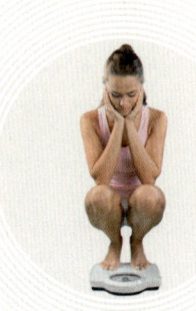

우리 몸속엔 정교한 체중 조절기가 있다 —— 19
사람마다 적정 체중이 따로 있다고? —— 20
체중은 몸의 메커니즘이 결정한다 —— 22
식탐이 다이어트를 이기는 이유 —— 23
체중 조절 장치가 하는 일 —— 25
빼도 빼도 원래 체중으로 돌아간다 —— 28
상습적인 다이어트는 더 살찌게 한다 —— 30
식욕 유발과 억제를 오락가락하는 호르몬들의 전쟁 —— 34
진화의 비극: 굶주림 유전자냐, 잔치 유전자냐? —— 36
체중은 유전과 오랜 습관의 결과물 —— 38
내 몸에 맞는 설정체중은? —— 41
내 설정체중을 회복하라 —— 43

2
나는 아프다, 고로 먹는다
식탐 뒤의 진실

무엇이 배고픔을 충동질하는가? — 48
아프다, 고로 먹는다: 감정적 섭식 뒤에 도사리고 있는 것 — 51
나는 식욕 억제자인가? — 56
식욕 억제는 더 큰 식욕을 부른다 — 59
식욕 억제자로 살고 싶지 않은 당신에게 — 61

3
다이어트는 왜 실패하는가?
배고픔과 싸우면 살은 다시 찐다

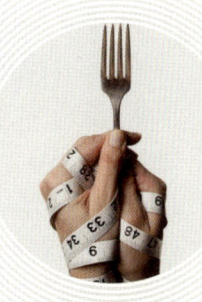

제대로 알자, 칼로리 — 67
우리 잘못이 아닌 뇌 탓 — 68
조금 먹는데 왜 쪄?: 체중 감소에 저항하는 몸 — 71
운동이 살을 빼주지는 않는다 — 75
운동으로 살빼기 어려운 생리학적 이유 — 77
체중 감량이 어려운 또 다른 이유들 — 80
바이러스, 세균, 독성물질도 살찌게 한다 — 84
다이어트 지름길을 찾는 당신에게 — 88
수술대 위의 꿈: 비만 수술 — 91
이제, 몸의 메커니즘에 맡겨보자 — 97

4
우리를 살찌우는 식품들
길들여진 입맛

사람들이 왜 이렇게 많이 먹는가? — 102
문제는 과식이 아니라 몸의 신호를 외면하는 식생활 — 104
몸은 영양학자! 몸의 소리를 들어라 — 107
식이 전문가나 트레이너한테 맡겨서는 안 된다 — 110
넘쳐나는 골칫덩어리 탄수화물 — 113
액상과당, 그 달콤함의 대가는 쓰다 — 119
지방 = 뚱보? — 122
단백질, 꺼지지 않는 육류 논쟁 — 127
입맛을 교란하는 감미료 음료 — 129
범국민적 체중 증가를 야기한 주범, 패스트푸드 — 131
당신은 어떻게 먹고 있는가? — 132
지금 식단을 체크해보라 — 133
식습관이 체중을 결정한다 — 134
나의 건강 척도는 일일 섬유질 섭취량 — 137
나의 지방 섭취량은? — 138
기존의 다이어트로는 체중 문제를 풀지 못한다 — 139

5
우리를 살찌우는 사람들
식품회사와 정부가 하는 일

돈 내놔! ─ 145
정부보조금은 어디로 어떻게 흘러가나? ─ 146
우리는 식품 소비 기계 ─ 151
가공식품에 빠지는 생물학적 이유 ─ 153
교활한 식품회사 ─ 158
식품업계, 제약회사, 의사, 정부의 더러운 유착 ─ 159
우리가 먹고 있는 것은 영양이 제거된 공업 식단 ─ 167
불량식품을 부추기면서 책임은 각자 알아서 ─ 168
식품사와 언론이 좋다고 말하면 일단 의심하라 ─ 169

6
뚱뚱한 게 뭐?
우리가 몰랐던 비만의 진실

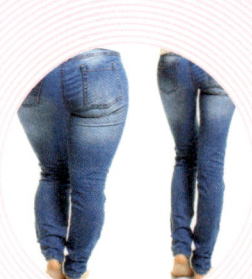

비만은 어떻게 '질병'으로 둔갑했나? ─ 174
1. '지방은 죽음을 부른다'는 근거 없는 믿음 ─ 177
2. '지방은 병을 키운다'는 터무니없는 주장 ─ 178
3. '비만은 병'이라는 수상한 통설 ─ 190
4. 살을 빼면 건강해진다고? ─ 190
5. 체중을 얼마든지 조절할 수 있다고? ─ 193
6. '누구나 살을 뺄 수 있다'는 거짓 신화 ─ 195
7. '마른 몸이 더 멋져.' 정치경제적 이해관계를 반영하는 미의 기준 ─ 197
8. '전문가 말은 믿어도 된다'는 위험한 생각 ─ 203
몸에 관한 그릇된 신화를 깨라 ─ 209

7
다이어터의 딜레마
날씬함과 건강이라는 두 마리 토끼

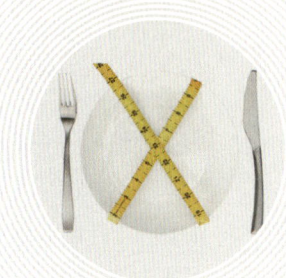

진정한 다이어트를 찾는 여정을 시작하다 —— 213
관피아 연구비를 받다 —— 216
아우성치며 몰려드는 여성 지원자들 —— 218
고통스러운 다이어트에서 벗어나다 —— 220
살빼기를 포기한다는 것 —— 222

8
살빼기 강요 사회
외모 중심 사회에서 나를 지키는 방법

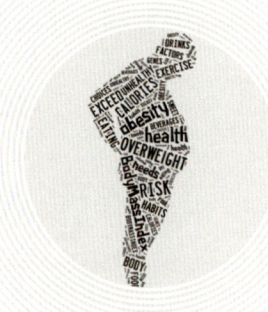

몸에 대한 불만은 자기혐오를 키운다 —— 228
날씬함에 대한 욕망 —— 229
외모에 대한 나의 편견 정도는? —— 231
평생을 몸매 감시자로 살 건가? —— 233
살빼기 강요 사회에서 살아가기 —— 234
내면의 소리 듣기: 나는 뚱뚱한 걸 바라는가? —— 235
자기 받아들이기 —— 239
자기 부정에서 빠져나오기 —— 241
생각의 전환: 앗싸! 저울 —— 242
몸과 함께 현재를 살기 —— 243
편견에 맞서기 —— 243

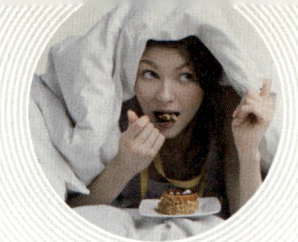

9
허기와 폭식 다루기
건강한 식습관과 자기 돌봄

먹는 방법 1   맛있는 음식을 먹어라 —— 248
먹는 방법 2   먹을 때 집중하라 —— 249
먹는 방법 3   배고플 때 먹어라 —— 250
먹는 방법 4   감정적으로 먹지 말라 —— 264

10
리얼 푸드와 함께하는 삶
건강한 체중을 위한 습관

건강한 체중은 건강한 습관에서 온다 —— 271
몸을 움직일 땐 재미있게 하라 —— 272
남이 좋다는 식품에 솔깃하지 말자 —— 277
휴식과 잠자기 —— 280
가족을 위한 건강한 먹기 —— 282

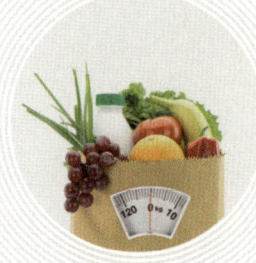

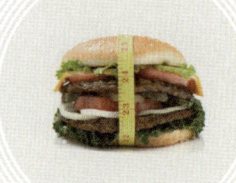

11
나의 체중을 되찾으라
건강한 체중을 위한 바른 지식

먹는 즐거움이 왜 중요할까? — 287
미각은 조상에게서 물려받는다 — 290
맛 경험은 미각을 바꾼다 — 293
왜 달콤함에서 헤어나지 못할까? — 294
지방의 유혹 — 296
천국의 맛: 당 + 지방 — 297
건강한 미각으로 바꿀 수 있다 — 298
육류, 많이 먹을 필요 없다 — 300
음식 중독에서 벗어나기 — 301
먹는 것의 의미 — 304

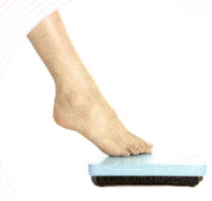

12
다이어트와 삶의 윤리
건강한 삶, 먹는 즐거움을 위하여

체중이 아니라 체중에 찍는 낙인이 문제 — 309
답은 무엇인가? — 311
우리는 피억압자이자 억압자 — 314
해법은 내 안에 있다 — 316
개인의 길 — 318
전문가의 길 — 319
나의 길 — 321
허기를 즐겨라! — 322

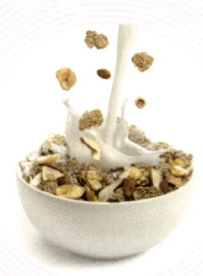

이제, 살과의 전쟁은 그만!

① 식탐과 다이어트로 교란되는 체중

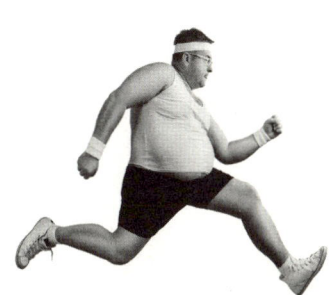

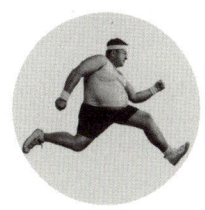

우리 몸속엔 정교한 체중 조절기가 있다

만일 우리 몸에 '지방 계량기'가 붙어 있다면 어떨까? 지방이 필요한 만큼 쌓이면 "이제 그만 좀 먹어!"라는 메시지가 뇌로 전달된다면? 그래서 피자며 아이스크림이며 포테이토칩을 먹고 싶은 마음이 싹 사라진다면? 그 황홀한 음식이 유혹해도 전혀 마음이 흔들리지 않는다면? 그리고 지방 음식들을 먹었는데도 신진대사가 왕성해서 잉여 칼로리를 완전히 태워버린다면 어떨까? 정말 꿈같은 소리다. 그런데 이 말이 그리 터무니없는 소리는 아니다. 믿기 어렵겠지만 우리 몸엔 그런 메커니즘이 내장되어 있다.

우린 왜 항상 식욕에 시달릴까? 살이 쪘다고 느끼는데도, 체중을 유지하려고 안간힘을 쓰는데도 왜 식욕에서 벗어나지 못할까? 식욕에 무너지면 왜 살이 찔까?

혹시 내 몸의 지방 계량기가 고장 난 걸까? 아니면 뇌가 반응할 만큼 경고음이 크지 않아서인가? 그렇다면 참으로 유감스러운 일이 아닐 수 없다. 본래 우리 몸의 메커니즘은 매우 강력해서 배가 고프지 않으면 식욕에 맞서 싸울 일이 없다. 건강한 체중 유지는 사실 우리 몸에서 자연스럽게 이루어진다. 먹을 것도 못 먹고 피트니스 클럽에 출퇴근해야 하는 그런 고된 일이 아니다.

그런데 불행하게도 체중 조절 시스템이 고장 난 이들이 너무 많다. 필요한 칼로리가 채워져도 음식의 유혹에서 벗어나지 못한다. 잉여 칼로리가 점점 살을 찌운다. 그렇게 되면 몸은 '세트 포인트set point', 즉 '설정체중'이라는 생물학적으로 가장 이상적인 균형 상태가 깨져 버리고 만다. 하지만 걱정 말라. 이 책에서 우리는 최적의 건강 체중을 유지할 수 있는 강력한 체중 조절 메커니즘을 찾게 된다. 그 메커니즘이 회복되면 몸이 느끼는 허기와 포만감, 식욕 정도에 따라 자연스레 언제, 무엇을 먹을지 결정할 수 있다. 그리고 칼로리 걱정 없는 정상적인 식사가 가능해질 뿐 아니라 먹는 일이 단순하고 즐거워진다.

사람마다 적정 체중이 따로 있다고?

우리 몸의 체중 조절 장치는 제대로만 작동한다면 첨단 과학 장비 못지않다. 믿기 힘들다고? 예를 하나 들어보겠다. 50세의 한 중년 여성이 있다. 이 여성은 20세 때보다 체중이 약 3kg 늘었다. 하루에 2,000칼로리를 섭취했다면 30년간 약 2,200만 칼로리를 섭취한 셈이다.

3kg의 체지방이 약 17,500칼로리를 저장하므로, 이 여성이 섭취한 칼로리는 소비한 칼로리보다 0.08% 더 많았다. 한 달에 약 50칼로리를 더 섭취했다는 얘기다. 이는 달걀 한 개의 칼로리에도 못 미친다. 다시 말해 이 중년 여성은 칼로리를 99.9% 이상의 정확도로 조절해왔다는 말인데, 생각해보라. 우리네 삶에서 이 정도로 정확하게 하는 일이 있을까?[5] 분명한 사실은, 의지만 가지고는 무엇을 먹을 것인지, 얼마나 운동할 것인지 등의 균형을 정확히 맞출 수 없다는 것이다.

최근 몇십 년 전까지도 성인 체중은 오랫동안 안정적으로 유지되었고, 체중 유지가 그리 어렵지 않았다. 1970년대의 한 연구 결과를 보면, 60세 남성의 평균 체중은 30대 남성의 평균 체중보다 약 2.5kg 많았다.[6] 이렇듯 안정적인 체중 유지가 어려운 일이 아니었다. 그런데 왜 이렇게 살을 빼려고 애쓰는 사람이 많을까? 이제 칼로리 계산을 멈추고, 다이어트 식단을 버리고, 몸이 알아서 조절하도록 맡겨보면 어떨까? 맹세컨대 훨씬 더 나은 결과를 얻게 될 것이다.

우리 몸이 목표로 삼는 건강한 체중을 '세트 포인트', 즉 '설정체중'이라고 부르자. 이 '설정체중'은 몸의 자동 체중 조절 장치가 설정한 이상적인 체중이다. 다른 모든 조절 장치가 그렇듯, 몸의 체중 조절 장치 또한 최적의 값이 있다. '설정체중'을 가진 우리 몸의 체중 조절 장치는 어떻게든 우리 체중이 그 설정체중과 맞아떨어지도록 계속 작동한다. 마치 생물체가 움직이듯, 중심에서 멀어지면 멀어질수록 안정적인 중심부로 끌어오려는 힘이 강해지는 메커니즘이다.

단, 우리가 그 작용을 그대로 내버려 둔다면 말이다. 만일 다이어트로 자동 체중 조절 장치를 계속 흔들어대면 그 메커니즘은 붕괴된다.

이런 흔들어대기는 몸에 내장된 체중 조절 메커니즘의 지배권을 빼앗으려는 권력 투쟁과 같으며, 결국 지배권을 고수하려는 몸의 전투력을 강화시킬 뿐이다. 그러면 우리 몸은 어떻게든 줄어든 체중을 회복하려고 애를 쓸 뿐 아니라, 어쩌면 이전보다 체중이 더 늘어나는 식으로 벌금을 물게 할지도 모른다. 또 미래에 있을지 모르는 다이어트에 대비해 '설정체중'을 더 높게 올려놓을지도 모른다.

이런 식으로 힘겨운 살과의 전쟁을 계속하느니, 휴전을 선포하고 건강하고 자연스러운 체중을 받아들이는 것이 낫다. 그러면 배가 부를 때 먹는 일에 덜 집착하는 자신을 발견하게 된다. 그래서 때로 우리가 잔칫상을 탐닉하는 일이 있더라도 몸이 알아서 그 과잉을 바로잡아 줄 것이므로 우리 자신을 부정할 일도 없으리라.

체중은 몸의 메커니즘이 결정한다

적정한 체지방을 유지하는 일에서 우리 몸은 대단히 훌륭한 컨트롤러다. 우리 몸에 내장된 체중 조절 메커니즘에 대해 알아보자.

햇살이 따스한 오후, 산책 중인 당신을 상상해보라. 덥다는 느낌이 들면 신체의 자동 냉각 시스템이 작동해 땀이 나기 시작하고, 그 땀이 체온을 낮추면서 시원해진다. 그런데 갑자기 먹구름이 몰려오면 이번엔 슬슬 추워진다. 다시 몸의 자동 체온계가 작동하는 것이다. 노출된 피부에서 털들이 곤두서면서 공기를 가두고 닭살이 돋고 몸이 오싹해지며 체온이 올라간다.

여기서 알 수 있는 것은, 이런 체온 조절이 의식적으로 이뤄지지 않는다는 점이다. 호흡이나 소화 작용처럼 체온 조절도 자율신경계에 의해 조절되며, 이는 의식 작용이 아닌 몸속에서 일어난다. 이 모든 시스템은 몸의 '항상성' 혹은 균형 유지를 위해 설계되었다.

'항상성'이란 생물학의 근본 개념 중 하나로, 우리 몸의 항상성 시스템은 산소 농도, 이산화탄소 농도, 혈액량, 혈당 등의 생리 작용을 엄격히 조절한다. 물론 일정 정도의 변동 폭은 허용되지만, 다양한 생리 메커니즘이 작동하면서 위험한 급락 혹은 급상승을 막아준다. 체지방 역시 이처럼 엄격히 조절된다. 많은 연구들은 우리 몸이 최적의 신체 기능을 가능케 하는 체지방량을 유지하기 위해 얼마나 애를 쓰는지 보여준다.[7] 건강하고 안정적인 체중을 유지하기 위해 우리 몸은 매우 부지런히 움직이며, 이를 위해 놀라울 정도로 효율적인 메커니즘들이 준비되어 있다. 그런데 불행히도 오늘날의 생활 방식과 환경 변화들은 이런 프로그래밍을 방해한다. 거기에 다이어트까지 동원해 체중을 지배하려 들면서 우리 몸의 시스템은 한 번 더 묵살당한다. 그 결과 우리의 체중은 점점 늘어만 간다.

식탐이 다이어트를 이기는 이유

체중을 조절하는 주 기관은 시상하부로서, 뇌와 육체의 중개 역할을 하는 매우 작은 기관이다. 시상하부는 몸에서 일어나는 모든 걸 알아채는 센서다. 막 구워낸 치즈피자의 고소한 냄새를 감지하고, 그 피자를 성급히 베어 물다가 데인 입천장의 상처, 허겁지겁 피자 조각을 삼키고 난 뒤의 더부룩함을 감지한다. 또 우리가 인식하지 못하는 몸 상태, 즉 몸의 체지방량이 어느 정도인지도 알아챈다. 시상하부는 일단 메시지를 전달받으면 다른 신체 조직들에 신호를 보내 호르몬이나 효소, 그 밖의 화학물질을 방출하게 하여 몸의 항상성을 회복시킨다. 가령 체중이 줄어 '설정체중' 이하로 떨어지면, 다른 기관에 신호를 보내 칼로리 소비량을 비롯해 식사량과 활동량을 조절하게 한다.

제일 먼저 시상하부는 우리에게 도움을 구한다. 식욕을 불러일으키고 식탐을 만들어내는 특정 호르몬 분비를 유도하여 입맛을 바꿀 수 있다. 또 고열량 에너지로 체중을 올려야겠다 싶으면 실제로 고지방 음식이 당기게 만들 수도 있다. 더 심하게는 운동 욕구를 감소시켜 방바닥에서 시체놀이만 하게 만든다. 시상하부가 몸의 체지방 지수가 '설정체중'보다 낮다고 감지하면 이 같은 행동들이 촉진된다. 그래서 제대로 못 먹으면 허기를 채우는 음식을 섭취하고도 만족을 못 느껴서 계속 먹고 싶은 욕구가 더해지는 뇌 활동이 활성화되는 것이다.

때로 항상성 회복을 위한 시상하부의 노력들이 일시적으로 이길 수도 있다. 한 예로 살을 빼겠다고 마음먹은 사람은 의지만으로 배고픔을 극복하기도 한다. 이는 엄격한 식단 조절을 하는 동안에는 가능하다. 하지만 안타깝게도 오래가지는 못한다. 아니면 친구와의 약속을 어기기 싫어서 축축 처지는 몸을 끌고 피트니스 클럽으로 향하기도 할 것이다.

이럴 때 시상하부는 공격성이 증가하고, 우리의 의지력과 상관없이 각 기관들에 영향력을 행사한다. 몸에서 한기가 느껴진다면 이는 우리 몸이 말초혈관에 공급하는 피의 양을 줄여 신진대사율을 낮추는 방법으로 에너지를 비축하겠다는 신호다. 몸이 무겁게 느껴진다면 이는 신진대사가 느려졌다는 또 다른 신호다. 반대로 포식 후에는 몸이 더워지는 느낌을 받는데, 이는 우리 몸이 잉여 칼로리를 태우게끔 뇌가 활발한 신진대사를 부추겼기 때문이다.

우리 몸이 통제되고 있다는 사실을 믿지 못하겠는가? 그렇다면 다음 몇 가지 연구를 살펴보자.

체중 조절 장치가 하는 일

어떤 쥐는 다른 쥐보다 체중이 더 많이 나간다. 쥐의 성장을 관찰한 결과, 청소년기와 성년기 초기에는 통통한 쥐가 마른 쥐보다 많이 먹었다. 하지만 통통한 쥐들도 자기만의 '설정체중'에 이르면 마른 쥐와 비슷한 양을 먹었다.

보통 성인 쥐들은 음식 접근권과 운동 기회가 자유롭게 주어지면 안정적인 '설정체중'을 유지한다. 음식을 금하다가 다시 줘도 어느 정도 먹으면 '설정체중'으로 돌아가는지를 안다. 뚱뚱한가, 날씬한가, 아니면 중간쯤인가는 문제가 되지 않았다. 일단 다시 음식을 먹을 수 있게 되면 모든 쥐들은 설정체중을 회복한다.

배고플 때 어떤 일이 일어나나

초기 연구자들은 시상하부의 '설정체중' 기능을 알아내기 위해 두 가지 방법을 이용했다. 쥐들 뇌에 전극을 심어 한 그룹은 시상하부를 손상시키고, 다른 그룹은 시상하부를 자극해 활성화하는 것이었다. 연구자들은 먹는 행동을 조절하는 두 영역, 즉 외측 시상하부와 배쪽내측 시상하부를 관찰했다.

외측 시상하부가 손상되면 쥐들은 먹기를 거부하고 결국엔 죽었다.[8] 하지만 외측 시상하부가 전기 자극을 받아 활성화되면 쥐들은 배가 불러도 먹고 살이 쪘다.[9] 이를 근거로 과학자들은 외측 시상하부에 '허기 중추'가 있다고 결론지었다. 허기 중추가 활성화되면 먹고 싶어지고, 허기 중추가 망가지면 더는 허기를 못 느낀다.

또 다른 실험에서 식욕 중추를 손상시키기 위해 다시 한 번 외측 시상하부 장애를 일으켜보았다. 이후 쥐들은 먹기를 거부하고 체중이 줄었지만 과학자들이 쥐들에게 강제로 먹여 생명을 유지시켰다.[10, 11] 그러자 결국 쥐들은 스스로 다시 먹기 시작했다. 어느 시점에는 비록 장애 전보다 훨씬 낮은 수준이었지만 체중이 안정되었다. '설정체중'이 낮아진 것이다.

과학자들은 또 다른 실험을 했다. 외측 시상하부가 손상되어 체중이 감소한 쥐들이 어떻게 에너지를 쓰는지 조사한 것이다. 과학자들은 설정체중이 낮아지면 쥐의 몸은 낮아진 설정체중을 유지하려 노력할 것이고, 더는 줄거나 늘지 않도록 할 거라고 예측했다.

이는 현실로 나타났다. 외측 시상하부 기능장애를 입은 쥐들에게 강제로 먹여 이전 수준으로 체중을 끌어올리자 신진대사율이 크게 높아지면서 칼로리 소모가 늘어난 것이다.[12] 다시 말해, 체중이 다시 늘어나자 쥐의 몸이 새로운 설정체중으로 돌아가기 위해 각종 메커니즘을 이용한 것이다. 반면에 낮아진 설정체중보다 체중이 줄어들면 신진대사율이 급격히 떨어지면서 칼로리를 저장하고 설정체중으로 돌아가고자 했다. 결국 쥐들이 뚱뚱한가, 날씬한가는 중요하지 않았다. 모든 쥐는 다시 설정체중으로 돌아갔다.

과학자들은 외측 시상하부가 유일한 허기 중추는 아닐 거라고 판단했다. 외측 시상하부가 유일한 허기 중추라면 쥐들에게 식욕이 다시 생기지 않을 것이기 때문이다. 따라서 과학자들은 외측 시상하부가 다른 뇌 영역과 협력해 허기를 조절하고 설정체중을 결정했으리라고 보았다. 이는 더 많은 연구가 진행되면서 사실로 확인되었다.

배부를 땐 어떤 일이 일어나나

외측 시상하부가 허기 중추라면 배쪽내측 시상하부는 '포만 중추'다.

또 다른 실험에서 과학자들은 배쪽내측 시상하부를 손상시키거나 파괴할 경우 쥐들이 더 많이 먹고 체중도 늘어난다는 사실을 알게 되었다.[13] 하지만 나중에는 그 쥐들도 안정적 식습관과 체중을 유지했다. 즉 설정체중이 높아졌을 뿐 일정한 설정 값이 유지되었다. 이는 우리가 다이어트를 하면서 흔히 경험하는 일이다.

연구자들이 배쪽내측 시상하부를 자극하자 쥐들은 먹기를 멈추었다.[14] 굶주린 쥐는 한창 식사를 하다가도 잠깐의 자극이 주어지면 먹이 덩어리를 떨어뜨리고 더는 거들떠보지 않았다. 이 실험을 통해 포만 중추가 활성화되면 포만감을, 특히 거북할 정도의 포만감을 일으킨다는 결론에 이르렀다. 그 자극은 단순히 허기만 없애는 게 아니라, 아무리 맛있는 음식이라도 더는 먹지 않게 만들었다.

이 두 실험을 통해 연구자들은 외측 시상하부의 손상은 설정체중을 낮추는 반면, 배쪽내측 시상하부의 손상은 설정체중을 '완화해서' 재설정을 수월하게 만든다는 실마리를 얻었다.[15] 따라서 (인간을 포함한) 동물은 '식성이 까다로운 섭식자'가 되는데, 다시 말해 특정 음식에 더 적극적으로 반응한다는 것을 의미한다. 가령 배쪽내측 시상하부가 손상된 쥐에게 좋아하는 음식을 주면 보통 쥐보다 더 많이 먹는다.

하지만 얼마 지나지 않아 쥐는 안정된 체중을 찾게 되고, 식단이 바뀌지 않는 한 그 체중을 유지한다. 통상적인 '설정체중' 검사들에 대한 반응을 보아도 그 체중대를 유지하기 위해 스스로 가능한 모든 조치를 취하는 모습을 보인다.

마찬가지로 배쪽내측 시상하부가 손상된 쥐에게 싫어하는 음식을 줄 경우 그 쥐는 점점 체중이 줄어들다가도 어느 시점에는 안정된 체중을 찾는다.[16] 그런데 상당히 뚱뚱해질 때까지 강제로 먹인 보통 쥐들은 배쪽내측 시상하부가 손상된 쥐들만큼이나 입맛이 까다로워지는데, 이는 배쪽내측 시상하부 기능장애 때문이 아니라, 설정체중보다 높은 체중을 가진 쥐들에게서 나타나는 반응이다.

빼도 빼도 원래 체중으로 돌아간다

위 연구 결과는 과학자들이 짐작했던 것처럼 우리 몸엔 '설정체중'이라는 것이 있고, 그 설정체중은 조작될 수 있다는 추측을 하게 한다.

하지만 살을 빼려는 사람의 마음이 아무리 절박하다 해도, 뇌에 전자탐침을 넣어 뇌 일부를 손상시키는 방법은 지나치다. 그래서 과학자들은 어떻게 하면 수술이 아닌 생활방식의 변화나 약물로 뇌를 통해 들어오고 나가는 신호들을 바꿔 외측 시상하부로 가는 신호들을 약화하고, 배쪽내측 시상하부로 가는 신호들을 강화할지를 열심히 연구한다.

4장에서 보게 되겠지만, 실제로 음식물에는 그러한 메시지들을 바꿀 수 있는, 일부나마 설정체중의 상승이나 하락을 설명할 수 있는 특유의 화합물들이 있다. 그래도 여전히 이해가 힘든가? 그렇다면 다음 인간 연구를 살펴보자.

연구자들은 100명의 지원자를 받아 연구를 진행했다. 그들은 별 노력 없이도 6개월간 안정적 체중을 유지한, 즉 설정체중 범주를 벗어나지 않은 이들이었다.[17] 연구자들은 그들의 음식 섭취량과 활동량을 주의 깊게 관찰하고 특별 병동에서 관찰했다.

100명의 지원자들은 먼저 체중이 10% 이상 불어날 때까지 살을 찌워야 했다. 그런 다음 원래 체중보다 10% 줄어들 때까지 살을 뺐다. 뚱뚱하든 날씬하든 중간이든, 즉 어떤 상태로 출발했든 결과는 일정했다. 지원자들이 식사를 늘려 체중을 10% 올리자 신진대사는 15% 증가했다. 몸이 체중을 다시 줄이려고 노력하고 있는 게 분명했다. 그리고 식사량을 줄여 체중이 10% 이상 줄자 이번엔 신진대사가 15% 느려졌다.

보라, 설정체중의 존재를 어떻게 의심할 수 있겠는가?

상습적인 다이어트는 더 살찌게 한다

체지방 항상성, 혹은 체중 유지를 위한 시상하부의 역할을 이제 이해했을 것이다. 그런데 과연 시상하부는 우리의 체중 변화를 어떻게 아는 걸까? 매일 우리 몸을 저울 위에 올려놓는 것도 아니면서.

이 궁금증을 풀기 위해 과학자들은 비만 쥐를 이용했다. 비만 쥐는 유전자가 변형되어, 너무 많이 먹고 운동도 거의 안 하고 칼로리 소비도 느려 계속 살이 찌는 쥐다. 똑같은 생활 환경에서도 비만 쥐들은 살이 찌고 보통 쥐들은 날씬한 상태를 유지한다.

이유를 밝히기 위해 한 과학자는 비만 쥐를 '정상' 쥐에 이어 붙여(병체결합이라는 실험이다) 두 쥐가 같은 혈액을 공유하게 했다. 그 결과 비만 쥐는 평균 체중으로 돌아갔다. 이는 날씬한 쥐의 혈액 속의 뭔가가 체중 조절 역할을 했음을 알려준다. 그런데 한 사람 몸을 다른 사람 몸에 이어 붙여 살을 뺄 수는 없는 노릇이므로, 과학자들은 실험에서 날씬한 쥐의 날씬함을 유지해주는 유전자를 분리해보자고 생각했다. 1995년 뉴욕 록펠러 대학의 제프리 프리드먼 교수팀은 그 유전자를 발견했고, 그 유전자에서 렙틴leptin 호르몬이 생산된다는 사실

나의 '설정체중'은 몇 kg일까?
- 몸이 보내오는 배고픔과 배부름의 신호들에 귀 기울이고 반응할 때 유지되는 몸무게
- 체중이나 먹는 문제에 집착하지 않을 때 유지되는 몸무게
- 다이어트를 하지 않을 때면 항상 되돌아가는 몸무게

도 밝혀냈다.[18] 따라서 렙틴을 만드는 유전자가 없는 쥐는 살이 찔 수밖에 없다.

프리드먼 교수팀의 가설은, 시상하부는 렙틴 반응성이 높으며, 쥐의 체중이 적정 체중에 이르면 렙틴이 뇌로 이동해 외측 시상하부를 비활성화시키거나 배쪽내측 시상하부를 활성화시켜 설정체중 유지에 기여하는 화학물질 분비를 유도한다는 것이었다. 이 실험 결과는 사람들의 기대를 한 몸에 받았다. 비만 쥐에게 렙틴을 주사하자, 부작용 없이 2주일 만에 체중의 30%가 줄었다. 신진대사 속도가 빨라지고, 덜 먹고, 더 많이 뛰어다녔다. 이는 렙틴이 에너지 균형 방정식의 여러 측면에 영향을 미쳤음을 암시하는 대목이었다. 중간 크기의 쥐들에게 렙틴을 투여하자 역시 체중이 줄었다.

그 후 우리는 건강한 사람의 지방세포가 커지면 렙틴 분비량이 늘어나면서 시상하부에 신호가 보내져 먹는 속도를 늦추고, 활동량과 신진대사량도 늘어나고, 지방세포 크기를 원래 수준으로 되돌리기 위한 조치가 취해진다는 사실도 알게 되었다.

다시 말해 렙틴은 앞에서 상상한 '지방 계량기' 역할을 해준 것이다. 그리고 아주 당연하게도 이 같은 렙틴 연구 결과가 나오자, 다이어트 산업은 마침내 다이어트 알약을 수중에 넣은 듯 넘치는 자신감으로 뜨겁게 달아올랐다.

"반갑다 렙틴아, 잘 가라 다이어트야!"

논리적으론 맞는 말이다. 만일 어떤 쥐가 렙틴을 충분히 만들어내지 못하면 살이 찌고, 또 쥐와 우리 인간이 유전적으로 비슷하다면, 뚱뚱한 사람들 역시 렙틴을 충분히 만들어내지 못한다는 얘기가 성립

되는 것이다. 뚱뚱한 사람들에게 렙틴을 주사하면 지방이 녹아 없어진다는 얘기가 아닌가?

프리드먼의 연구 결과가 발표되자 생명공학 회사 암젠은 2,000만 달러 이상을 주고 재빨리 그 특허권을 사들였다. 렙틴이 세상에서 기대하는 마법의 탄환으로 증명될 경우 그에 따른 추가 지불도 약속했다. 특허권 매입을 발표한 다음 날 암젠의 주가는 급등했다.

반면 이 분야를 잘 아는 과학자들은 비만 쥐와 비슷한 유전자 변형을 가진 사람들이 많은지 어떤지도 확실치 않은 상황에서 이뤄진 무모한 투자에 경악했다. 쥐를 연구하는 과학자라면 누구나 알듯, 쥐에게 들어맞는다고 항상 사람한테도 들어맞는 건 아니다.

렙틴에 대한 실험 결과들은 아무리 좋게 말해도 실망 자체였다. 일례로 한 임상실험에서는 뚱뚱한 사람 73명이 자원해 24주 동안 렙틴 혹은 위약을 투여받았는데[19] 거의 모두 피부 염증과 부어오름을 경험했으며, 참가자 다수는 부작용 때문에 실험을 중도에 그만두었다. 끝까지 실험에 참여한 사람은 47명뿐이었다. 물론 사람마다 극심한 편차를 보였지만, 끝까지 실험에 남았던 참가자 가운데 최대 용량의 렙틴을 투여받은 8명은(이들 역시 가장 극심한 피부 염증과 부어오름을 경험했다) 평균 7.3kg 줄었으며(일부 참가자는 체중이 늘었다), 위약을 투여받은 12명은 평균 1.4kg 줄었다. 저용량 투여는 아무 효과도 없었다.

그 후에도 쥐와 인간에 대한 렙틴 실험은 계속되었지만, 렙틴 투여가 끝나면 체중은 번번이 제자리로 돌아갔다. 렙틴에 대한 환상으로 한껏 부풀려진 행복감은 무참히 무너져내렸다.

물론 우리들 몸속에선 렙틴이 생성되며, 렙틴이 뇌로 흘러 들어가 식욕을 떨어뜨리고 신진대사 속도를 높이고 활동량을 높여주는 역할을 한다. 그런데 뚱뚱한 사람들도 이미 많은 양의 렙틴을, 마른 사람들보다도 더 많이 생산한다는 사실이 밝혀졌다. 비만 쥐 실험이 보여준 놀라운 결과는 유사한 유전자 변형을 가진 몇몇 사람에게만 나타날 뿐이었다.[20] 연구에서 이는 겨우 10여 명이었다.

문제는 많은 사람에게 렙틴의 뇌 반응성이 낮아졌다는 사실이다. 다시 말해, 우리의 지방 계량기는 잘 돌아가고 있다. 지방세포들은 식욕을 떨어뜨리고 에너지 사용 속도를 높일 조치들이 취해지게끔 렙틴을 뇌로 보낸다. 하지만 그 메시지를 수신하는 뇌 영역이 무슨 이불솜에 꽁꽁 싸여 있는지 잘 '듣지' 못한다는 게 문제다. 우리 뇌는 식욕을 줄이고, 신체 활동을 늘리고, 신진대사 기능을 더 끌어올리기 위한 다양한 작용들을 촉발하는 기능을 수행하지 못한다.

렙틴의 역할은 표면적으론 식욕을 억제하여 체지방 감소를 유도하기도 하지만, 또 다른 주된 역할은 결핍되었을 때 발생할 수 있는 체중 감소를 막는 것으로 보인다. 다이어트로 체지방량이 줄면 렙틴 생산량 역시 줄어든다. 그러면 식욕이 늘고 신진대사가 느려지고 체중은 다시 늘어난다.

하지만 반대의 경우라면 렙틴의 효력이 그다지 강하지 않다. 일정 지점을 넘어서면, 체중이 늘어나고 그에 따라 렙틴 생산이 늘어나도 식욕 감퇴나 신진대사 촉진에 거의 도움이 못 된다. 렙틴을 감지하는 능력이 한계에 다다랐기 때문이다. 바꿔 말하면, 우리 뇌는 풍요로운 때의 체중 증가를 막는 일에는 상대적으로 관심이 적다.

이 부분은 반드시 이해해야 할 상당히 중요한 문제이므로, 다른 방식으로 다시 한 번 설명해보겠다. 체중 증가는 비교적 쉬운 반면, 우리 몸은 애당초 체중 감소를 지원하게끔 설계되어 있지 않다. 이는 다시 말해, 살찌는 습관을 바꾸면 살이 찌지 않게 하는 데는 큰 도움이 되겠지만 그로 인해 살이 빠지지는 않는다는 얘기다.

많은 사람에게 좌절감을 안기는 또 한 가지 사실은, 오랜 시간 다이어트를 되풀이해온 사람은 그렇지 않은 사람보다 렙틴을 더 적게 내보낸다는 것이다.[21, 22] 이런 사실은 상습적인 다이어터들이 왜 다이어트 무경험자들보다 더 뚱뚱한지를 설명해주는 한 가지 메커니즘이다. 즉, 다이어트가 되풀이되면 우리 몸은 설정체중을 더 높게 재설정한다.

자, 이쯤 되면 우리 몸에 보호막이 한 겹 더 늘어나 다음번 (우리 몸이 기근과 다를 바 없이 인식하는) 다이어트 때도 말라 죽을 일은 없을 것이니 얼마나 다행스러운 일인가. 만일 우리가 다른 시대에 살았다면 이처럼 효과적인 메커니즘도 없겠지만, 오늘날과 같은 풍요의 시대에는 그리 고마운 일은 아닐 듯하다.

식욕 유발과 억제를 오락가락하는 호르몬들의 전쟁

비록 렙틴이 살 빼는 마법의 약은 아니어도, 렙틴의 발견은 체중 조절의 이해에 큰 진보를 이뤄냈다. 비록 그 힘을 이용하는 방법을 아직 확실히 알지는 못해도, 렙틴이 나의 체중에 아주 강력한 영향을 미치는 호르몬이라는 것과 설정체중 메커니즘을 작동시키는 초석이라는 사실을 알게 된 것이다.

수천 건의 렙틴 연구가 낳은 또 다른 성과는 신진대사의 근간인 신경회로와 렙틴을 지원하는 다른 호르몬 및 신경전달물질에 대해 많은 연구가 이뤄졌다는 점이다. 일례로 혈당 조절 호르몬으로 알려진 인슐린(4장 참조)이 렙틴의 중요한 동맹군으로서, 최근 섭취한 음식물에서 얻은 혈류 속 에너지의 양에 대한 정보를 시상하부에 알려준다는 사실을 알게 되었다. 그리고 인슐린의 메시지는 먹은 음식량과 음식 유형에 반응하는 소화 호르몬과 신경들, 그리고 위의 팽창이나 먹은 음식의 질감이나 온도와 같은 감각들에 민감한 다른 화학적 메신저들에 의해 증폭된다는 사실도 알게 되었다.

1999년에는 그렐린ghrelin*이라는 호르몬이 발견되었다. 매우 강력한 이 호르몬은 강한 공복감을 느끼게 하며, 하루 종일 농도가 오르락내리락한다. 우리는 그 등락을 알아채지 못하지만, 음식에 이끌리거나 접시에서 멀어지게 하는 행동을 하게 한다. 최근에는 그렐린 및 다른 섭식 관련 신호의 체내 분비를 변화시키는 식이요법과 생활방식이 주목받기 시작했다.

과학자들이 그렐린을 편의상 '공복 호르몬'이라 부르지만, 사실 그렐린 말고도 많은 협력 파트너들이 먹게끔 혹은 더는 먹지 않게끔 추동하는 일에 관여한다. 지금까지 밝혀진 바로는 20종류 이상의 화학 메신저들이 섭식을 자극하고, 또 식욕을 억제한다.

그렐린이 식욕 유발의 주역으로 활약한다면, 렙틴과 인슐린과 식

***그렐린** : 식사 전에는 수치가 올라가고 식사 후에는 수치가 내려가는 식욕 촉진 호르몬. 위에서 분비되는 것으로 알려졌는데, 최근에는 시상하부에도 존재한다는 사실이 밝혀졌다.

욕 억제에 관여하는 PYY는 그렐린 반응의 눈금을 내린다. 이들 호르몬을 비롯해 그 외 호르몬들은 '탐하라' 혹은 '먹지 마' 메시지를 들고 온몸을 돌아다닌다. 그뿐만 아니라 신경 메시지를 유발하여 뇌로 보내고, 뇌가 응답을 보내오면 이번엔 그 메시지에 영향을 받는다.

우리 몸에서 일어나는 또 다른 사건들이 그 메시지들에 끼어들면 상황은 훨씬 복잡해진다. 가령 우리의 감정도 화학물질을 만들어내는데, 이 물질들은 렙틴과 인슐린에 반응하는 그 지점에 강력한 메시지를 보낸다. 우리의 수면 패턴도 이런 시스템의 영향 아래 있다.

우리의 체중 조절 시스템이 이렇게까지 복잡하게 돌아간다면, 의미 있고 지속 가능한 체중 조절 문제를 놓고 우리가 벌이는 이 힘겨운 싸움은 지극히 당연한 일 아닌가.

진화의 비극: 굶주림 유전자냐, 잔치 유전자냐?

오늘날 우리의 생활방식이 어떻게 체중 계량기를 고장 냈는지 그 원인을 알려면, 먼저 단 '1g의 칼로리도 놓치지 말라'라는 우리 몸의 유전적 명령을 알아야 한다. 그리고 왜 그 명령이 오늘날의 삶과 이처럼 어긋나는지 이해해야 한다. 그래서 지금부터 소개하고 싶은 사람이 있으니, 바로 우리들의 고, 고, 고, 고, 고, 고, 고조 할머니다.

거실 벽에 고조 할머니의 사진이 걸려 있지 않다 해도, 이 지구 상에 사는 우리 모두는 며칠에 한 번 끼니를 때웠을까 말까 한 원시 조상들의 후손이다. 식량도 귀하거니와 식량을 구하려면 어마어마한 칼로리를 소모해야 했을 그 옛날의 사정을 생각하면, 우리 몸이 에너지 보존에 가장 효율적인 방식으로 진화해온 것은 당연한 결과다. 창을 들고 맹렬히 맘모스를 뒤쫓는 식량 추격전을 상상해보라. 우리 몸은 단 1g의 칼로리도 놓치지 말라는 유전적 명령에 따라 가능한 한 최고 열량의 음식을 찾아내도록 우리를 추동했을 것이다. 물론 이 모든 일은 언제든 쉽게 고열량 음식을 먹을 수 있는 세계 최초의 푸드 코트가 생기기 전 아주 오래된 일이다.

오늘날 사정은 어떤가? 원하기만 하면 하루 종일 만찬을 즐길 수 있다. 또 숨 쉬고 소화시키고 리모컨을 조종할 수 있을 만큼 적은 열량을 소비하는데도, 그 옛날의 유전적 성향은 거의 변함없이 가지고 있다.[23] 실제로 진화를 통해 '검약 유전자thrifty genotype'를 갖는 사람들이 태어날 수밖에 없었다. 그들은 굶어 죽을 위험이 가장 큰 사람, 즉 에너지를 빨리 써버리고 지방을 저장하지 못했던 사람, 다이어트나 운동을 전혀 안 하고 먹고 싶은 음식을 다 먹고도 44 사이즈를 유지하는 여자들이었다. 흉년이 들면 그런 사람들은 (태울 체지방이 없어) 살아남을 수 없었고, 인류의 유전자 풀에서 차지하는 비율이 점차 줄어들었다. 말라깽이 족속은 필요 없어!

그런데 우리는 생존자들의 후손들이다. 즉 음식이 들어오면 그때마다 지방을 저장해놓는 아주 효율적인 시스템을 가졌던 사람들의 후손들이다. 하지만 오늘날 환경을 살펴보면 과연 우리의 유전자가 어떻게 살을 찌우는지 알 수 있을 것이다.

간단히 요약하면, 현재 우리 몸의 체중 조절 시스템은 여전히 식량 부족이라는 과거의 환경 조건에 최적화된 상태로 머물러 있다. 그러면서 몸에 지방을 쌓아 굶주림에 대비하고 있다. 하지만 먹을거리들이 사방에 널려 있고 웬만해서는 칼로리를 쓸 일 없는 오늘날의 환경에 맞춰 진화하지 못했다. 또 요리를 하기 시작했다는 점과, 영양가 높고 포만감을 주는 (섬유소 같은) 성분에서 (당분이나 지방 같은) 특정 영양소를 뽑아낼 수 있게 되었다는 점에서 칼로리를 축적하는 일이 너무나 쉬워졌다.

게다가 우리의 유전자가 그 옛날 경험했던 기근의 기억과 거의 동일시하는 다이어트도 점점 늘어나는 추세다. 오늘날 우리가 즐겨 먹는 음식의 변화와 우리가 음식을 먹는 방식의 변화까지 생각해보라. 이것이 바로 '설정체중'을 올리고 슬그머니 살을 찌우는 비법이 아닌가?

체중은 유전과 오랜 습관의 결과물

지금까지의 설명으로도 충분한 정보가 됐으리라 본다. 그런데 혹시 이 정보들을 온전히 소화하는 데 조그만 도움이 되지 않을까 싶어 간단히 요약을 해본다.

- 지방세포들은 그저 한심한 비곗덩어리가 아니다. 화학적 메시지들을 내보내 많은 신체 기능의 조절에 관여하는 활발한 기관이다.
- 우리 뇌는 지방세포로부터 시시각각 메시지를 받기 때문에, 지방 저장고에 어느 정도의 에너지가 쌓여 있는지를 안다.
- 우리 뇌는 소화기관으로부터 시시각각 메시지를 받아, 전반적인

영양 상태에 대해서도 잘 파악하고 있다.
- 우리 뇌는 또한 신체 활동, 감정, 수면 패턴, 기타 행위들이 유발하는 신호들을 수신하다.
- 우리 뇌는 이런 많은 정보를 흡수한 뒤 그 반응으로, 식욕과 신진대사를 조절하는 화학적 메신저들과 신경 반응들을 만들어낸다. 이런 뇌의 반응들이 허기를 느끼게 하고, 입맛을 당기는 음식을 결정하고, 포만감을 가져다줄 양도 결정한다. 우리가 의식 못하는 순간에도 이 화학적 변화들은 행동을 추동한다. 가령 우리

당뇨병은 진화의 산물

인류 역사에서 식량 부족은 매우 흔한 일이었다. 식량이 풍부할 때 인슐린(포도당, 지방을 세포 속으로 들여보내는 호르몬)을 많이 생산한 사람은 여분의 에너지가 체지방으로 저장될 수 있었기 때문에 얼마든지 배불리 먹을 수 있었다. 기근이 닥쳤을 때 비축된 지방을 쓸 수 있었기 때문에 이런 섭식은 진화론적으로 유리했다. 반면 그만큼의 인슐린을 생산하지 못한 사람은 굶어 죽었다.

오늘날 우리 식단은 쉴 새 없이 인슐린을 쏟아내라고 요구한다. 무엇이 문제인가? 세포들이 인슐린의 메시지에 제대로 반응하지 못할 정도로 인슐린이 넘쳐난다는 것이다. 기근이 잦고 끼니 때우기가 불안정했던 과거에는 진화적 이점이었던 것이 지금은 인슐린 저항성으로 이어진다. 특히 얼마든지 과잉 에너지를 태울 수 있는 근면한 근육들 속에서 말이다. 반면에 지방세포에서는 이런 인슐린 저항성이 나타나지 않는다. 지방세포들은 인슐린의 저장 메시지에 쉽게 반응하기 때문에 남아도는 포도당이 지방으로 전환되어 저장된다. 지방 비축이 요긴했던 과거에는 훌륭한 진화적 안전장치였던 것이 지금은 그다지 좋은 소리를 듣지 못한다.

를 식탁으로 자꾸 이끌거나, 음식을 잠깐 거부하도록 명령한다.
- 우리 몸은 현 상태를 유지하고, 체중을 안정되게 유지하고 싶어 한다. 이러한 안정된 체중 범위를 '설정체중'이라고 부른다.
- 우리 몸은 설정체중 아래로 떨어지지 않기 위해 강한 방어력을 가지고 있다. 그런데 우리 몸은 설정체중 이상일 때는 상대적으로 덜 적극적이다. 다시 말해, 체중 감소 가능성은 적은 반면 체중 증가는 비교적 쉽다.
- 살이 빠지면서 체중 조절 시스템이 위협받으면 우리 몸은 설정체중을 올려 미래의 위협에 대비한다.

우리 몸은 체지방량이 얼마나 있어야 건강하게 유지될 수 있는지 알고, 그만큼을 보존하려고 애쓴다. 우리의 필요 체지방량(설정체중)은 유전적 특질과 과거 및 오늘날 생활방식의 복잡한 상호작용의 결과이며, 또 현재 체중과도 밀접하게 관련되어 있다.

그러고 나면 이번엔 진퇴양난에 빠진다. 우리 몸이 현상 유지를 원하면서 변화를 완강히 거부하는 것이다. 체지방이 줄면 그 손실 자체가 복원 프로세스를 촉발한다. 따라서 체중 감소 자체는 체중 감소의 유지에 역효과를 낸다. 몸의 메커니즘이 이러하니 체중이 지속적으로 감소하지 않는다 해도 그리 놀랄 일이 아니다.

안타깝게도 설정체중을 구하는 공식이나 검사법은 없다. 또 설정체중이 얼마나 엄격히 조절되는지를 알아낼 객관적인 방법도 없다. 과학자들의 추산에 따르면, 보통 사람들의 설정체중은 약 4~9kg 범위 내에서 움직인다. 즉, 4~9kg 범위 안에서 우리 몸이 편안함을 느끼고 변화의 시도들에 저항하지 않는다는 뜻이다. 따라서 이 범위를 벗어나지만 않는다면 소량의 체중 증가나 감소는 어렵지 않은 일이며, 또 보상작용에 맞닥뜨리지도 않을 것이다.[5]

그럼에도 우리 자신의 설정체중을 찾을 수 있다. 어떻게? 몸에 귀를 기울이고 정상적인 식사를 하라. 이 책을 읽은 뒤에 그 구체적인 방법들을 터득하게 될 것이다.

내 몸에 맞는 설정체중은?

지금 나의 체중이 설정체중보다 높은지 궁금하다면 다음 질문들에 답을 해보라.

- 배가 고픈지, 부른지를 잘 모르겠는가?
- 배가 적당히 불러도 늘 더 먹게 되고, 식사 후엔 무기력하고 속이 꽉 차고 불편한 느낌이 드는가?
- '다이어트하지 뭐' 하며 정신없이 먹어대는 일이 반복되는가?
- 살을 빼려고 굶었다가 결국 허기를 못 이겨 과식을 하는가?
- 많이 잘 먹을 기회가 생기면 몇 끼씩 굶어 배를 아껴두는가?
- 대응 기제coping mechanism로 먹는가? 가령 피곤하거나 화나거나 불안하면 먹는가? 심심해서 그냥 먹는가?
- 어떤 음식 앞에서 혹은 음식량에 대해 죄책감이 드는가?
- 좀 많이 먹었다 싶으면 다이어트는 물 건너갔다는 생각에 결국

더 많이 먹게 되는가?
- 음식 맛을 깊이 느끼고 즐길 여유도 없이 허둥지둥 먹는 일이 많은가?
- 영양을 고려한 절제 있는 식사와 무절제한 식사가 주기적으로 반복되는가?

만일 한 항목에라도 '예'라는 답이 나왔다면, 현 체중이 설정체중 이상일 가능성이 크다. 그렇다고 걱정하지 말자. 체중과 설정체중이 일치하는 사람은 많지 않다. 또 이 책도 설정체중을 회복하게끔 도와주려는 것이다. 한 가지 경고를 하자면, 위 질문들이 얘기하는 상당수의 상태는 섭식장애거나 다른 문제들의 조짐일 수 있다는 것이다.

만성적으로 설정체중 아래인 사람도 있다. 다음과 같은 증상이 있는지 확인해보라.

- 추위를 잘 느낀다.
- 계속 음식 생각만 나고 절박할 정도의 허기를 느끼는 때가 많다.
- 먹고 싶다는 충동에 휩싸여 잠에서 깨곤 한다.
- 극심한 허기에 잠들기 어렵다.
- 성욕이 매우 약하다.
- 여성이라면 생리주기가 불규칙하거나 안 하고 건너뛴다.
- 무감정, 피로감, 짜증 혹은 우울감 따위의 증상이 있다.

설정체중 이하라면 무엇보다 몸이 보내오는 신호들에 반응하는 법부터 배워야 한다. 몸의 신호에 제대로 반응하기 시작하면 식습관이 정상으로 돌아가고 몸 상태도 회복되기 시작한다. 약간 체중이 늘어날지 모르지만, 단언컨대 그건 좋은 일이다.

역시 경고를 덧붙이자면, 위 증상들 역시 식이장애나 갑상선 기능 장애, 혹은 다른 문제의 조짐일 수 있다.

내 설정체중을 회복하라

이 책은 가장 건강한 체중, 즉 설정체중에 이르도록 인도하는 길잡이다. 이 책의 마지막 페이지를 덮을 무렵, 다음 질문들에 대한 답은 모두 '예'가 될 것이다.

- 체중이나 식습관에 얽매이지 않고 배고픔, 배부름, 식욕 따위의 신호들에 응답하는 자연스러운 식사를 하는가?
- 먹는 일이 편안하고 즐거운가?

이제 우리 몸이 영양 가득하고 즐거운 선택을 하고, 우리는 그 선택을 즐겁게 따라갈 날이 머지않았다. 칼로리를 따지고, 지방을 덜어내고, 퍽퍽한 닭가슴살 구이를 일일이 무게 달아가며 먹는 일은 더는 없을 것이다.

나는 아프다, 고로 먹는다

2

식탐 뒤의 진실

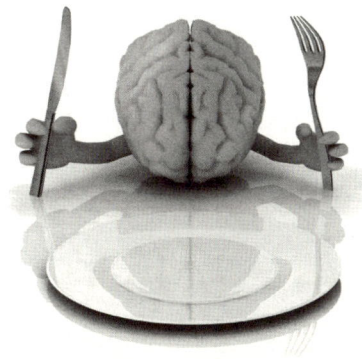

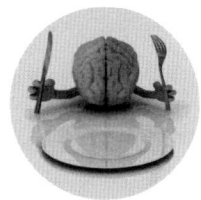

 자, 그러니까 우리 몸속에 설정체중을 유지하려는 조절 시스템이 존재한다는데…… 그런데 이상하지 않은가? 그렇게 강력한 시스템이 존재하는데 어째서 우리의 허리둘레는 지난 몇십 년간 시종일관 늘어나기만 했을까?
 이유는 두 가지다. 첫째는 우리가 지금 그 프로세스의 작동을 막고 있기 때문이다. 우리는 더 이상 자신을 믿지 않는다. 좋은 식품과 나쁜 식품을 구분하고, 식사량과 식사 시간을 정하는 등의 외적 규범들이 설정체중에 반응하는 내적 능력을 무력화했다. 배가 고파서 먹는 게 아니라, 슬프거나 괴롭거나 좌절하거나 심심하거나 외롭거나 화가 나서 먹는다. 그리고 먹어도 그런 감정들이 누그러들지 않아서 먹고 또 먹고 또 먹지만, 여전히 우리의 마음은 채워지지 않는다. 2장에서는 바로 이 문제를 얘기해보려고 한다.
 두 번째 이유는 오늘날 생활양식의 변화로 설정체중이 상승하면서 우리의 육체적 허기도 더 커졌다는 사실이다. 우리가 어떤 방식으로 사느냐, 무엇을 먹느냐는 중요한 의미를 지닌다. 이것은 따로 본격적으로 다뤄볼 만한 중요한 주제다.

무엇이 배고픔을 충동질하는가?

왜 먹는지 생각해본 적 있는가? 두말하면 잔소리, 배 속에서 꼬르륵 꼬르륵 아우성을 치고 보글보글 끓어오르는 찌개 국물의 매콤한 향에 입안 가득 군침이 돌면 저절로 숟가락을 들게 되는 건 당연히 이치, 이것도 먹는 이유 중 하나다.

그렇다면 수백만 년 전으로 거슬러 올라가 네안데르탈인에게 물어보면 뭐라고 답할까?

"왜 먹냐고? 살려고 먹지, 왜 먹냐! 그런 바보 같은 소리 집어치우고, 거기 소 뒷다리나 이리 줘!"

오늘날 현대인들처럼 머릿속이 복잡할 까닭이 없는 이 네안데르탈인은 간단하지만 심오한 답으로 곧장 내닫는다. 현생 인류인 우리는 그 답을 놓치는 경우가 허다하지만, 실은 우리가 먹는 가장 근본적인 이유는 우리 몸을 위한 연료 공급이다. 먹지 않으면 죽으리라는 건 분명한 사실이다.

사실 배고픔은 인간이 하나의 생물 종으로 존속하게끔 보장하는 생물학적 프로그래밍의 토대를 이룬다. 우리 몸은 모든 세포 하나하나를 투입해 먹고 연료를 공급하는 일에 절대 차질이 생기지 않도록 전

음식 문화: 미국은 '죄의식', 프랑스는 '즐거움'

미국, 프랑스, 벨기에, 일본 사람들의 섭식 태도를 알아본 음식 문화 조사에 따르면, 미국인들은 음식과 가장 무관한 것으로는 즐거움, 가장 유관한 것으로는 건강을 꼽았다.[24] '초콜릿 케이크'라는 말을 들으면 제일 먼저 뭐가 떠오르냐고 묻자, 미국인들은 대체로 '죄의식'이라고 말한 반면, 프랑스인들은 '축하'와 연결 지었다. 전체적인 조사 결과, 미국인들은 먹는 일에서 상대적으로 적은 즐거움을 얻는 것으로 나왔다.

얼마나 안타까운 일인가? 본래 인간은 생물학적으로 음식에서 즐거움을 찾도록 설계되어 있는데도, 음식의 숨겨진 의미에 지나치게 집착한 나머지 음식의 본래 역할을 잊어버리고 말았다. 영양을 공급하는 역할, 즐거움을 주는 역할 말이다. 하지만 프랑스인들은 달랐다. 이른바 '슬로 푸드' 운동의 창시자인 이탈리아인들도 달랐다. 다른 많은 나라에서도 음식을 귀히 여기고, 음미하고, 많은 시간을 들여 식사를 준비하고 즐긴다. 드라이브스루로 햄버거를 낚아채 그냥 차 안에 앉아 케첩을 뚝뚝 흘려가며 허겁지겁 베어 무는 일 따위는 하지 않는다.

미국인과 프랑스인 282명을 대상으로 실시한 또 다른 조사에서, 식사할 때 더 이상 먹지 않는 시점을 어떻게 결정하는지 물었다.[25] 프랑스인들은 배가 부르면 더는 먹지 않는다고 답했다. 미국인들은 어땠을까? 미국인들은 그릇이 비워지면 멈춘다고 답했다. 또 한 가지 흥미로운 사실은, 프랑스인이든 미국인이든 상관없이 뚱뚱한 사람일수록 스스로가 느끼는 포만 상태가 아니라 외적 요인, 즉 깨끗이 비운 접시를 봐야 먹기를 멈췄다는 것이다.

수년간 우리는 프랑스인이 체중이 덜 나가고 심장 질환 발병률이 더 낮은 것은 그들이 먹는 음식 종류와 그들이 마시는 적포도주 때문일 거라고 기계적으로 추정해왔다. 하지만 정말 중요한 차이는 프랑스인들의 식습관과 섭식 태도다.

력투구하기 때문에, 배가 고프면 시스템적으로 불행한 감정(어지럼증, 짜증, 두통, 무력감 등)을 유발하고, 또 음식을 먹을 때는 보상 기제가 작동하여 뇌의 쾌락 중추를 자극함으로써 먹는 행위는 단순히 입을 채우는 일이 아닌, 그보다 훨씬 더 매력적인 일이 된다. 그 기쁨은 몸이 보내오는 신호에 귀 기울인 사람만이 얻을 수 있는 보상이며, 설정체중 메커니즘에도 중요한 역할을 한다.

아, 배고픔과 먹는 일이 이렇듯 단순한 문제라면 얼마나 좋을까! 음식을 몸에 연료를 공급하는 수단으로 보는 사람은 오늘날 거의 없다. 또 많은 이들에게 음식은 진정한 기쁨의 원천이 되지 못한다. 사실상 오늘날에는 '먹는 즐거움'을 죄악시하거나 방종으로 치부하기도 하며, 원활한 영양 공급을 위한 버팀목으로는 보지 않는다. 배고픔을 존중하고 기뻐하기보다 부정하거나 억제하라고 배웠다.

1장에서도 얘기했지만, 배고픔을 부정하면 체중을 줄이지도, 건강을 얻지도 못한다. 배고플 때 먹는다고 살찌지 않는다. 실은 그 반대로 해야 한다. 배고플 때 먹어야 설정체중이 유지되고 최적의 체중을 유지할 수 있다. 배고픔을 부정하면 보상 기제가 작동해 지방이 쌓이고 체중이 불어난다.

그런데 오늘날에는 음식과 배고픔, 섭식 문제를 둘러싼 시끄러운 얘기들이 너무 많아서 몸의 소리에 귀를 기울일 수가 없다. 우리는 음식을 '좋다' 혹은 '나쁘다'로 규정하기로 작정한 세상, 배고픔과 배부름의 신호를 무시하고 끊임없이 날씬함의 성배를 좇으라고 부추기는, 혹은 생명 유지와는 전혀 무관한 필요들을 채우는 데 음식을 쓰라고 종용하는 세상에 살고 있다.

배가 고프다는 신호를 믿고 반응하지 않으면, 얼마 지나지 않아 체지방량을 제어하는 자기 조절 설정체중 메커니즘에 고장이 생긴다. 배고픔과 배부름 신호를 듣는 타고난 능력이 약화되는 것이다. 그러면 살이 찌기 시작한다. 최적의 건강한 체중을 유지하는 방법과 관련해 우리가 생각해낼 수 있는 그 어떤 방안도 우리 몸에 귀를 기울이는 일만큼 효과적일 수 없다. 탄수화물, 단백질, 지방의 완벽한 비율을 알아내거나, 자신을 속여 거짓 포만감을 느낀다고 살이 빠지는 게 아니다. 오히려 몸을 믿고 배고픔을 존중하면서 최선의 방안들을 강구할 때 최적의 체중을 유지할 수 있다. 항상 허기가 아닌 다른 이유들로 먹고 기쁨을 주지 않는 선택들을 하고 있다면 이는 어려운 과제일 것이다.

이 책을 계속 읽어나가다 보면, 음식으로 감정적 허기를 채우려 하는 우리의 일상화된 모습을 보게 될 것이다. 그 모습에 과연 나는 없는지 확인해보라. 그러면 도넛이 왜 이렇게 먹고 싶은지에 대해 더 많은 신경을 쓰게 될 것이다.

나는 아프다, 고로 먹는다:
감정적 섭식 뒤에 도사리고 있는 것

오늘날 우리는 음식이 감정과, 그리고 상황과 떼려야 뗄 수 없는 불가분의 관계를 맺게 된 문화 속에서 산다. 우리는 심심해서 먹고, 슬퍼서 먹고, 즐거워서 먹는다. 축하할 일이 생기면 외식을 한다. 연인과 헤어져 슬픔에 잠기면 달콤한 아이스크림으로 슬픔을 녹인다. 누가 아프거나 세상을 떠났을 때도 음식은 우리의 슬픔과 위로를 보여주는 방식이 된다.

이런 것들이 전부 나쁘다는 얘기가 아니다. 우리의 감정적 필요를 충족시키기에 음식은 본질적 한계가 있지만, 감정적 섭식은 음식과 감정의 정상적이고 건강한 관계의 일부다. 음식은 우리에게 기쁨과 편안함을 줄 수 있으며 마땅히 그래야 한다. 특정 음식과 향기가 불러일으키는 느낌들을 생각해보자. 버터와 마늘 향이 불러일으키는 '집'의 느낌. 단호박 수프와 매시트포테이토가 주는 안전감. 어머니가 늘 해주시던 닭고기 수프가 불러일으키는 그리움. 비 오는 일요일, 신문을 읽으며 마시는 뜨거운 코코아 한 잔은 그야말로 즐거운 맛이며, 축하 케이크는 생일에 특별한 의미를 더한다.

그런데 요즘 음식은 감정의 덮개쯤으로 여겨진다. 음식을 이용해 감정을 덮어버리고, 결핍된 사랑과 위로를 얻으려 한다. 음식이 보상이고 친구이고 사랑이고 버팀목이다. 배가 고파서 먹는 게 아니라, 슬퍼서 지루해서 외로워서 화나서 죄책감으로 좌절감으로 먹는다. 이는 우리 몸속에 내장된 허기 및 포만 신호 체계를 무력화한다. 그리고 음식은 우리의 감정을 어떻게도 처리해줄 수 없기 때문에 먹고, 먹고, 또 먹어도 우리의 욕구는 결코 충족되지 못한다.

안타깝게도 여기서부터 우리의 앞길은 턱 막혀버린다. 잠깐이지만 그래도 음식이 위로와 즐거움을 준다는 걸 알고, 또 문제 해결을 위한 다른 방도가 없다면 재빨리 인스턴트 해결책으로 음식에 기댄다. 이때부터 악순환이 시작된다. 기분 좋아지려고 먹었는데 잠깐 반짝할 뿐, 좋은 기분을 유지하기는커녕 시간이 갈수록 식습관과 체중 변화에 대한 죄책감과 분노가 쌓여간다. 실제 연구 결과들을 봐도, 음식으로 즉각적인 감정적 위로를 얻을 수는 있지만, 그에 따르는 죄책감이 우리가 얻는 모든 감정적 도움을 압도한다.[26, 27]

불행히도 음식이 감정을 회복시켜주지 못한다는 사실을 인식하는 사람은 정말 극소수다. 음식이라는 인스턴트 해결책은 잠깐은 우리를 위로하거나 고통을 잊게 해줄지는 몰라도, 길게 보면 문제를 악화시킨다. 더 큰 성취감과 건강한 삶으로 이끌어줄 실질적인 변화를 모색할 기회를 계속 차단할 뿐이다.

이 얘기는, 만일 감정적인 이유로 자꾸 먹고 싶은 충동을 느낀다면 섭식장애는 아니라는 뜻이다. 그건 섭식장애가 아닌, 바로 '돌봄'의 문제다. 스스로를 제대로 돌보고 있지 않다는 뜻이다. 나 자신이 한때 감정적 문제를 먹는 것으로 풀었던 사람이었기에 잘 안다. 나는 뭔가를 원하는 게 있어서 먹었는데, 그 뭔가가 음식은 아니었다. 먹으면 외로움을 잊었고, 힘든 시간을 견딜 수 있었고, 또 음식은 사람과 달리 늘 내 곁에 있어주었다. 그런데 체중에 대한 강박이 생겨나기 시작했다. 갑자기 음식이 효험을 발휘하지 못했다. 음식은 지속적 위로를 주지 못하는 단기 처방이었고, 그 잠깐의 위로가 끝나면 더 길고 강한 죄책감이 뒤따랐다. 체중이 늘수록 드러나는 실패의 증거들도 많아졌다. 좌절감이 깊어지면 깊어질수록 먹는 양도 늘어갔다. 계속 이런 식의 악순환이었다.

과연 이런 섭식 태도가 어디에서 비롯되었을까? 그 근원은 바로 어릴 적 경험한 양육 방식이다.

우리 아들의 갓난아기 때를 기억하면, 당시 아이는 배가 고프면 울었다. 젖을 먹이면 배가 부를 때까지 실컷 먹고 바로 곯아떨어졌다. 그리고 보통 두 시간 정도 지나 배가 고파지면 다시 젖을 달라고 울었다. 배고픔과 배부름 신호들과의 완벽한 소통이었다.

그런데 시간이 지나 고형식으로 넘어가면서 상황이 달라졌다. 아이가 음식을 대하는 태도가 아닌, 우리가 아이에게 가르치는 섭식 태도의 변화였다. 기억나는 한 가지 장면이 있는데, 친정 엄마가 한 살배기 아이에게 당근을 떠먹이던 모습이다. 아이는 몇 수저 맛있게 받아먹고는 입을 닫아버렸다. 무슨 얘길 하는지 뻔했다. '이제 그만 먹고 싶어요!'

하지만 친정 엄마는 아이의 메시지를 무시했다. "자, 그러지 말고 몇 순갈만 더 먹자." 친정 엄마는 아이를 달래며 유혹하듯 아이 입 앞으로 숟가락을 가져갔다. 반응이 없자 이번엔 숟가락을 아이의 입속으로 억지로 밀어 넣으려 했다. 역시 실패. 그러자 이번엔 기발한 꾀를 내어 "두두두두, 여기 헬리콥터가 갑니다. 문을 열어주세요!" 아이 입 가까이에서 장난스럽게 수저를 흔들며 아이를 유혹했다. 헬리콥터에 푹 빠진 틈을 타 아이를 먹이려 한 것이다.

그때 아이는 전혀 먹을 생각이 없었다. 배가 불러 더는 음식에 관심이 없었기 때문이다. 자신에게 무엇이 필요한지 아는 아이였다. 그런데 외할머니가 아이에게 전하는 메시지는, 너의 판단은 믿을 만하지 못해, 네가 무엇을, 얼마만큼을 먹어야 할지 판단할 사람은 네가 아니라 나야, 하는 것이었다. 바로 그 순간, 비로소 나의 섭식 태도가 어디서 비롯되었는지를 깨달았다.

그렇다고 친정 엄마를 탓하지는 않는다. 일부러 그러신 게 아니라, 우리 문화의 뿌리 깊은 섭식 태도를 무의식적으로 전하고 계셨을 뿐이다. 나나 내 아들이 그런 섭식 태도를 친정 엄마에게서 배우지 않았더라도, 분명 다른 어딘가에서 배웠을 것이다.

우리 문화는 적절한 식사 시간과 장소를 가르친다. 이상하게도 그 시간과 장소는 대부분 우리 몸이 느끼는 배고픔 및 배부름과는 무관하게 정해진다. 우리가 듣고 자란 메시지들을 생각해보라. "애써서 요리를 해놨는데 먹어볼 생각도 안 하니?" "아직 먹을 때가 안 됐어." "깨끗이 싹싹 긁어 먹어라. 아프리카에는 굶어 죽는 애들도 있다." "100점을 맞았다고? 그럼 상으로 쿠키를 구워 줘야겠구나." "이런, 자전거 타다 넘어졌니? 기분 좀 좋아지게 아이스크림 사줄까?"

이러한 외부 신호들이 섭식을 명령한다. 그 결과 몸이 보내오는 배고픔과 배부름 신호에 더 이상 귀 기울이지 않는다. 그리고 먹어야 한다고 생각하기 때문에 먹는다. 느끼고 싶지 않은 감정들을 덮어버리기 위해, 삶의 중요한 순간들을 기념하기 위해, 분명히 설명할 수 없는 공허함을 채우기 위해 먹는다.

수년 세월을 비신체적인 이유들로 음식에 의존해오면서, 내적 신호를 감지하는 우리의 능력은 누워만 지내온 사람의 다리 근육이 그렇듯 점점 힘을 잃었다. 그런데 체중이 점점 늘어난다는 사실을 알게 되면서 우리는 식욕에 비해 음식을 좀 덜 먹고자 의식적으로 노력을 한다.

과학자들은 이런 사람을 전문 용어로 '섭식 억제자restrained eater'라고 부른다. 외적 신호를 통해, 대부분은 체중 관리 차원에서 섭식을 조절하는 사람들이다. 반대로 '섭식 비억제자unrestrained eater'는 몸이 보내오는 내적 신호를 듣고 언제, 얼마만큼 먹을지를 결정하는 사람들이다.

수많은 연구 결과는 섭식 억제자가 섭식 비억제자보다 배고픔과 배부름 민감도가 훨씬 낮다는 점을 알려준다.[28] 다시 말해, 섭식 억제자는 섭식 비억제자에 비해 음식 결핍이 더 커야 허기를 느끼며, 음식 섭취량이 더 많아야 포만감을 느낀다는 것이다.

나는 식욕 억제자인가?

그렇다면 당신은 어떤 섭식자인가? 섭식 억제자인가, 비억제자인가? 섭식 유형을 알아보려면, 다음에 나오는 각 문장을 읽고 옆의 '응답' 칸에 동의 정도를 나타내는 번호를 적어보자. '점수' 칸은 공란 그대로 둔다.

1 : 전혀 그렇지 않다
2 : 별로 그렇지 않다
3 : 중간이다.
4 : 약간 그렇다
5 : 매우 그렇다

다음 문항은 연구자들이 개발한 질문들로[29] 사람들의 식습관을 파악하는 연구에 이용된다. 독자가 당위적인 답변을 할까 봐, 섭식 억제자임을 보여주는 질문들과 섭식 비억제자임을 보여주는 질문들을 적절히 섞어놓았다.

	당신의 식사 태도	응답	점수
1	애써 노력하지 않아도 자연스럽게 건강에 좋은 음식을 고르고 섭취량을 결정한다.		
2	어떤 음식을 먹어도 괜찮은지 결정하기 전에 대체로 칼로리를 계산한다.		
3	운동을 하는 주된 이유 중 하나는 체중 관리다.		
4	신체적인 배고픔을 느끼지 않으면 거의 먹지 않는다.		
5	언젠가는 실제적인 효과를 보여줄 새로운 다이어트법을 찾으리라고 기대한다.		
6	건강과 체력이 체중보다 더 중요하다고 생각한다.		
7	슬프거나 불안하거나 외롭거나 스트레스가 쌓이면 종종 음식에 의존한다.		
8	정말 좋아하는 몇 가지 음식이 있지만 살이 찔까 봐 먹지 않으려 애쓴다.		
9	몸 사이즈에 종종 좌절감을 느끼고, 체중 관리를 좀 더 잘할걸, 하고 생각한다.		
10	허기를 최대한 채워줄 것 같은 음식이면 종류를 따지지 않고 먹으려고 의식적으로 노력한다.		
11	폭식의 유혹에 빠질까 봐 두려워서 음식이 주변에 있으면 불안하다.		
12	몸매가 그렇게 좋지는 않지만 내 몸에 만족한다.		
13	보통 음식을 천천히 먹으면서 내 몸의 욕구가 얼마나 잘 채워지는지 주의를 기울인다.		
14	다이어트를 자주 하거나, 혹은 다이어트를 할지 말지를 진지하게 고려 중이다.		
15	정량 이상의 식사를 하고 나면 대개는 좌절감에 빠진다.		
16	식사 후에 과식했음을 깨닫는 경우가 종종 있다.		
17	체중 관리를 위해 다이어트를 하느라 몸에 기운이 없고 허기를 느끼는 경우가 많다.		

18	(먼저 날씬한 몸을 만들겠다는 생각으로) 옷을 사거나, 재미있는 활동에 참여하거나, 휴가 계획을 뒤로 미루곤 한다.		
19	특별히 기분 좋거나 기쁜 일이 생기면 먹으면서 자축하고 싶어진다.		
20	실제로 배가 고프지 않을 때도 먹을거리를 찾거나 먹을 계획을 세우는 자신을 발견하는 경우가 많다.		
21	주위 사람들한테서 살을 빼라거나 먹는 음식을 관리하라는 압박을 느낀다.		
22	음식의 영양이라는 면보다 체중에 미치는 영향을 더 고려한다.		
23	주변에 맛있는 음식이 있으면 그다지 배가 고프지 않아도 먹고 싶은 유혹을 뿌리치기 힘들다.		
24	사교 모임에서 주위 사람들이 뭔가를 먹고 있으면, 그다지 배가 고프지 않아도 같이 먹어야 한다는 압박을 느낀다.		
25	솔직히 내 몸이 건강하고 튼튼하고 하고 싶은 일을 할 수 있다면, 체중이 얼마나 나가는지는 상관없다.		
26	식생활을 관리해주는 다이어트 계획이나 다이어트 메뉴가 있으면 마음이 아주 편안해진다.		
27	운동을 하는 것은 주로 몸 컨디션이 좋아지기 때문이다.		

  1, 4, 6, 10, 12, 13, 25, 27번 문장은 응답 번호를 그대로 점수 칸에 적으면 된다. 즉, 1번 '전혀 그렇지 않다'로 응답하고 싶으면 점수 칸에 '1'을 적고, 2번 '별로 그렇지 않는다'로 응답하려면 '2'를 적으면 된다. 그리고 2, 3, 5, 7, 8, 9, 11, 14, 15, 16, 17, 18, 19, 20, 21, 22, 23, 24, 26번 질문은 점수를 거꾸로 매긴다. 가령 '1'번 응답을 고르면 '5'점을 주는 방식이다. 즉 1=5, 2=4, 3=3, 4=2, 5=1로 매기면 된다.
  점수 칸의 1이나 2 같은 낮은 점수는 섭식 억제자의 태도를 나타내는데, 이 결과로 우리는 변화 가능성이 있음을 확인할 수 있다. 4나 5

같은 높은 숫자 쪽으로 옮겨가면서 섭식 비억제자가 될 수 있도록 돕는 것이 이 책의 목적이다.

식욕 억제는 더 큰 식욕을 부른다

그렇다면 섭식 억제의 위험은 뭘까? 섭식 억제자는 체중을 지배하려고만 들고, 몸이 그 일을 잘할 수 있으리라는 믿음이 없다. 이런 사람은 체중이 늘고 있거나, 적어도 살 빼려는 노력을 하다가 좌절해 있을 가능성이 크다.

왜일까? 의지력과 통제를 통해 음식 섭취량을 조절하려고 하면 내적 신호에 귀를 막아야 하며, 그렇게 되면 외적 신호들에 휘둘릴 가능성이 훨씬 커지기 때문이다. 이런 태도가 곤란해지는 것은, 스스로를 골방에 가두지 않는 한 이 세상을 살면서 끊임없이 맞닥뜨릴 음식에의 노출을 통제할 방도가 없기 때문이다. 음식이나 음식 이미지들은 사방에 널렸다. 미국 경제에서 제2위의 광고주는 식품회사들이다. 자동차회사들이 그 뒤를 바짝 쫓고 있다.[30] 패스트푸드 식당을 지나가면 진동하는 고기, 감자튀김 냄새에 참을 수 없는 허기가 몰려오고, 피자 광고를 보면 자신도 모르게 손가락이 피자헛 단축 번호를 누르고 있다. 배가 고프거나 말거나, 다이어트 중이거나 말거나, 어떻게든 지금 당장 먹어야 한다!

하지만 섭식 비억제자는 그런 외적 신호들에 휘둘리지 않는다. 물론 피자 냄새가 황홀할 테지만, 그래도 한 조각이면 충분하다. 욕구가 채워지면 더 먹으려는 갈망이 사라지기 때문이다. 그 사이 섭식 억제자는 벌써 네 조각째.

이런 일이 어떤 식으로 벌어지는지 연구 실험을 한번 확인해보자. 가령 한 유명한 지역 식당에서 근사한 저녁식사를 막 마쳤다. 이제 디저트가 나올 차례. 배는 이미 꽉 차 있다. 종업원이 자꾸 메뉴판을 들이밀거나, 후회 없는 선택이 될 거라며 애플 타르트 맛을 극찬하거나, 심지어 디저트 트레이를 직접 가져와 황홀한 페스트리를 직접 보여준다. 연구자들이 실제 이런 시나리오로 테스트를 해보았다.[31] 그랬더니 섭식 비억제자들은 종업원이 어떤 식으로 유혹하든 디저트를 주문하는 경우가 상대적으로 훨씬 적었고, 반면에 섭식 억제자들은 디저트에 대한 설명을 듣거나 직접 보았을 때 훨씬 더 많은 사람들이 디저트를 주문했다.

이 결과는 다이어트의 경우에도 적용된다. 여성 다이어터들에게 특정 식품의 질을 평가해달라고 요청하면서 달콤한 식품을 주었다.[32] 일부 여성에게 밀크셰이크를 주고 그다음에 아이스크림 세 그릇을 주었고, 또 다른 일부 여성에겐 아이스크림만 주었다. 밀크셰이크를 받지 못한 섭식 억제자들은 아이스크림을 매우 적게 먹은 반면(애써 '만족해'하면서), 먼저 밀크셰이크를 마신 섭식 억제자들은 아이스크림도 거의 먹어치웠다("에라 모르겠다!" 포기 효과[33] 즉 "밀크셰이크를 먹었으니 이제 다이어트는 글렀고, 에라 모르겠다, 아이스크림도 먹자!"). 이 달콤한 걸 다시 먹지 못한다는 생각이 여성들을 부추겨 '먹을 수 있을 때 먹어두자!' 하면서 내적 억제력에 반하는 행동을 하게 한 것이다.

섭식 억제자들의 자기통제를 방해하는 다양한 상황들을 조사하기 위해 지금까지 실시된 연구가 75건이 넘는다. 그 결과들은 한결같다. 즉, 다양한 감정과 외적 신호에 대해 섭식 억제자들은 섭식 비억제자들과는 거의 완전히 반대되는 반응을 보인다.

우울증, 불안, 화, 두려움, 흥분 같은 감정이나 알코올 따위의 탈억제 매개는 섭식 억제자들을 과식으로 이끈다. 하지만 섭식 비억제자들에게는 식욕 상실을 낳는다. 상황만 좋으면 섭식 억제자들도 통제력을 잘 발휘한다. 하지만 중간에 무슨 문제나 변화가 생기면 더는 통제력을 유지하지 못한다. 이유는 명백하다. 섭식 억제자들은 보통 내부 포만 신호로 섭식을 조절하지 않는다. 따라서 제어장치가 작동하지 않는다.

또 한 가지 심란한 사실은, 섭식 억제자들은 비억제자들보다 식후 칼로리 소모량이 적을 뿐 아니라, 연소되는 칼로리도 지방보다 탄수화물에서 더 많이 나온다는 것이다.[34, 35, 36, 37, 38, 39]

식욕 억제자로 살고 싶지 않은 당신에게

안다, 물론 안다, 지금 당신 마음속에 어떤 질문이 솟구쳐 오르는지. 그럼 어떻게 섭식 비억제자가 될 수 있죠? 자자, 조금만 더 기다려주길. 책 뒷부분에 우리를 위한 친절한 안내자가 기다리고 있다(9장). 그 안내자의 조언을 잘 따르면, 허기와 포만을 알리는 몸의 신호들을 '듣는' 방법을 배우고, 한때 우리를 냉장고 쪽으로 밀어 넣었던 감정적 문제들을 해결할 새로운 방법을 찾을 것이다. 그리고 다음에 이어지는 장에서 지금까지 우리를 가로막아온 장애물들, 우리가 현 상태에 이르게 된 경위, 또 우리의 설정체중 바늘이 지금 이 자리에 설정되어 있는 까닭을 이해하게 될 것이다.

다이어트는 왜 실패하는가?

③

배고픔과 싸우면 살은 다시 찐다

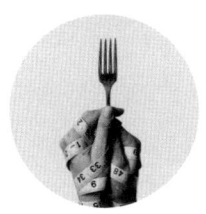

요요 없는 착한 다이어트를 찾는가? 운동요법을 찾아 헤매고 있는가? 믿기 어렵겠지만, 살을 빼고 요요를 막아준다는 무수한 다이어트 방법이 난무한대도 이런 방법을 뒷받침해주는 과학적 근거는 없다. 식이요법과 운동, 자기통제야말로 원하는 바를 얻을 수 있는 방법이라는 소리가 소위 전문가라는 이들의 입을 통해 아무리 되풀이돼도 결코 변하지 않는 사실이 있으니, 그건 바로 극소수를 제외하고는 누구에게도 이런 메시지가 사실로 증명되지 않았다는 점이다.

이 장에서는 다이어트가 왜 역효과를 낳는지, 운동요법들이 왜 체중 감량의 약속을 이행하지 못하는지, 또 수면 습관과 스트레스 관리법이 어떻게 체중 조절을 어렵게 만드는지, 이렇게 세 가지 문제를 살펴보려고 한다. 그뿐만 아니라 체중 조절 실패에 협조하는 몇 가지 놀라운 환경 요인에 대해서도 자세히 설명할 것이다. 살 빼는 지름길을 찾으러 가기에 앞서, 다이어트 알약들과 (체중 감량을 위한) 비만 치료 수술에 관한 논쟁들도 반드시 읽어보길 바란다.

오로지 체중 감량이 목표인 다이어터들은 이 3장을 읽기가 선뜻 내키지 않을지도 모르겠다. 결국 그런 체중 감량 비법에 대한 믿음이 있어야 식이요법이나 운동요법들을 견뎌낼 신념이 생기지 않겠는가? 살이 빠진다는 믿음을 잃는다는 것은 포기, 즉 스스로를 원치 않는 몸의 감옥에 가두고 영원히 좌절 속에 살게 하는 것과 뭐가 다른가? 그런데 왜 이런 책을 계속 읽어야 한단 말인가?

첫째, 그동안 시도해온 다이어트의 실패가 우리 잘못이 아니란 사실을 알아야 하기 때문이다. 그 무거운 자기 비난의 짐을 벗어버리면 가능성을 좀 더 효과적으로 현실화할 수 있다.

그리스 신화에서 신들은 시시포스에게 벌을 내린다. 바윗덩어리를 산 정상으로 밀어 올리는 고통스러운 형벌이다. 바위는 산 위에서 자꾸 아래로 굴러떨어지므로 시시포스는 영원히 이 일을 되풀이해야 한다. 시시포스의 운명은 그동안 수많은 이들이 무수히 되풀이해온, 아니 우리들이 직접 겪어온 다이어트, 요요, 다이어트, 요요로 이어지는 악순환과 다르지 않다. 혹은 규칙적인 운동을 시작하겠다는 새해 결심, 목표한 체중 감량에 실패하면 발 빠르게 폐기해버리고 이듬해 다시 새해를 맞이하면서 야심 차게 세워보는 그 결심과 다르지 않다.

왜 스스로에게 이런 비극적 운명의 굴레를 씌우는가? 고통스럽기만 할 뿐 원하는 바를 이뤄주지도, 아무런 유익도 되지 않는, 그런 똑같은 일을 영원히 끝없이 반복해야 하는 굴레에 갇히고 싶은 사람이 세상에 어디 있는가?

체중 감소에 대한 몸의 저항력이 그렇게 강하다면, 이는 다시 말해 우리 몸에는 체중 조절 능력이, 우리의 능력보다 훨씬 더 강력한 능력이 내재되어 있다는 말이다. 따라서 의식적 통제력을 발휘해가면서 욕망과 맞서 싸울 필요가 없다는 신호다. 그런데 뭣하러 먹을 때마다 스트레스 받고 피트니스 클럽으로 질질 끌려가는가.

상상해보라. 즐거이 먹고 즐거이 몸을 움직일 수 있는 날들을. 버터 향 가득한 쿠키가 너무 먹고 싶은데 마지못해 웰빙 떡으로 대신하는 일이 더는 없고, 당기는 대로 마구 먹다가 죄책감에 빠져 제자리 맴맴 자전거에 오르는 일이 더 이상 없는 날들을. 우리 몸속에 내장된 체중 조절 시스템을 믿고 존중한다면 그것은 상상이 아니라 우리의 현실이 될 것이다.

제대로 알자, 칼로리

여러분은 아마 단순한 사실을 알 것이다. 소비 칼로리보다 섭취 칼로리가 적어야 살이 빠진다는 것을. 전통적인 다이어트 이데올로기는 이 단순한 사실을 이용해 우리를 (칼로리 섭취를 줄이는) 다이어트로, (칼로리 소비를 늘리는) 운동으로 내몬다. 이는 겉보기에 충분히 설득력이 있다.

문제는 효과가 없다는 점이다. 적어도 지속적인 방식으로는 없다. 열심히 다이어트나 운동을 해온 사람들 중 다시 살찌지 않은 사람이 있는가? 요요를 막지 못한 건 게으르거나 자제력이 없어서가 아니다. 요요를 불러온 요인들, 가령 우리가 언제 무엇을 어떻게 먹느냐, (얼마나 몸을 움직이는가를 포함해) 에너지를 어떻게 쓰느냐를 의식적 수준에서 완벽히 통제하지 못하기 때문이다. 물론 단기적으로는 얼마든지 식습관이나 운동 습관을 바꿀 수 있다. 그래서 단기 체중 감량은 비교적 쉽다. 하지만 장기전으로 가면 상황은 달라진다. 살을 빼려고 아무리 노력해도 외려 우리 몸이 나서서 그 노력들을 무력화한다.

우리 잘못이 아닌 뇌 탓

음식을 먹을지 말지, 혹은 디저트를 건너뛸지 말지를 스스로 '선택'할 수 있다고 생각하는가? 먹는 일, 더 나아가 움직이는 일에 과연 우리의 자유의지가 얼마나 반영되는지는 우리가 생각하는 수준보다 훨씬

칼로리란 무엇인가?

'칼로리'는 에너지 양을 나타내는 단위다. 그런데 사실 에너지는 다양한 형태를 띠고 있어서 이해하기 쉽지 않다. 넓은 의미의 에너지는, 가령 음식이 에너지로 전환된다고 했을 때 그 의미는, 스파게티 2kg에 해당하는 에너지로 커피 한 주전자를 끓일 수 있으며, 파이 한 조각으로는 60와트 전구를 90분 동안 밝힐 수 있음을 말한다.

2,000칼로리는 보통 한 사람이 하루에 하고 싶은 거의 모든 일을 할 만한 동력을 제공한다. 하지만 그 에너지를 다 쓰지 못하고 남기는 사람들도 있는데, 이런 경우 남은 에너지는 몸에 저장되어 체중계 위의 몸무게 증가로 나타난다. 또 어떤 사람은 2,000칼로리로도 모자라 몸에 비축돼 있던 에너지를 꺼내 써야 한다. 그러면 체중계는 체중이 줄었음을 보여준다.

복잡한 문제다. 물론 한 끼 식사에서는 수월하게 '선택'할 수 있다. 친구와의 운동 약속을 지키려는 마음이, 알람을 끄고 다시 잠들고 싶은 유혹을 누르기도 할 것이다.

그런데 혼란스러운 문제가 있다. 체중 조절 메커니즘은 주 단위나 월 단위, 혹은 연 단위로 결정되는 시스템으로, 한 끼 한 끼를 통제하거나 매일매일 운동을 할지 말지를 결정하지는 않는다. 장기적으로 우리에게 그런 통제력은 없다. 결국 먹는 걸 참지 못하거나 다시 잠들어버리고 싶은 욕구 뒤엔 생물학적 요인들이 숨어 있다.

이것이 바로 우리의 조절 시스템이 작동하는 방식이다. 1장에서도 얘기했지만 뇌의 한 영역, 대표적으로 시상하부가 체중 조절을 돕는다. 시상하부는 에너지 연소율을 조절하는 화학적 전달물질들을 내보내는 방식 등 다양한 메커니즘을 통해 체중 조절에 기여한다. 이런 방식으로 우리 몸이 무의식적 프로세스들을 조절한다고 보면 아마 대체로 이해가 갈 것이다.

그보다 이해가 어려운 것은 시상하부에서 보내는 신호들이 의식적 행위들도 조절한다는 사실이다. 가령 식욕을 돋우거나 떨어뜨려 먹게도 하고 먹지 않게도 한다. 이런 무의식적 신호들이 음식이 얼마나 먹음직스럽게 느껴지는지를 결정하여, 가령 피자를 주문하거나 파이를 한 조각 더 먹게 하는 행동을 이끌어낸다. 어떤 행동이 의식적 차원에서 이뤄지고 자기 의지가 개입된다고 해서 그 행위의 모든 측면이 자발적이라고 말하기는 힘들다.

때로 시상하부는 그저 슬쩍 옆구리를 찌르며, '배고프다. 뭘 좀 먹고 싶네. 야, 저기 저 팝콘 정말 맛있겠다'라는 말을 흘릴 것이다. 그래도 우리는 살을 빼겠다는 굳센 의지로 절대 굴하지 않는다. 좋다, 자제력의 승리, 배고픔의 정복이다. 의지력이 힘을 발휘했다. 그런데 이는 단기적으로만 가능하다. 그런데 상황이 너무 불리해서 딱 잘라 '안 먹어'라고 말하기 어려운 때도 있다. 거부하기에는 그 유혹이 너무 강력한 탓이다. 반드시 기억하라. 이건 우리의 잘못이 아니다. 다이어트를 잠시 포기하게 만들 만큼 생물학적 기제가 강력한 까닭이다.

극소수이긴 하지만 초인적 의지를 발휘해 극도의 배고픔을 이겨내는 사람도 있다. 정치적 신념으로 장기 단식 투쟁을 벌이는 이들을 생각해보라. 또 대중의 눈을 의식하는 모델이나 배우들 역시 직업상 날씬한 몸매를 유지해야 하므로 딱 잘라 '안 먹어'라고 말할 수 있을 것이다. 하지만 보통 사람들에겐 시도해보라고 권하고 싶지 않은 것은, 웬만한 의지력으로 대항하지 않는 이상 우리 몸이 절대 통제권을 빼앗기지 않을 것이기 때문이다.

우리 몸은 다이어트를 중단하라는 요구가 관철되지 않으면 특정 대사 과정들을 둔화하는 식으로 통제의 고삐를 바짝 쥔다. 그렇기에 식욕을 잘 참아냈다 하더라도 결과는 참담하다. 실험 결과에 따르면, 충분한 음식을 먹지 못할 경우 사람들은 활력 저하, 무감동, 추위 민감증, 신진대사 저하, 음식 집착, 강한 허기와 식욕, 성욕 감퇴, 과민증, 우울 등의 증상을 경험한다.[40] 이는 신체 에너지 보존을 위해선 효과적인 방법일지 몰라도, 결코 좋은 상태는 아니다. 오늘날 맥락에서 보면, 기근을 이겨낼 충분한 대비를 갖추었다는 사실이 별 위안이 안 된다. 하지만 과거에는 그런 생존 본능이 분명 귀중한 형질이었으리라.

조금 먹는데 왜 쪄?: 체중 감소에 저항하는 몸

다이어트가 전 국민의 취미 생활로 등극했다는 인상을 지울 수 없다. 현재 수많은 이들이 다이어트를 하고 있거나 때려치우거나, 아니면 못해서 죄책감을 느끼고 있을 것이며, 그 결과 '다이어트'라는 말은 이제 명사가 아니라 동사가 될 판이다. 중요한 사실은, 극소수를 제외하곤 다이어트가 장기 체중 감량 효과를 끌어냈다는 연구 결과가 단 한 건도 없다는 것이다.

대표적인 예로 미국의 여성건강계획 프로젝트를 한번 살펴보자. 여성건강계획은 미국 임상 시험 사상 최대 규모, 최장 기간, 최대 비용으로 진행된 연구로, 일반적인 다이어트 방법이 실제 효과가 있는지를 알아보기 위해 식이 개입 및 조정을 시도했다. 2만 명 이상의 여성들이 저지방 식단으로 하루 평균 360칼로리를 줄이는 실험이었다. 그런데 대략 8년 후에 그 결과를 보니 놀랍게도 체중은 실험 시작 시점과 전혀 차이가 없었고, 복부지방의 측정 기준인 평균 허리둘레는 오히려 늘어난 것으로 나타났다.[41] 나의 연구를 포함해 다른 수천 가지 다이어트 요법의 효과를 연구한 결과도 마찬가지였다. 여성들은 처음에 체중이 줄었지만 나중에 가서는 다시 이전 체중을 회복했다.

많은 평자들은 요요 현상을 다이어트를 꾸준히 오래 지속하지 못하는 무능력 탓으로 돌린다. '의지력 부족'이라는 늙은 망령이 여기에도 등장하는 것이다. 하지만 여성건강계획 실험은 적절한 통제 환경을 만들어 여성들의 지속적인 다이어트를 지원했다. 그렇게 오랜 시간 꾸준히 저칼로리 식단을 유지했는데도 다시 살이 찐 것이다.

이런 결과가 저지방 다이어트에만 국한된 걸까? 의심스럽다면 다른 대중적인 다이어트 요법들을 테스트한 실험 결과들을 확인해볼 수 있다.[42] 앳킨스Atkins 다이어트를 실천한 사람들은 12개월 동안 289칼로리를 줄인 식사를 했으며, 존Zone 다이어터들은 381칼로리, 런LEARN 다이어터들은 271칼로리, 오니쉬Ornish 다이어터들은 345칼로리를 줄인 식사를 역시 12개월간 지속했다. 하지만 뭘 했든 간에 모든 다이어터들은 6개월이 지나면서부터는 꾸준히 체중이 늘었다. 칼로리 감량은 물론 운동량까지 늘렸는데도 말이다.

상상을 해보라. 장장 8년의 세월을 그 모든 고통과 괴로움에도 불구하고 스스로를 이겨낸다는 자긍심에 먹고 싶어도 참고 견디며 하루하루를 보냈는데, 다른 건 몰라도 체중마저 아무런 변화를 보여주지 않았다면 어떨 것 같은가? 차라리 평소 식단 그대로 먹어도 좋다고 한 대조군 그룹의 29,000명 가운데 한 명이었다면 낫지 않았을까? 그들 역시 살은 빠지지 않았지만 적어도 다이어트의 그 참담함은 겪지 않았을 테니까 말이다.

문제는 다이어트가 효과를 내지 않는 수준에서 끝나는 게 아니라는 사실이다. 다이어트를 오래 하면 설정체중이 올라가고, 그 결과 애초에 다이어트를 하지 않은 경우보다 다이어트를 한 후에 체중이 더 늘어난다.[43, 44, 45, 46, 47, 48, 49]

다이어트는 몇 가지 방식으로 우리 몸의 체중 조절 시스템을 방해한다. 1장의 렙틴 호르몬을 떠올려보자. 다이어트를 하면 렙틴이라는 식욕 억제 호르몬의 분비량이 줄어든다.[21, 50, 51] 그러면 식욕이 확 살아나면서 초콜릿 케이크가 마치 주인 없는 지폐 한 다발인 것처럼 구미가 당긴다. 그 순간 다이어트를 잊고 싶은 건 너무도 당연하다. 렙틴 분비가 줄어들면 신진대사 속도도 떨어진다. 이렇게 두 가지가 결합하면서 우리는 어느새 체중 증가 급행열차에 올라타 있다.

그게 전부가 아니다. 다이어트를 하다 멈추고 하다 멈추고를 오랜 시간 되풀이하는 동안 우리 몸은 다이어트에 신물을 느껴 렙틴 계량기를 그냥 상시적으로 낮게 설정해놓는다. 그러면 다이어트 주기의 어느 단계에 있느냐와 상관없이 렙틴 호르몬 분비량 자체가 줄어든다.[21, 22] 렙틴 분비량이 줄어들면 식욕 제어와 신진대사 활성화를 위해 필요한 만큼 우리 몸이 효율적으로 기능하지 못하게 된다. 그리고 어느새 설정체중이 한 단계 올라가 있을 것이다.

다이어트를 반복하다 보면 렙틴 분비량이 줄어들 뿐만 아니라, 지방 비축량을 증가시키는 효소인 리파아제의 분비량도 늘어난다.[52] 쥐를 대상으로 한 연구 결과를 인간에게 적용해보면(이에 적용되는 강력한 증거가 있다), 다이어트 후 요요를 경험하는 이들은 고지방 음식에 쉽게 굴복할 수밖에 없다.[53, 54] 건강을 위해 고군분투했던 노력에 대한 약간의 보상이랄까?

지금까지의 내용을 정리하고 몇 가지 정보를 덧붙여보겠다.

다이어트를 되풀이하면 다음과 같은 변화가 일어난다.

- 신진대사 속도가 느려진다.
- 칼로리 흡수율이 극대화되어 소화가 빨리 되고 허기도 빨리 찾아온다.
- 고지방 음식을 갈망하게 된다.

- 식욕이 강해진다.
- 설령 원치 않는 신체 활동으로 칼로리 연소가 늘어도 에너지 수치는 떨어진다.
- 체온이 낮아져 에너지 사용이 줄어든다. 또 항상 춥다.
- 배고픔과 포만감을 느끼는 능력이 떨어져 실제 배고픔과 감정적 욕구를 잘 구별하지 못한다.
- 근육량이 줄어든다(근육은 지방보다 더 많은 칼로리를 소모한다).
- 지방 저장 효소들은 늘어나고, 지방 배출 효소들은 줄어든다.

다이어트를 '망쳐버렸다'고 자책하지는 말라. 이것이 바로 위 내용에 대한 핵심 메시지다. 문제는 과식이나 의지력 부족이 아니다. 사실 다이어트를 하면서 우리는 엄청난 자제력과 끈기, 결심, 의지를 보여준다. 실패한 건 우리가 아니다. 그건 다이어트법의 실패다.

수많은 동물 연구 사례들도 이 단순한 사실을 입증한다. 다이어트를 한 뒤에 과식을 하지 않았는데도 살이 다시 찐 것이다. 우리 자신의 경험은 어떤가? 살이 다시 쪘을 때 실제로 우리의 음식 섭취량이 그렇게 많았던가?

회복을 위한 첫 단계는 이것이다. '더 이상 해를 입히지 말라.' 즉, 습관적 다이어트를 당장 그만두라. 다이어트를 하는 사람들은 대부분 체중이 설정체중보다 높을 것이므로, 그냥 다이어트를 멈추고 몸에게 맡기기만 해도 약간 살이 빠질 것이다. 하지만 장담하건대, 체중 변화가 있든 없든 상관없이 우리의 몸속은 이전보다 훨씬 건강해져 있을 것이다.

지나친 낙관론으로 들리는가? 더는 칼로리를 줄일 필요도 배고픔을 참을 필요도 없다. 죄책감을 느끼며 먹을 필요도 없다. 우리는 어깨에서 짐을 내려 몸에 맡기기만 하면 된다. 아니, 솔직히 말해 그것 말고도 약간의 노력이 더 필요할 것이다. 결국 우린 너무도 오랜 시간 우리 몸을 믿지 못했으며, 모든 일그러진 관계들이 그러하듯 다시 온전한 소통이 시작되려면 어느 정도 시간이 필요할 것이기 때문이다.

물론 다이어트가 체중 교란을 부추기는 유일한 범인은 아니다. 그 밖에도 수많은 생활습관과 환경 요인, 가령 습관적 행동들, 스트레스, 독성물질 따위가 체중계 눈금에 영향을 미친다. 그런데 '움직이는 만큼 살이 빠진다'는 얘기가 과연 진실일까? 이제부터는 그걸 따져보자.

운동이 살을 빼주지는 않는다

다이어트를 해도 소용없다는 사실을 인정하는 사람이 많아진다. 하지만 운동으로 살을 뺄 수 있다는 생각을 부정하는 사람은 거의 없다. 우리는 '살=게으름'이라는 등식을 당연시하고 좀 부지런해지면 날씬해질 거라고 믿는다. 하지만 이런 믿음을 뒷받침할 만한 증거가 없다는 게 문제다.

이론적으로 운동은 설정체중을 낮추는 데 도움이 되어야 한다. 왜냐하면, (피트니스 클럽에서든 정원에서든) 운동을 하면 식욕 조절 기능을 하는 렙틴 감수성이 높아져[57] 분비량이 증가할 뿐 아니라, 인슐린 감수성도 높아지고, 체중 조절에 관여하는 다른 수많은 호르몬과 신경전달물질, 세포 수용체에 영향을 미치면서[58] 배고픔과 배부름 신호를 느끼는 민감도가 높아지기 때문이다.[55, 56]

운동은 다양한 방식으로 체중에 영향을 미치는데, 칼로리 연소는 그중 아주 작은 효과일 뿐이다. 그렇다면 운동이 과연 어떠한 방식들로 신진대사를 촉진하고 체중에 영향을 미치는지 한번 알아보자.

신체 활동을 하면 다음과 같은 변화가 일어난다.

- 신진대사율이 높아진다. 움직이거나 운동 중일 때도 그렇고, 그 후 몇 시간 동안 효과가 지속된다.
- 허기가 줄어든다.
- 체온이 올라가면서 에너지 연소가 많아진다.
- 에너지 수치가 높아져 에너지 연소가 많아진다.
- 배고픔과 배부름에 대한 민감도가 높아진다.
- 근육량이 많아져 에너지 연소가 많아진다.
- 지방 연소 효소들이 늘어나고 지방 저장 효소들은 줄어든다.
- 인슐린 감수성이 높아지면서(더 적은 양의 인슐린으로 같은 일을 할 수 있다) 에너지 연소가 많아진다.
- 에너지를 낼 때 지방 사용이 많아지고 탄수화물 사용은 줄어든다. 이로써 혈당 수치가 안정화된다.

그렇다면 규칙적이고 헌신적인 운동 습관이 체중을, 더 정확히는 체지방을 줄이는 데 도움을 줄 수 있을까? 아마 이 대답을 들으면 여러분은 깜짝 놀랄지도 모른다.

운동으로 살빼기 어려운 생리학적 이유

일반적인 믿음과 반대로, 그리고 위에서 열거한 운동 효과들이 무색하게도, 장기적으로 진행된 연구들은 운동의 체중 감량 효과를 명확히 입증하지 못한다.

그 이유를 알아보기 전에, 먼저 규칙적으로 운동하는 사람과 안 하는 사람의 체중 차이가 그다지 극적이지 않다는 사실을 주목하기 바란다. 연구들을 보면, 규칙적으로 운동하는 사람들은 주로 앉아서 생활하는 사람들보다 겨우 2~4kg 정도 가벼웠다. 일례로 한 연구 프로젝트였던 '여성 건강 연구'에서는 약 4만 명의 여성을 평가하여 운동량이 최고 수준인 사람과 최저 수준인 사람의 체질량지수 차이가 0.4에 불과하다는 사실을 밝혀냈다. 두 여성의 키가 163cm라고 했을 때 몸무게 차이가 겨우 1.4kg이라는 얘기다.[59] 또 다른 연구인 '하버드 졸업생 연구'에서도 다양한 강도의 운동을 규칙적으로 한 12,000여 명을 비교했더니, 역시 2.3kg이라는 근소한 차이가 났음을 발견했다.[60] 다른 연구들도 이런 결과에서 크게 벗어나지 않는다.

좋은 건강 습관은 운동 말고도 다른 요인이 분명 있을 것이므로, 근소한 체중 차이가 났더라도 전적으로 운동 덕분이라고 말하기 어렵다. 어떤 사람은 운동을 하면서 녹색 채소를 좋아하는 습관을 가졌다든지, 스트레스 관리를 잘했을 수도 있고, 아니면 체중 차이를 초래하는 어떤 습관을 가졌을 수도 있다. 어쩌면 다른 측면에서 인과 작용이 일어났는지도 모른다. 즉, 뚱뚱한 사람들은 비우호적인 사회적 분위기 탓에 운동을 덜 하게 되기도 한다. 가령 거구들에게 친절한 피트니스 클럽은 드물고, 뚱뚱하면 편안한 운동복을 구하기도 힘들다.

그런데 운동으로 살을 빼려고 한다면 어떨까? 주로 앉아서만 생활하던 사람이 규칙적인 운동을 했을 때를 조사해보니, 극적 체중 감소 효과는 전혀 보이지 않았다. 실제로 운동 프로그램을 25년에 걸쳐 메타 분석한 결과를 보면, 훈련 프로그램들은 일주일에 겨우 0.1kg도 안 되는 체중 감량을 가져올 뿐이었다.[61] '헤리티지 가족 연구'를 예로 들어보자. 20주 동안 근지구력 훈련 프로그램에 참여한 남녀 500명을 관찰한 결과,[62] 남성들은 평균 0.5kg 이하의 체중이 감소했고, 여성들은 체중 변화가 거의 없었다. 6개월 동안 집중적 저항 훈련 프로그램에 참여한 뚱뚱한 여성들을 관찰한 연구 결과도 체지방 감소나 체성분의 변화는 전혀 없었다.[63] 남녀를 대상으로 16개월간 집중적 근지구력 훈련 프로그램을 실시한 '미국 중서부 운동 연구'의 결과도 크게 다르지 않았다.[64] 그래도 남성들은 꽤 성공적이어서 평균 5kg이 빠졌지만, 여성들은 오히려 0.5kg 조금 넘게 살이 쪘고 체지방 감소량은 0.3kg도 안 되었다.

놀라운 사실은 운동을 한 여성들이 체중과 체지방이 늘어난 사례들도 많다는 것이다. 6개월간 일주일에 4~5회 정도 에어로빅을 한 뚱뚱한 여성들을 관찰한 연구 결과에 따르면, 참여 여성의 3분의 1이 7kg의 체지방 증가를 보였으며 평균 3.5kg의 체중 증가를 기록했다.[65]

운동이 설정체중 메커니즘에 영향을 미치는데도 체중 감소에 별 효과가 없다니, 정말 이상한 일 아닌가? 그 이유는 무엇일까? 이 물음에 대한 답은 아직 없다. 하지만 내 생각에는 두 가지 이유로 설명할 수 있을 듯하다. 첫 번째는 앞서 제기한 논점, 즉 우리 몸은 과다한 체중 감소가 일어나지 않도록 적극 개입하는 반면 체중 감소를 돕는 일에는 상대적으로 안이하다는 점이다. 앞서 설명한 렙틴 이야기를 생각해보라. 식욕을 조절하는 렙틴 양이 늘어난다 해도 그에 상응하는 보다 강력한 영향력이 발휘되지 못하는 일종의 포화 지점이 존재한다. 이 사실은 운동이 (렙틴 분비량 증가, 렙틴 감수성 향상에 일조함으로써) 매우 효과적으로 체중 증가를 막는 반면, 체중 감소를 촉진하는 데는 별로 효과적이지 않다는 점을 말해준다. 또한 규칙적으로 운동하는 사람들이 그렇지 않은 사람들보다 체중이 덜 나가는 이유를 설명해주기도 한다.

운동과 관련된 또 다른 주장이 있다. 흔히 운동을 하면 실제로 느끼는 허기보다 음식을 더 많이 먹어도 괜찮을 거라고 생각한다. 그러면 실제로 체중 감량에 도움이 되는 더 중요한 요인들, 가령 (에너지 소모량 증가에 비례하는) 식욕 감소와 한결 높아진 배고픔과 배부름 신호 민감성 따위를 경험하지 못하게 된다. 그런 사람들은 몸의 신호에 반응하지 못하고, 그 결과 운동으로 유발된 체내 긍정적 변화들이 식습관에 주목할 만한 영향을 미치지 못한다. 더 나아가 보상 욕구로 인해 더 많은 양의 음식을 먹게 된다.[66]

이를 입증하기 위해 한 연구 조사는 운동 프로그램에 참여하고 있는 뚱뚱한 여성들을 관찰했다.[56] 그 결과, 운동 프로그램에 참여하는 동안 여성들의 렙틴 분비량이 증가하고 따라서 식욕도 줄었다. 그런데 음식 섭취량에는 변화가 없었다. 즉, 식욕이 줄었는데도(몸이 체중 감량을 도우려고 애쓰고 있었다는 증거) 참여자들은 그 사실에 주의를 기울이지 않았고, 그 결과 운동을 아무리 해도 그 효과가 저울에 반영되지 않은 것이다.

하지만 규칙적인 운동을 하면서 높아진 배고픔과 배부름 신호 감수성에 따라 먹는다면, 그리고 우리 몸이 돕는다면, 운동을 통한 체중 감량 효과는 더 커질 것이다. 즉, 운동은 우리가 다이어트에 대한 집착을 버리고 체내 조절 시스템에 따른 식습관을 따를 때에야 비로소 체중 감량법이 될 수 있다.

규칙적인 운동이 설정체중을 낮춰주는지는 아직 불확실하지만, 한 가지 확실한 사실은 더 활동적이고 더불어 즐겁게 사는 일이야말로 우리의 건강과 행복을 위해 우리가 할 수 있는 가장 중요한 한 가지 방법이라는 것이다. 체중이 얼마나 나가느냐와 상관없이 활동적인 사람들이 잘 움직이지 않는 사람들보다 훨씬 더 건강하다.[67] 운동은 당뇨, 인슐린 저항성, 고혈압, 높은 콜레스테롤 수치, 암, 소화 장애, 순환 장애 등 주요 만성 질환을 치료하거나 예방하거나 최소화한다.

또 한 가지 중요한 사실은, 활동성이 자아상自我像 향상에 도움이 된다는 점이다. 여러 연구들은, 활동성이 증가하면 자신감과 자기 수용, 자기 가치감도 높아지고 자신의 몸을 편안하게 받아들인다는 사실을 입증한다. 이 책이 소개하는 건강 전략들을 성공적으로 실행할 때 반드시 필요한 것이 바로 이러한 '좋은 자아상'이다(8장 참조).

체중 감량이 어려운 또 다른 이유들

지금까지 나는 식이요법과 운동이 왜 확실한 다이어트 방법이 될 수 없는지를 이야기했다. 대부분의 사람들은 식이요법과 운동이라는 두 가지 퍼즐 조각만 보지만, 실은 그 두 조각을 넘어서는 훨씬 더 큰 그림이 존재한다. 물론 그 그림은 식이요법이나 운동만큼 자명하지 않으며 탐구해야 할 부분이 아직 많이 남아 있다. 예를 들어 임신부의 영양 상태와 생활습관은 아기의 체중에 영향을 미칠 수 있다. 스트레스, 수면 부족, 심지어는 바이러스 감염, 장내 미생물, 환경적인 독성 물질 역시 체중에 영향을 미친다는 것도 충분히 입증된 사실이다.

지금부터는 그 요인들 가운데 일부에 대해 알아볼 것이며, 출생 전 요인이나 유전적 요인보다는 생활방식과 환경에 초점을 맞출 것이다.

스트레스 호르몬은 지방을 축적시킨다

면접이 코앞이라면? 생각만으로도 온몸의 신경이 곤두설 것이다. 아침 잠자리에서 빠져나오는 일부터 계단을 뛰어오르거나 서서 얘기를 나누는 일까지, 매 순간 움직일 때마다 뇌는 교감신경계를 활성화한다. 이는 이른바 '투쟁 혹은 도피' 반응으로 불리는 상태로서, 이때 코르티솔이나 에피네프린 같은 스트레스 호르몬이 방출된다. 스트레스 호르몬이 분비되면 유사시 세포들이 사용할 수 있도록 많은 양의 에너지(포도당과 지방)가 쌓인다. 이로써 세포들은 우리 몸이 위험에서 벗어날 수 있도록 도울 채비를 갖춘다.

열매나 따 먹고 살던 원시인이 뾰족한 송곳니를 가진 호랑이와 맞닥뜨린 순간이라면 스트레스 호르몬의 작용에 감사할 따름일 것이다. 그 넘쳐흐르는 에너지 덕분에 날쌔게 나무 위로 도망쳐 오를 수 있었을 테니 말이다. 하지만 정신적 스트레스의 경우에는 몸이 그런 호르몬을 뿜어내 봤자 아무 소용이 없다. '적'이 마음속에 있으면 싸우거나 달아나는 일이 도움이 못 된다. 그런데 스트레스를 받으면 혈액에 영양분이 넘쳐나고, 당분 저장 메커니즘은 억제된다. 혈액 속에 남아도는 당은 결국 지방으로 전환된다.

코르티솔은 지방을 축적시키고, 강력한 식욕 자극제 역할로 더 많은 음식을 먹도록 부추겨 혈액 속에 많은 영양분이 들어가게 한다. 스트레스는 또 지방 축적을 줄이고 신진대사 속도를 높여줄 성장 호르몬의 분비를 억제한다. 만성 스트레스와 체중 증가는 연관성이 크다.[69],[70] 그뿐만 아니라 스트레스가 많아지면 그만큼 영양가 있는 식사도 어려워지며, 이는 결국 체중 증가를 일으킨다.[69]

물론 스트레스만의 단독 작용은 아닐 것이다. 이를 보여주는 매우 흥미로운 실험 하나가 있다. 과학자들은 여러 마리가 들어 있는 우리에 공격성이 강한 쥐 한 마리를 집어넣어 스트레스를 받게 했다. 그리고 일부 쥐에게 보통 사료를 주고, 다른 일부 쥐들에겐 가공식품에 해당하는 사료를 주었다. 그랬더니 가공 사료를 먹은 쥐들이 보통 사료를 먹은 쥐들보다 훨씬 더 큰 체중 증가를 보였다. 그뿐만 아니라 스트레스에 노출되지 않고 똑같은 가공 사료를 먹은 쥐들보다도 더 큰 체중 증가를 보였다. 이 같은 결과를 사람에게 적용하면, 몸을 망가뜨리는 큰 요인은 스트레스와 부실한 식단이 함께 결합했을 때임을 알 수 있다.[71]

렙틴 수용체가 있는 신경세포 속에 자기복제 능력이 있는 바이러스를 주입한 또 다른 흥미로운 실험도 있다. 그 바이러스는 녹색 형광 단백질 유전자를 운반하도록 설계된 바이러스로, 연구자들은 그 단백질이 발현되는 양상을 보면서 바이러스의 뇌 속 이동 경로를 추적했다. 이 실험을 통해 연구자들은 렙틴 수용체를 지닌 신경세포들이 렙틴 수치를 감지하는 일 외에 감정에 영향을 미치는 뇌 영역으로부터 정보도 제공받는다는 사실을 알아냈다.[72] 즉, 감정 조절을 담당하는 뇌 영역이 마치 렙틴처럼 식욕과 에너지 소비에 영향을 미친다는 것이다.

수면 부족은 식탐을 부른다

잠을 자면서 살을 뺄 수 있을까? 이게 무슨 터무니없는 소리냐 싶겠지만, 사실 잠이 부족하면 살이 찐다는 얘기는 충분히 입증된 사실이다.[73, 74, 75, 76, 77] 수면 부족과 대사 호르몬의 상관관계를 자세히 밝힌 연구도 여럿 있다.[78, 79]

잠을 설치면 다음 날 뭘 먹어도 배가 안 부르고 허기가 가시지 않은 적이 있을 것이다. 이는 렙틴과 그렐린의 작용 때문이다. 잠이 부족하면 렙틴 수치가 떨어진다. 이 말은 음식을 먹어도 포만감을 느끼

뚱뚱한 게으름뱅이는 엄마 자궁에서 만들어진다

우리는 무엇을 먹느냐로 결정될 수 있을 뿐만 아니라, 우리의 어머니가 무엇을 먹었느냐로 결정될 수 있다. 여러 연구들이, 임신 기간에 다이어트를 한 여성의 자녀는 성인이 되었을 때 뚱뚱해질 가능성이 높다는 사실을 밝혀냈다. 또 한 연구는 다이어트를 한 임신부가 낳은 자녀는 다이어트를 하지 않은 임신부의 자녀보다 성인이 되었을 때 신체적 활동성이 떨어지기 쉽다는 사실을 알아냈다. 이는 자궁 안에서 경험한 식량 위기에 대비하려는 에너지 보존 의지가 유전적 기억 속에 저장될 수 있음을 암시한다.[68]

지 못한다는 뜻이다. 또 잠이 부족하면 그렐린 수치가 올라간다. 그러면 식욕이 강해지면서 더 많은 음식을 찾게 된다.

정확히 그런 결과를 보여준 실험이 있다. 12명이 참가한 실험에서[79] 잠을 덜 재우자 렙틴 수치가 떨어지고 그렐린 수치는 올라갔다. 그렐린의 수치가 올라간 만큼 식욕도 증가했다. 흥미로운 사실을 한 가지 더 알려주면, 고탄수화물 및 고열량 식품에 대한 욕구가 무려 45%나 상승했다는 것이다.

바이러스, 세균, 독성물질도 살찌게 한다

살찌는 것도 전염될까? 살찌는 것이 장내에 있는 미생물 때문일까? 음식에 든 농약 때문일까? 일부 사람들의 경우 이들 요인이 체중 증가에 영향을 미친다는 사실을 밝혀낸 과학적 증거가 있다. 우리의 식이 습관과 지방 축적에 영향을 미치는 요인은 매우 다양하고 놀랍기까지 하다. 이들 최신 정보를 소개하겠다.

바이러스 때문이라고?

과학자들을 깜짝 놀라게 한 사실이 있었으니 바로, 뚱뚱한 사람들이 아데노바이러스-36이라고 불리는 감기 바이러스를 보유하고 있을 가능성이 마른 사람들보다 4~6배나 많다는 사실이다. 생쥐와 쥐, 병아리, 원숭이에게 그 바이러스를 접종했더니 사료 섭취량을 늘리지 않았는데도 체중과 체지방이 증가했다.[80, 81]

연구자들은 사람들에게 직접 감염시키지는 않고, 대신 세포계의 빈 서판blank slate인 인간의 줄기세포를 아데노바이러스에 노출시켰다. 그랬더니 줄기세포들이 지방세포로 바뀐다는 사실을 알아냈다.[82] 지방세포로 바뀌기만 하는 게 아니라 지방 축적도 했다.

우리는 몇몇 질환과 이상의 원인을 식단에서 찾다가 나중에 그 주범이 미생물이었음을 알게 된 전력이 있다. 위궤양을 생각해보자. 위궤양은 장기간의 높은 스트레스와 부실한 식단이 원인이라고 알고 있었지만, 지금은 주로 헬리코박터 파일로리 박테리아 때문에 발병하는 것으로 알려져 있다. 심장 질환도 마찬가지다. 동맥경화 유발 요인으로 여겨지는 병원균은 지금까지 3종이 발견되었다. 확고한 사실로 자리 잡은 치주염과 심장병의 연관성도 그 중심에는 박테리아가 존재한다.[83] 몇몇 바이러스와 체중 증가의 연관성을 뒷받침하는 증거 역시 강력하다.[84]

세균 때문이라고?

점점 두꺼워지는 뱃살도 혹시 벌레들 때문에? 도가 지나친 생각일까? 무게만 해도 2kg에 육박하는 수많은 배 속 세균들은 주로 소화 기능을 담당하지만, 그에 못지않게 중요한 기능이 바로 에너지 조절 기능이다.[85] 또 일부 미생물은 우리가 섭취한 음식물에서 칼로리를 분해하는 능력이 더 탁월하다는 사실도 밝혀졌다. 뚱뚱한 쥐들에게서 뽑아낸 역동적인 세균들을 마른 쥐에게 주입하면 살이 찐다는 사실도 밝혀냈다.[86]

뚱뚱한 사람들은 장내에 서식하는 두 가지 세균, 즉 피르미쿠테스와 박테로이데스 가운데 피르미쿠테스가 더 많은 것으로 나타났다. 미세한 분자 분석을 해보면 피르미쿠테스가 음식물에서 칼로리를 추출하는 능력이 훨씬 뛰어나다는 사실을 알 수 있었다.[87]

한 연구에서는, 뚱뚱한 사람들이 저칼로리 식단으로 체중 감량을 시도하는 동안 그들의 장내 세균을 1년 동안 꼼꼼히 측정했는데, 장내 피르미쿠테스는 오히려 늘고 박테로이데스는 줄어든 것으로 나타났다.[87] 이러한 결과를 보면, 식단 조절로 살을 빼기가 어려운 까닭을 쉽게 짐작할 수 있다. 똑같이 파스타 한 그릇을 먹어도 사람마다 얻는 열량이 다른 이유, 무균 환경에서 키워져 장내 세균이 부족한 쥐들이 보통 쥐들과 같은 체중을 유지하려면 30%의 칼로리를 더 섭취해야 하는 이유도 짐작할 수 있을 것이다.[88]

장내 세균의 구성 비율이 사람마다 다른 이유가 무엇인지는 아직 명확하지 않다. 하지만 식품첨가물이나 항생제 사용 따위의 변화들이 세균 분포에 근본적인 변화를 일으키고, 이로써 많은 사람들이 살찌기 쉬운 체질이 되었을 것임을 짐작할 수 있다.

환경 호르몬도 살찌게 한다

오염물질과 체중의 관계에 대해서는 아직 결론이 나지 않았지만, 그 관계는 분명 타당성이 있어 보인다. 이는 현재 연구자들의 관심이 집중되는 주제이기도 하다.[89] 독성물질과 살충제, 기타 화합물들이 호르몬 기능을 교란한다는 것은 알려진 사실이다. 호르몬이 체중 조절에 큰 역할을 한다는 점을 감안하면, 독성물질 역시 효율적인 체중 조절 능력을 망가뜨릴 거라고 생각해도 지나친 비약은 아니다.

호르몬 기능을 변화시키는 화합물은 '내분비계 교란 물질(환경 호르몬)'로 불린다. 지방 생산을 증가시키는 것으로 알려진 화합물은 구체적으로 오비소겐*이라 불린다.[90, 91, 92] 염화 트리부틸주석, 즉 TBT**는 동물 연구에서 규명된 오비소겐의 한 종류다.[91, 93] 개구리와 쥐에 극소량의 TBT를 주입하자 체중이 크게 늘었고, 출생 전에 TBT에 노출된 쥐들은 대조군의 쥐들보다 10~15%가량 체중이 더 나갔다.

TBT는 우리 주변에서 흔히 볼 수 있는 화합물이다. 원래는 해양용 페인트 성분이었는데, 지금은 곰팡이 제거제, 원목 방부제, (음식물 포장재와 수도관의 재료로 쓰이는) PVC 플라스틱 제조에 쓰인다. 한 연구는 우리의 평균 TBT 혈중 농도를 27nM, 혹은 실험 동물들에게 영향을 미치는 것으로 나타난 수치를 조금 웃도는 수준으로 본다.[94]

아직 인과적 영향력은 입증되지 않았지만, TBT를 비롯한 미국 내 산업용 화학물질들의 생산은 미국에서 관찰되는 체중 증가와 아주 가까운 평행선을 그리고 있다.

대부분의 환경 독성물질은 잘 분해되지 않는 지용성 화합물이다. 따라서 일단 체내에 흡수되면 지방 조직에 축적되고, 관찰 결과를 보면 뚱뚱한 사람이 마른 사람보다 농도가 높다.[89] 독성물질이 지방 조

＊오비소겐 : 지방세포의 생산과 저장 용량을 늘려 비만을 일으키는 환경 호르몬이다. 저농도로 노출되면 지방세포의 분화 촉진, 대사 항상성의 설정점 변화, 식욕 중추 자극, 미토콘드리아 기능 저하 등으로 체중 증가를 일으킨다. 하지만 고농도에 노출되면 세포 독성으로 오히려 체중 감소를 부른다.

＊TBT : 유기주석화합물 중 가장 독성이 강한 환경 호르몬이다. 낮은 농도로도 어패류를 치사시키고, 고둥·소라 등 복족류의 암컷에 수컷의 생식기가 생기게 하여 불임을 유발하는 '임포섹스'를 초래한다. 미국에서는 사용을 규제하고 있으며, 영국은 2ng/ℓ, 일본은 10ng/ℓ를 허용 기준으로 한다. 국제해사기구IMO는 현재 전면 사용 금지를 모색 중이다.

직 안에만 갇혀 있을 때는 비교적 비활성 상태이므로 문제가 되지 않을 것이다. 하지만 다이어트와 요요의 악순환이 계속 되풀이된다면 과연 어떤 일이 생길지는 짐작할 수 있다. 지방 조직에서 풀려나온 독성물질들이 혈액 속으로 흘러들어 어떤 해를 끼치겠는가?[95] 그러면 살을 빼겠다는 결심이 과연 좋은 생각인지 묻지 않을 수 없다. 뚱뚱한 사람에게서 특정 질환의 발병률이 높게 나타나는 이유는 다이어트의 악순환으로 인한 손상에서 찾을 수 있다.

다이어트 지름길을 찾는 당신에게

지금쯤이면 아마 식이요법과 운동이 지속적인 체중 감량에 도움이 된다는 사실이 결코 과학적으로 증명되지 않았음을 이해했을 것이다. 우리 통제를 벗어난 많은 요인이 체중에 영향을 미친다는 사실도 이해했으리라 본다. 그래도 혹시 외부의 도움에 기대볼 생각이 드는가?

약물, 보조식품, 수술, 기타 보조제들

약물이나 메스가 우리의 희망을 들어줄지도 모른다는 환상에 걸려들기란 그리 어렵지 않다. 체중 감량 '보조제' 광고는, 그것이 보조식품이든 약이든 수술이든 침이든, 아니면 우리 몸의 극성을 바꿔주는 금속이든 상관없이, 우리의 감정을 조종하고 강화하며 우리의 불안을 이용한다. '잉여' 체중이 부르는 위험성을 들먹이며 공포감을 조성하면서 근거 없는 효능을 약속하는 그런 광고들을 보노라면, 우리는 어느새 광고 속의 그 체중 감량 보조제가 건강을 증진하고 수명을 연장해준다고 믿게 된다. 감동적인 성공담과 유명 인사들의 간증이 더해지면 우리의 믿음은 더욱 굳어지고, 의사들과 영양사들과 그 외 전문가들까지 거들면 이제 그들의 환상을 사들이는 일은 시간문제다.

그런데 과연 체중 감량의 꿈은 실현될까? 설정체중 메커니즘을 효과적으로 피해갈 방법을 알아낸 사람이 있는가? 물론 없다. 만일 무언가가 너무 좋아서 의심이 간다면 당연 의심해야 한다. 수많은 '보조제들'은 아마 단기간의 체중 감량 효과는 보여줄 것이다. 하지만 건강에 해를 끼칠 위험 없이 장기간 체중 감량에 성공적인 어떤 방법이 존재한다는 사실을 뒷받침하는, 설득력 있는 증거는 결코 없다.

약병에 거짓 희망을 담아 몸을 속이다

체중 감량 약물들이 시장에 유통된다는 사실은, 요요 없는 체중 감량 약물이 개발되었다는 뜻이 결코 아니다. 이는 규제 당국을 설득해 소비자 안전을 지키는 안전장치들을 해제할 만큼 막강한 제약업계의 힘을 시사한다.

물론 암페타민이나 그 유사한 약물을 복용하면 일시적으론 식욕을 억제하고 신진대사 속도를 높일 수 있다. 하지만 불안하고, 신경이 예민해지고, 불면증과 중독증을 비롯해 수많은 문제에 시달릴 수 있다. 또 복용을 중단하면 체중이 더 늘지 않으면 그나마 다행이고, 바로 원위치로 돌아갈 것이다.

또 일반의약품으로 미 식품의약국 승인을 받은 체지방 흡수 억제제

'알리Alli'는 체중 감량을 유도하긴 하지만, 건강에 꼭 필요한 지용성 영양소의 흡수까지 방해한다는 문제를 안고 있다.[96, 97] 또 체중 감량 폭이 그다지 크지 않고,[98] 복용 후 금세 요요가 뒤따를 수 있다(알리는 장기 복용이 금지되었다). 지방 흡수를 억제한다는 뜻은, 섭취한 지방이 유익하게 쓰일 수 있는 몸속 어느 부분으로도 흡수되지 못하고 그냥 항문 밖으로 질질 샌다는 것이다. 혹자는 '알리 아뿔싸Alli-oops'라고도 말한다. 이런 증상은 공식적 의학 용어로는 '변실금' 혹은 '덤핑증후군dumping syndrome'*이다. 알리의 제조사는 "갑작스러운 변의가 느껴질 수도 있다. 가능하면 어두운 색 바지를 입고, 출근 시에는 여벌의 옷을 챙기는 게 좋을 것"[99]이라는 주의 사항을 고지했다.

또 다른 다이어트 약 '올리스타트orlistat'와 '시부트라민sibutramine'은 거의 모든 실험이 제약사들의 후원으로 이뤄졌음에도 불구하고 결과는 시답지 않다.[98] 우선, 임상 시험 참여자 중 30~40%가 중도에 그만두었으며, 끝까지 남은 사람의 체중 감량 효과도 평균 2.7~4.5kg 정도로 미미했다. 두 가지 약 모두 심혈관 부작용을 유발했다.

장기적으로 보면 다이어트 약들은 무용지물인 게 맞다. 우리의 신체 시스템은 복잡하게 연관되어 있어서, 어느 한 가지를 건드리면 다른 부분들이 여러 가지 방식으로 영향을 받는다. 좋지 않은 영향들을 우리는 '부작용'이라고 부르지만, 실은 그 영향들 역시 우리가 기대하는 영향들과 마찬가지로 그 약제의 작용 메커니즘의 일부다.

더 중요한 사실은, 다이어트 약들이 하나같이 체중 조절 시스템의 어느 일면만을 바꾸려 한다는 것이다. 약물의 주된 작용이 식욕 억제와 섭취량 감소일 경우, 몸은 칼로리 제한을 감지하고 그에 상응하는 보상을 추구할 것이다. 예를 들어 대사 속도를 늦춰 에너지 소모를 줄일 것이며, 체중 감량 효과가 있더라도 일시적 현상에 그칠 것이다.

뇌 속에서 신진대사 속도를 높이는 작용을 하는 다이어트 약 역시 효과가 없기는 마찬가지다. 결국엔 우리 몸이 허기 신호를 높여 보상을 하려 들 것이기 때문이다. 길게 봤을 때 운동요법이나 식이요법이 요요를 불러왔듯이, 다이어트 약들도 마찬가지 결과를 낳으리라 생각하면 된다. 몸을 속이는 일은 그리 오래갈 수 없다.

과장 광고들에 혹하지 말라. 군살들을 녹여줄 마법의 알약은 없다. 이 책이 세상에 나올 즈음 분명 시장에는 또 다른 새로운 약들이 나와 있을 것이다. 하지만 가까운 미래에 어떤 획기적인 신약이 나올 수 있으리란 생각은 들지 않는다. 정말이지 어떤 약병에서 날씬한 몸매가 탄생하지는 않을 것임을 나는 확신한다.

* **덤핑 증후군** : 위 절제 수술 후 나타나는 증상으로, 음식물이 충분한 소화 과정을 거치지 않고 소장으로 곧바로 들어가, 당분이 급격히 흡수되고 혈당이 빠르게 상승하면서 심계항진, 어지러움, 식은땀, 설사 등 고혈당 증상이 나타난다. 그러다가 식사 후 2시간 정도가 지나면 반대로 급격히 혈당이 감소하여 근무력증이나 식은땀 등 저혈당 증상이 나타난다.

수술대 위의 꿈: 비만 수술

비만 치료 수술이란 체중 감량을 목적으로 시행되는 수술법을 말한다. 이 수술은 가장 수익성이 높은 외과 분야 중 하나인데, 수익성이 높다는 이유로 비만 수술 연구 조사와 보도에서 정확성과 진실성이 외면당하는지도 모른다. 이런 사실과 우리의 약점(살을 빼고 싶은 절박함은 판단을 흐리기 쉽다)이 합쳐지면 자, 재앙은 바로 우리 코앞까지 바짝 다가선다.

뚱뚱해지면 어떤 위험들이 도사리고 있는지, 그 정도와 심각성에 대한 잘못된 정보들을 듣다 보면 비만 수술이 해결책이라는 말에 혹하게 된다. 이는 건강 증진 수술이라는 명목보다는 질병 유발 고위험성형술이라는 꼬리표가 더 어울린다. 게다가 보통 다이어트와 달리, 일단 하고 나면 그것이 실수였음을 깨달아도 되돌리기 힘들다.

비만 수술 광고를 접하면 아주 쉽고 간단해 보인다. 병원에 가서 마스크를 쓰고 가볍게 몇 번 숨 쉬고, 잠자듯 부드럽게 무의식으로 빠져들고…… 그리고 잠에서 깨면 몸이 날씬해져 있고, 시간이 흘러도 계속 살들이 몸에서 빠져나가는!

하지만 이 핑크빛 이야기의 뒷면은 어떨까?

비만 치료 수술은 강요된 다이어트일 뿐이다. 다양한 기술로 음식물을 담는 위의 용량을 줄이고 (혹은) 장기들을 손상시켜 이전처럼 많은 영양소를 흡수하지 못하게 한다. 의도적인 영양실조 유발이 목적이므로 수술 후 영양 결핍은 흔한 일이다.[100, 101, 102, 103, 104, 105]

죽을 수도 있다!

미국의학협회 저널 《JAMA》에 발표된 연구 결과에 따르면, 비만 치료 수술을 받은 16,000명을 추적 조사했더니 이들 중 4.6%가 1년 이내에 사망했다(남성 사망률이 7.5%, 여성 사망률이 3.7%였다).[106]

더 낮은 사망률을 보여주는 자료들도 있다. 하지만 가장 낙관적인 결과를 내놓는 미국비만대사수술협회도 가장 일반적인 비만 치료 수술인 위우회술을 받은 환자 1,000명당 2~5명이 수술 후 1년 이내에 사망한다고 보고한다.[107] 한 조사보고서는 위우회술이 직접적인 사인으로 보이지만 다른 원인에 의한 사망으로 기록됐다면서 비만 수술이 결과에 포함되지 않았음을 밝혀냈다.[108]

최대 규모로 이루어진 사망 사례 조사는[109] 등골 오싹한 결과를 보여준다. 즉, 조사 대상 환자들 가운데 수술을 받고 1년 안에 사망한 사람은 3%에 달하고, 4년을 채우고 사망한 사람은 6.4%에 달했다. 1995년에 수술을 받고 9년의 추적 조사를 받은 환자들 가운데 13%가 사망했으며, 1996년에 수술을 받고 8년의 추적 조사를 받은 환자 중에서는 10.5%가 사망했다. '정크푸드 과학Junkfood Science'이라는 블로그를 운영하는 샌디 스와츠는, 동일한 연령대에 동일한 체질량지수를 가진 미국인들을 대상으로, 그 조사보고서의 사망률과 미국국립보건통계센터의 통계를 비교한 후 다음과 같은 결론을 내렸다. "가장 정확한 추정치를 산출했을 때, 비만 치료 수술은 환자 사망 위험도를 수술 첫해에는 7배, 수술 후 4년째에는 250~363%나 높이는 것으로 보인다."[110]

합병증에 시달릴 수 있다!

비만 수술 광고들이 대개 말하지 않는 무수한 합병증이 있는데, 폴 언스버거 박사와 샌디 스와츠가 수집한 증상들을 나열하면 이렇다. 유착과 폴립, 거대한 반흔조직, 노화, 빈혈증, 관절염, 일시적 의식 상실, 졸도, (썩은 고기 냄새가 나는) 체액 분비, 분변매복, (위, 식도, 췌장, 장) 암, 구토에 따른 흉통, 순환 장애, 추위 민감증, 변비, 우울증, 설사, 소화 이상, 게실염, 절개 부위의 배액 장애, 당뇨병의 조기 발병, 고혈압의 조기 발병, 전해질 불균형, 치아 에나멜 부식, 과도한 건성 피부, 과도한 위산 분비, 식도 수축, 식도 짓무름과 흉터, 불편감, 담낭 통증, 부인성 합병증, 탈모, 치질, 탈장, 호르몬 불균형, 거동 장애, 체강으로의 누출에 따른 감염(복막염), 불임, 장 위축, 장내 가스, 비자발적 거식증, 불규칙 체지방 분포(울퉁불퉁한 몸), 철분 결핍, 신장 손상 및 부전, 간 손상 및 부전, 무기력, 근육 통제력 상실, 피부통합성 상실, 헤모글로빈 수치 저하, 면역력이 떨어지고 병에 걸리기 쉬워짐, 근육 경련, 구역질, 자녀의 신경관 결함, 신경 손상(신경 및 뇌 손상), 골다공증, 췌장 손상, 왼편 옆구리 통증, 소화통, 배변통, 손톱 벗겨짐, 칼륨 손실, 폐 색전, 지독한 입 냄새, 트림 냄새, 직장 출혈, 장 수축, 복통, 수면 이상, 자살 사고, 갑상선 기능부전, 요로 감염, 비타민 및 미네랄 결핍, 비타민 및 미네랄 흡수 불량, 하루 종일 지속되는 격렬한 딸꾹질, 폐색으로 인한 구토, 그리고 무엇보다 요요 현상이다.[111]

장기들을 의도적으로 훼손하고 자발적으로 사망과 각종 합병증의 위험을 떠안으려는 이유를 정말 이해하기 힘들다. 분명 '과도한' 체중이 수술보다 더 위험하다고 자신들의 입장을 합리화할 것이다. 하지만 이런 논리는 전혀 설득력이 없다. 미국의학협회는 비만 치료 수술의 효과와 안전성에 대해 심각한 의문들을 제기해왔다. 협회는 수술적 방법의 장기적 효과가 불확실하다는 점을 여전히 지적하고 있다.[112] 위우회술 개발자인 에드워드 메이슨 박사 역시 우려의 목소리를 낸다. "오늘날 대다수 환자들의 경우, 평생에 걸쳐 비만 수술의 유용성에 대해 의문을 제기할 위험 없이, 그리고 부작용 없이 체중을 '정상'

으로 조정해줄 수술은 없다."[113]

비영리 보건 서비스 연구기관인 응급치료연구소가 시행한 가장 광범위한 비만 치료 수술 리뷰에서는 70건의 비만 치료 수술 연구들이 제시하는 증거를 검토했다.[114] 검토 결과, 비만 수술 후 체중이 뚜렷하게 감소한 환자들도 나중에는 여전히 비만 상태를 유지한다는 보고를 내놓았다. 관련 질환들이 개선되었다는 증거는 없었으며, 수술 후 심장 질환이 나았다든가 수명이 연장되는 것은 불확실했다고 지적했다. 또 삶의 질이 개선되거나 장기적 건강 개선 효과를 낳았다는 주장들도 불확실하다고 밝혔다.

비만 수술을 장기적으로 조사한 자료는 부족한 상황이지만, 최근 발표되는 자료들에 따르면 시간이 흐를수록 수술 전 체중으로 다시 되돌아가며, 공존이환(두 가지 만성 질환을 동시에 앓는 상태)도 재발하는 것으로 나타났다.[115, 116, 117]

논리적으로 추정해보면, 수술 후 체중 감량이 단기간에 일어나기 때문에 줄어든 체중은 대부분 지방이 아닌 근육일 것이다. 수술 형태의 체중 감량 사례들을 관찰한 다른 연구들에서도 이와 비슷한 결과를 밝히고 있다.

수술을 한다고 해도 정도가 덜한 것이지, 여전히 뚱뚱한 상태로 머물게 되며, 건강하거나 오래 살 가능성도 많지 않을 것이다. 어떤 사람들은 다시는 정상적인 식사를 못 할지도 모르고, 소량(하루에 1,300칼로리 정도)의 음식물밖에 먹지 못할지도 모른다. 수술 후 식단을 충실히 따라도 통증과 구토, 변실금('덤핑 증후군')을 겪을 가능성도 있다. 미국비만대사수술협회는 환자 85%가 변실금을 경험한다고 보고

하며,[118] 브라질 외과의들의 조사 결과에 따르면 64%의 환자들이 수술 후 5~9년이 지나도 구토를 경험한다.[119, 120]

뚱뚱했던 사람이 수술을 받고 살이 빠지면 칭찬을 받게 된다. 사회적으로 인정을 받게 되면 고통스러운 부작용들을 감수하고, 삶의 질이 나빠졌다는 사실을 받아들이기 힘들어진다. 심지어 합병증에 시달리면서도 수술 후 삶의 질이 개선되었다고 보고하는 경우도 많다.[121] 수술을 받은 후 나를 찾아와 고백한 사람도 있었다.

"우린 창피해서 부정적인 면들은 숨깁니다. 평생 실패자로 살아오다가 또 실패자가 됐으니까요. 그래서 모든 게 장밋빛인 양 가장하는 거죠. 사람들의 칭찬 세례 속에서 우린 조용히 바지에 실례를 하고, 제대로 씹지 못하고 넘긴 음식물 한 조각이 불러온 끔찍한 고통을 몇 시간 동안 조용히 견디고, 문턱이 닳도록 병원을 드나들며 영양실조 치료를 받습니다. 하지만 더 무서운 건 사람들로부터 거부당하는 겁니다. 성공담을 벗겨내 보세요. 그 속에서 누군가는 수많은 합병증에 시달리고 있을 테지만, 살이 찌면 죽는다는 생각을 완전히 믿도록 세뇌당하고, 또 사람들에게 인정받고 싶은 마음이 너무 절박해서, 자기가 실제로 그 수술을 받고서 더 건강해지고 더 행복해졌다고 믿어요. 물론 의사들도 그렇게 믿도록 돕는 지원군 노릇을 하죠. 게다가 우리는 다른 사람들한테 그런 효과들을 열심히 떠벌리며 수술을 권유하기까지 해요."

이 이야기의 전모를 우리는 알지 못한다. 또 이런 수술을 받을지 말지를 고민한다고 해도 그 결과는 알 수 없다.

그런데 만일 비만 치료 의학이 뚱뚱한 사람들의 날씬함이 아닌, 건강을 목표로 그들을 돕는다면 어떨까? 그건 정말 굉장한 일이 될 수 있을 것이다.

이제, 몸의 메커니즘에 맡겨보자

지금까지 지겹도록 설명했지만, 건강한 방식으로 살을 빼고 요요를 막아주는 마법의 해결책은 없다. 체중 감량이라는 성배를 끊임없이 좇는 사람은 우울의 덫을 피할 길이 없다. 백 퍼센트 보장된 해결책이 없고, 우리가 흔히 쓰는 방법들은 결국 아무런 성과도 주지 못하기 때문이다.

하지만 수면 아래에 복된 소식이 숨어 있다. 근심하지 말자. 자신을 믿으라. 그러면 당신 몸이 스스로 알아서 할 것이다. 당신 몸은 태어난 첫날부터 본능에 의지해 그 일을 해왔으므로, 약간의 노력을 기울여 그 강력한 몸의 메커니즘을 믿고 맡기면 몸은 다시 한 번 자신의 책무를 훌륭히 수행할 것이다.

그러니 참고 기다리자. 그 기다림에 힘을 실어주기 위해 다음 4, 5장에서는 약간의 배경 설명을 덧붙일 것이며, 7장부터는 우리의 몸을 다시 운전석으로 돌려놓을 수 있는 전략들을 소개할 것이다. 물론 체중에 관한 논의에서 음식 얘기를 빼놓을 수는 없다. 익히 알고 있겠지만, 현대인의 식단을 장악한, 영양이 결핍된 고칼로리 가공식품들은 체중 문제의 주범 중 하나다. 그럼, 이제부터는 영양에 대해 얘기를 해보자.

우리를 살찌우는 식품들

❹

길들여진 입맛

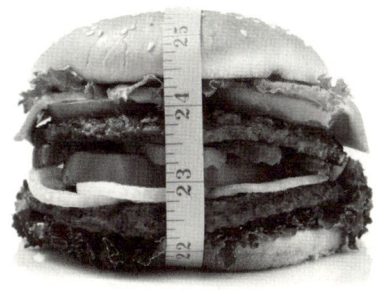

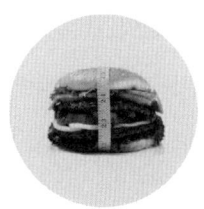

살을 빼려고 시작한 식이요법이 오히려 살을 찌게 한다는 사실을 이젠 알 것이다. 또 운동이야말로 최고의 다이어트 요법이라는 흔한 상식에도 이젠 휘둘리지 않을 것이다. 그러면 여기서 고개를 치켜드는 궁금증, 먹는 음식을 바꾸면 과연 살이 빠질까?

　본론부터 말하면, 적어도 체중 감량의 관점에서는 어떤 음식을 먹느냐는 그다지 중요하지 않다. 특정한 식습관이 요요 없는 체중 감량을 성공시킨다는 사실도 입증되지 않았을뿐더러, 이치를 따져봐도 그렇다. 우리 몸의 체중 조절 시스템이 본래 체중을 줄이기보다는 늘리는 쪽으로 작동하는 까닭이다. 달리 말하면, 오늘날 우리가 섭취하는 음식이 설정체중 상승에 얼마간 일조한 게 사실일지는 몰라도, 식단을 바꾼다고 반드시 설정체중이 낮아지고 살이 빠지는 건 아니라는 얘기다. 오늘날의 문화 환경에서 이런 얘기를 들으면 정말 억울할 수 있지만, 어쩔 수 없다. 그게 진화의 결과니까.

물론 건강 문제에서 무엇을 먹느냐는 중요하다. 두말할 필요도 없다. 그래서 지금부터는 과연 어떠한 식습관이 어떠한 방식으로 우리의 체중을 불려나가는지 자세히 살펴보겠다.

사람들이 왜 이렇게 많이 먹는가?

오늘날 우리가 먹는 음식은 과거에 먹던 음식과는 크게 다르다. 현대인의 단골 메뉴는 과거의 음식만큼 우리 몸의 체중 조절 시스템을 활성화하지 못하고, 그래서 우린 충분한, 심지어 과도한 칼로리를 섭취하고도 늘 배가 고프다.

1970년대 후반부터 미국 사회에는 비만 인구가 생겨나기 시작했다. 당시는 식량 공급에 중대한 전환이 일어난 시기다. 이때부터 사람들이 많이 먹기 시작했다. '약간 더' 먹은 정도가 아니었다. 미국 농무부 산하 경제연구소의 발표에 따르면, 1970년에서 2000년 사이에 미국인의 하루 칼로리 섭취량 증가는 1인당 500칼로리 이상, 즉 25%의 증가율을 기록했다(이들 실제 수치와 증가율에 강한 반론이 있지만, 섭취량 증가는 분명한 사실이다).[122]

이런 칼로리 급증의 책임이 뚱뚱한 사람들에게 있으리라고 생각한다면 그야말로 섣부른 판단이다. 흥미롭게도 흔히 뚱뚱한 사람이 지나치게 많이 먹을 거라는 오해를 하지만, 실은 마른 사람들보다 더 많이 먹지 않는다는 사실을 많은 연구가 보여준다.[123, 124, 125] '다이어트와 건강'에 관한 보고서에서 미국 국립과학학술원은 "보통 체중인 사람들과 과체중인 사람들을 비교한 대부분의 연구는, 과체중인 사람들이 보통 체중인 사람들보다 섭취하는 열량이 적다는 사실을 보여준다"[126]라고 밝히고 있다.

한 보고서는 연구 보고서 13편을 검토한 뒤, 뚱뚱한 사람들의 섭취량이 마른 사람들의 섭취량보다 적거나 같다는 결과를 보여주는 보고서가 총 13개 중 12개에 이른다고 밝혔다.[124] 또 흥미로운 연구도 있는데, 패스트푸드점과 식당에서 손님들을 관찰해보니 뚱뚱한 사람과 마른 사람의 먹는 양에 차이가 없다는 것이다. 공공장소에서의 식사와 은밀한 공간에서의 식사가 다를 수 있음을 감안하면 이 결과는 애매해질 수 있을 것이다. 그럼에도 이런 결과를 보여주는 연구들이 극히 다수다. 극소수의 연구만이 반대의 결과를 보여준다.[127] 그러므로 오늘날 우리는 모두 평균적으로 더 많은 양을 먹고 있으며, 유전적으로 음식에 집착하는 사람도 일부 있다고 말할 수 있을 것이다.

그런데 우리의 식습관이 체중 증가에 큰 영향을 미쳤으리라는 추정은 삼가는 게 좋을 것 같다. 6장에서 얘기하겠지만, 지난 몇십 년에 걸친 체중 증가는 흔히 생각하는 것만큼 극적이진 않다. 아마 통틀어 계산해도 보통 사람의 경우 4.5kg을 넘지 않는 수준일 것이다(하지만 유전적 취약성이 강한 소규모 인구에서는 그 증가 폭이 상당히 클 것이다). 이를 보면 우리의 체중 조절 시스템은 재조정 과정을 거쳐 현대의 식단 변화에 적응한 것 같다.

현대인의 체중이 늘어난 데에는 많은 요인이 있다. 아이러니하게도 1970년대는 다이어트에 관심을 쏟는 사람이 늘어나기 시작한 시기이기도 했다.[2] 앞서 말했지만, 다이어트 역시 우리의 칼로리 섭취 증가에 일부 기여했다. 섭식을 제한하면 단기적으로 과식으로 이어지고, 장기적으론 몸이 우선적으로 더 많은 체지방을 축적하게 만들기 때문이다.

칼로리 증가와 함께 섭취하는 음식 유형의 변화 역시 주목할 만하다. 만일 식품을 과학적으로 조작하여 체중 증가를 촉진하는 일이 가능하다면, 그 일을 해낸 주인공은 바로 현대의 식품 가공 산업이다. 액상과당(고과당 옥수수시럽)과 트랜스지방, 무섬유질 탄수화물, 초대형 식품의 도입이 우리의 체중 증가와 정확히 궤를 같이하는 것은 극히 당연하다.[128]

문제는 과식이 아니라 몸의 신호를 외면하는 식생활

옛날에 우리가 먹던 음식은 종류는 적어도 영양은 풍부했다. 그 음식들의 영양분은 몸 내부 체중 조절 센터의 모니터에 기록되었고, 따라서 필요한 열량이 채워지면 자연스레 식욕이 사라졌다.

그런데 식품 가공 기술이 도입되면서 상황은 바뀌었다. 체중 조절 시스템을 우회하는 고농축 열량 식품의 섭취가 쉬워지고, 그 결과 칼로리 섭취는 늘어나는데 우리 몸의 체중 조절계는 그에 상응하는 포만 신호를 제대로 내보내지 못하게 되었다. 반면 체중 조절 시스템에 기록되고 식욕을 잠재우는 음식의 섭취량은 점점 줄어들고 있다.

문제는 무엇일까? 바로 가공식품과 동물성 식품으로 구성된 고지방, 고당도 식단이다. 밝혀진 바에 따르면, 체중 조절 시스템이 최적의 상태로 기능하려면 '얼마나' 먹느냐보다 '무엇을' 먹느냐가 더 중요하다. 많은 연구에서 채식주의자들은 육식 위주의 식사를 하는 사람들보다 똑같거나 훨씬 많은 양의 칼로리를 섭취해도 약간 더 마른 몸을 유지한다.[129, 130, 131] 왜냐하면 먹는 음식 종류가 몸의 대사 효율성과 에너지 소비율에 영향을 미치기 때문이다. 또 먹는 음식에 따라 배고픔과 배부름 신호의 작동 여부가 결정되고, 그에 따라 우리 입속에 들어가는 음식량이 결정되기 때문이다.

1만여 명이 참여한 제1차 미국 국민건강영양조사 결과도 이 같은 사실을 보여주었다.[132] 연구자들은 적게 먹는다고 꼭 날씬해지는 건 아니며, 많이 먹는다고 꼭 뚱뚱해지는 건 아니라는 결론을 내렸다.

중국인들은 미국인들보다 1인당 칼로리 섭취량이 270칼로리 정도, 즉 20% 더 많은데도 훨씬 날씬하다는 사실이 여러 조사에서 밝혀진 바 있다. 이 차이는 미국인의 좌식 생활습관 탓으로 설명될 수도 있지만, 운동만으로는 설명되지 않는 부분이 분명 존재한다. 가령 미국과 중국의 (비슷하게 카우치 포테이토 성향을 보이는) 사무직 근로자들을 비교한 연구에서도 거의 동일한 결과가 확인되었다.[131]

당연한 얘기다. (미국인처럼) 특정 음식을 지속적으로 섭취하면 식욕은 늘고 에너지 소모는 줄어드는 반면, (중국인처럼) 또 다른 음식을

소식의 환상

적게 먹는다고 꼭 오래 사는 건 아니다. 미국 보건당국이 17년에 걸쳐 실시한 제1차 미국 국민건강영양조사 결과에 따르면, 운동하고 많이 먹는 것이 운동하고 칼로리를 제한하는 것보다 심장병으로 인한 사망을 예방하는 더 나은 건강법이다.[132]

지속적으로 섭취하면 정반대의 결과를 낳기도 한다.

사람들은 보통 기름지거나 맛좋은 음식은 과식을 낳고, 따라서 담백한 음식을 먹었을 때보다 더 뚱뚱해지는 게 당연하다고 생각할 것이다. 연구 결과들 역시 그러한 생각을 뒷받침한다. 인간 연구에서도 식단이 다채로우면 섭취량이 늘어남을 보여주고 있다.[133, 134]

보통 쥐들을 세 그룹으로 나누어 진행한 실험이 있었다.[135] 한 그룹은 식물성 쇼트닝을 섞은 사료를 먹였더니 보통의 쥐들보다 살이 더 쪘다. 두 번째 그룹에게는 압착 지푸라기 같은 모양새와 냄새를 지닌 펠릿 사료를 주었더니 표준 체중을 유지했다. 마지막 세 번째 그룹에게는 쓴맛이 나는 사료를 주었더니 체중이 줄었다. 그리고 각 식단을 섭취한 지 얼마 안 돼 세 그룹의 쥐들은 모두 새로운 체중을 안정적으로 유지했다.

다음 단계로 연구자들은 쥐들의 체중을 강제로 변화시켜 이런 시도가 저항에 부딪히는지 확인해보기로 했다. 쥐들을 냉장 우리에 가두고, 손실되는 열을 보충시키기 위해 더 많은 음식을 먹였다. 그러자 세 그룹 모두 음식 섭취량이 똑같이 늘었는데도 체중 감소는 일어나지 않았다. 음식 섭취량이 줄어드는지도 실험했다. 위관胃管을 통해 기름진 음식물 용액을 주입했다. 입을 통해 음식물을 먹이지 않은 것은 감각 정보가 결과에 영향을 미치지 못하게 하기 위해서였다. 실험 결과, 쥐들의 사료 섭취량이 전부 줄었다. 이번에도 역시 정확히 설정체중을 유지할 만큼만 섭취한 것이다. 이런 실험들에서 연구자들이 묻는 근본적인 물음은 이것이었다. "우리는 어디에 더 관심을 두는가? 체중인가 아니면 음식 섭취량인가?" 쥐들의 반응은 분명했다. 우리는 체중이 얼마인가에 더 신경을 쓴다.

이 인과관계는 흔히 상식에서 벗어난다. 즉, 맛있는 음식이 식욕을 자극하고 그로 인한 과식이 체중 증가로 이어지는 게 아니라는 얘기다. 맛있는 음식이 설정체중을 올리면 쥐들은 새로운 설정체중을 유지할 수 있을 만큼 먹고, 맛없는 음식이 설정체중을 낮추면 쥐들은 또 딱 그 새로운 설정체중을 유지할 만큼만 먹는 방식으로 작동한다.

맛있는 음식을 먹으면 살이 찔 수밖에 없다는 섣부른 결론을 내리지 않길 바란다. 문제는 이보다 훨씬 더 복잡하다.

좀 더 정교한 연구에서는 설정체중을 올리는 음식의 특정 영양 성분을 구분한다. 이제부터는 우리가 선택하는 음식의 종류가 설정체중에 어떤 영향을 미치는지를 보여줄 것이다. 하지만 반드시 앞서 얘기한 내용을 바탕으로 이해해야 한다. 즉, 우리 몸속에는 가장 유익한 음식 종류와 양을 선택하도록 돕는 훌륭한 조절 시스템이 있다는 것이다. 그 몸속 조절 시스템을 더욱 원활히 작동시킬 수 있는 식품영양학적 지식까지 습득한다면 그야말로 금상첨화가 될 것이다.

몸은 영양학자! 몸의 소리를 들어라

우리 마음속에는 특정 음식이나 먹는 양에 대한 두려움이 있다. 그래서 음식과 먹는 양을 제한하고, 식단을 짜놓고도 지키지 못하면 죄책감에 시달리기도 한다. 이런 사람이 이 장의 내용을 읽으면 두려움에 기름을 붓는 꼴이 될지 모르며, 먹어야 할 음식과 먹지 말아야 할 음식과 관련한 새 규칙을 당장 세워야 할 것 같은 조바심이 생길지도 모르겠다. 그러므로 특히 조심해야 한다. 그렇지 않으면 자기 자신은 물론 육체적 허기를 진정으로 만족시키는 방법을 배울 수 있는 능력을 고의적으로 망가뜨리는 결과만 낳을 것이다.

예를 들어 액상과당이 다른 식품처럼 몸의 체중 조절 센서를 작동시키지 못한다는 걸 알게 되면 이 정보를 어떻게 적용할 것인가? 탄산음료나 과자처럼 무조건 다이어트 원정길에서 마주쳐서는 안 될 '불량배'로 낙인찍을 것인가? 아니면 그런 식품을 섭취할 때 자신의 몸이 어떻게 느끼는지에 좀 더 집중함으로써, 실제로 탄산음료나 과자는 예상보다 더 많은 양을 섭취해야 포만감이 느껴진다는 사실을 알아차릴 수 있지 않을까?

앞으로도 거듭 강조하겠지만, 제발 음식을 죄악시하거나, 섭식을 제한하는 자기처벌적 규칙들을 만들어내거나 정당화할 목적으로 이 장의 정보를 이용하지 말기를 바란다. 만일 스스로 그렇게 하고 있다고 판단된다면 이 장을 덮고 다음 장으로 넘어가는 게 좋다. 나중에 적절하다 싶을 때 다시 돌아와 읽으면 된다.

오용될 수 있다는 사실을 알면서도 이 책에 굳이 영양학 정보를 포함한 까닭은 무엇일까? 음식 종류를 선택할 때 누구든 정확한 정보를 알 권리가 있다고 믿기 때문이다. (음식도 그렇지만) 정보는 그 자체로는 위험하지 않다. 문제는 '정보를 어떻게 이용할 것인가'다. 우리는 칼을 손에 쥐고 마늘을 썰 수도, 아니면 누군가의 목을 벨 수도 있다. 칼에 성격을 부여하는 것은 바로 우리다. 음식과 좋은 관계를 맺고 몸에 충분한 영양을 공급하고 싶다면, 음식 선택에 영향을 미치는 의도를 명확히 밝히는 일이 가장 중요하다. 좀 더 분명한 설명을 위해 예를 하나 들어보겠다.

이 장의 후반부로 가면 고섬유질 식단의 몇 가지 이점이 소개되는데, 여기에 다이어트가 개입되면 그 순간부터 고섬유질 식품을 먹는 일이 하나의 '규칙'이 되고 만다. 게다가 식욕이 자꾸 핫도그나 감자튀김 쪽으로 당기면 그 새 규칙은 죄의식마저 안길 것이다. 하지만 죄의식은 좋은 건강 습관 유지에 도움이 되지 못한다.

좋은 대안이 없을까? 직감적으로 식사하는 능력을 키우는 건 어떨까? 그런 의도라면, 다이어트에 얼마나 좋은지 여부로 음식을 고르는 대신 음식 종류에 따라 내 몸이 어떻게 느끼고 반응하는지에 집중할 것이다. 그러면 이 장의 영양학적 정보들은 음식에 따라 우리 몸의 느낌이 어떻게 달라지는지 파악하는 데 큰 도움이 될 것이다.

가령 주로 저섬유식을 하는 사람은 고질적인 변비에 시달릴 텐데, 그런 사람은 이 장을 읽으면서 자신의 고통이 부족한 섬유질 때문일지도 모른다는 생각을 하게 된다. 그 새로운 생각에 주식과 간식에 고섬유질 음식을 더 많이 추가해볼 수 있다. 그러자 화장실에 머무는 시간이 짧아지고 계속 고섬유질 식단을 실천할 것이다. 다이어트 때문에 어쩔 수 없이 하는 게 아니라, 그렇게 하니까 기분이 좋아져서 자발적으로 하게 된다. 이렇듯 새로운 시도를 통해 자기 몸이 진정으로 건강한 음식을 선택할 수 있게끔 인도해준다는 사실을 배워나간다.

몸의 지혜에 귀 기울이는 식사를 하다 보면 이런저런 다이어트 요법들이 처방하는 몇몇 음식이 식단에 오를 수도 있다. 하지만 그 식단은 태생부터가 다르다. 그 식단은 우리의 욕구와 필요를 무시하고 외부 전문가들이 정한 규칙을 따르는 식단이 아니다. 그보다는 자신의 몸은 자신이 직접 건강하게 돌보겠다는 욕망에 충실한 식단이다. 그것은 우리의 몸속 영양학자의 지침을 따르는 안으로부터의 선택이다. 그런 식단은 몸을 편안하게 만들어주기 때문에 지속하기도 쉽다.

식이 전문가나 트레이너한테 맡겨서는 안 된다

영양학 이야기를 시작하기 전에 꼭 짚고 넘어갈 문제가 하나 더 있다. 사람들에겐 오랜 시간 습관화된 강력한 방어기제들이 있다는 것이다. 이 방어기제들은 우리의 의식 아래에서 자신의 세계관을 위협할 만한 정보를 사전에 차단한다.

나는 수년간 영양학을 가르치면서 많은 이들에게서 긍정적 변화를 가로막는 아주 강력한 방어기제를 발견했다. 바로 흑백논리다. 흑백논리로 생각하는 사람은 모호하거나 모순되는 것들을 용인하고 끌어안기를 거부한다.

흑백논리가 어떤 식으로 전개되는지 예를 보여주겠다. 연구자들은 선진 공업국들에서 높은 소비율을 보이는 전통적인 동물성 식품 섭취를 줄이면 건강에 큰 도움이 될 거라고 한다. 뭐, 특별히 과도한 주장도 아니다. 사실 요즘 영양학자들도 대체로 수용하는 생각이며, 심지어 미국 농무부의 '식품 피라미드' 권고를 따르기만 해도 자연스레 동물성 식품의 소비는 줄어들 것이다. 그런데 동물성 식품 섭취를 줄이라는 요청을 위협으로 느끼는 사람들이 많다. 그런 요청은 다른 말로 옮겨지는 과정에서 자꾸만 본래의 의미를 잃고 "동물성 식품은 나쁘다", 그래서 건강해지려면 (혹은 날씬해지려면) 완전한 채식주의자가 되어야 한다는 주장으로 바뀐다. 그리고 이런 주장은 당연히 많은 이들의 저항을 도발할 것이다.

하지만 그런 주장은 절대 진실일 리가 없다! 좋은 영양소들을 풍부하게 함유한 동물성 식품은 정말 많다. 현대인의 식단에서 좀처럼 찾기 힘든 오메가-3 지방이라는 좋은 영양소를 풍부하게 함유한 생선들이 있다. 햄버거는 어떤가. 햄버거 패티 속에 많이 든 철분은 특히 체내 흡수가 잘되기 때문에 철분 결핍을 겪는 사람들한테는 요긴한 식품이 아닐 수 없다.

동물성 식품도 적당량만 섭취한다면 다른 식품에서 얻기 어려운 귀한 영양소들을 제공한다. 하지만 오메가-3가 풍부한 생선은 많은 경우 수은도 함께 함유하고 있는데, 알다시피 수은은 우리 몸의 조직 속에 축적되면 건강에 심각한 위협이 되는 독성물질이다. 또 햄버거나 그 비슷한 음식이 주를 이루는, 다양성이 결여된 식단도 여러 문제를 일으키면서 건강을 위협할 수 있다. 설사 그렇다 해도 그 식품들은 우리의 미뢰를 자극하고 우리 몸에 필요한 일부 영양소를 제공할 것이다. 그러니까 "자, 먹어보라!"

요즘 식품영양과 관련해 생겨날 수밖에 없는 모순과 모호함을 우리는 인정하고 받아들여야 한다. 일반적으로 좋은 영양이라는 맥락에서 보면 어떤 식품도 영양의 범위를 벗어나 있지 않다. 우리 몸의 선천적 지혜가 건강에 도움이 되는 음식을 고르고, 또 고른 음식들의 균형을 맞출 수 있게끔 도와준다는 사실을 기억하라. 또 어떤 음식의 유해성은 대체로 간헐적이거나 적절한 섭취의 결과가 아닌, 축적된 결과라는 사실도 기억해두면 도움이 될 것이다. 그리고 우리가 몸의 신호를 따르는 섭취를 할 때 그런 위험은 최소화된다.

채식과 완전 채식은 의도가 올바르다면 건강하고 훌륭한 식이요법이 될 수 있다. 그게 아닐 경우엔 고통스러운 섭식 제한이나 식이장애의 징표이기도 하다. 무엇을 먹느냐보다 중요한 것은 '왜 먹느냐'다.

게다가 우리는 다양한 이유로 음식을 원하고 필요로 한다. 가장 기본적으로는 에너지를 얻기 위해서다. 그러니까 청량음료조차도 영양의 공급원이라는 얘기다. 물론 우리의 필요는 에너지 이상이며, 콜라만 먹고 산다면 충분한 영양을 공급받지 못할 것이다. 하지만 당근과 브로콜리만 먹고도 연명할 수 없다. 몸이 필요로 하는 모든 영양을 얻으려면 다양성이 필수다.

음식이 우리 몸에 어떤 식으로 영향을 미치는지를 배울 때는 이 사실을 반드시 기억하자. 학문적 연구가 아무리 중요하다고 해도, 실제로 건강한 섭식으로 이끌어주는 데는 직관이 훨씬 더 유능한 코치라는 사실 말이다. 영양학에서의 '진실'은 연구가 계속되고 문화가 변하면 바뀔 수밖에 없다. 또 영양소들은 소비되는 맥락에 따라 아주 다르게 작용하기 때문에, 영양 연구는 상당 부분 과학적 환원주의에 구속될 수밖에 없다. 어떤 연구의 신뢰할 만한 결과도, 만일 그 연구에서 고려하지 않는 다른 조건들을 바꾼다면 더는 진실이 아닐 수 있다. 마지막으로 개인차도 무시할 수 없다. 어떤 영양소의 경우, 고유한 유전적 구성을 지닌 어떤 개인에게는 연구에서 상정하는 '보통 사람'과는 다른 식으로 영향을 줄 수 있다는 얘기다. 그러므로 소위 전문가라고 하는 사람들의 조언을 액면 그대로 받아들이지 말아야 한다. 그들의 조언은 참고 사항일 뿐, 이것저것 다양한 식품에 도전해볼 때 정보로 활용하면 된다. 그리고 내 몸의 지혜를 믿고 따른다면 그때 비로소 달콤한 열매를 맛볼 수 있을 것이다.

본론에 들어가기 전에 스스로 물어보자. 영양학에 관해 배우려는 의도는 무엇인가? 영양학 정보를 이용해 새로운 다이어트 규칙을 만들어낼 것인가, 몸의 신호에 좀 더 민감해질 것인가? 마음을 열고 모호함마저 끌어안는 새로운 나에 도전할 수 있는가? 다시 한 번 당부하지만, 앞으로 소개될 식품영양학 정보를 어떤 식으로 사용할지 조금이라도 고민이 된다면 다음 장으로 넘어가라. 언제든 다시 돌아올 수 있으니.

자, 그럼 이제부터 식품의 다양한 영양소들이 우리의 설정체중에 과연 어떤 영향을 미치는지 탐색하는 여행을 떠나보자.

넘쳐나는 골칫덩어리 탄수화물

일부 탄수화물은 소화 흡수가 빠르며, 이는 혈당을 급히 올린다. 지난 20여 년 동안 칼로리 증가의 주요인은 이런 탄수화물, 이른바 '고혈당 탄수화물'이다.[136] 쉽게 말해 우리는 어마어마한 양의 설탕을 먹어치우고 무수한 흰쌀밥 공기를 비워내고 있으며, 물론 빵 접시도 가만히 내버려두지 못한다.

탄수화물 식품을 과도하게 섭취하면 인슐린(세포들이 포도당을 에너지로 만들게 해주는 호르몬) 분비가 큰 폭으로 급증한다. 인슐린 급증이 되풀이되면 세포들이 더는 감당을 못 하고 결국 인슐린 민감도가 떨어진다. 그 떨어진 민감도를 과학 용어로 '인슐린 내성'이라고 한다(유전적 취약성도 인슐린 내성을 유발한다). 이 인슐린 내성이 살찔 가능성을 크게 한다고 많은 과학자들이 추측하고 있다.[137]

인슐린은 또 지방 같은 에너지 영양소들의 세포 유입을 돕는다. 공교롭게 근육세포가 인슐린 내성을 갖고 지방세포만 잘 반응하면, 지방은 계속 쌓이는데도 정작 근육들은 에너지원이 없어 굶주림에 시달리게 된다. 인슐린 내성이 생기면 사용되지 못한 포도당이 지방으로 전환되어 쌓이면서 살이 찐다. 남는 지방은 주로 복부에 쌓이는데, 복부지방의 경우 다른 곳보다 더 불안정해 당뇨병이나 심장병, 기타 질병을 일으킬 가능성이 크다.[138] 인슐린 내성이 높은 당뇨병을 일컫는 제2형 당뇨병은 뚱뚱한 사람들에게 더 빈번이 나타나는데, 일부 원인은 바로 그 과정, 즉 인슐린 내성이 체중 증가로 이어지는 과정에서 찾을 수 있다. 또 뚱뚱한 사람들 중에는 당뇨병이라고 할 만큼 심각하지는 않아도 어느 정도의 인슐린 내성이 있는 사람들도 많다.

그런데 인슐린은 세포들이 포도당을 에너지원으로 쓸 수 있게 하고 또 지방을 저장하게 해주는 일 외에도 아주 많은 일을 한다. 예를 들어 시상하부에 신호를 보내 신경펩티드Y*의 방출량을 줄이게 하는데, 이것이 줄어들면 식욕은 억제되는 반면 신진대사는 촉진된다. 또 렙틴 분비도 자극하는데, 이 역시 같은 효과를 증폭시킨다. 이것이 바로 인

*신경펩티드Y : 중추나 말초 신경세포에서 생성되는 신경전달물질로서 외부 자극을 받으면 방출되어 정보를 전달하고 신체의 생리 기능을 조절하는 뉴로펩티드의 하나다. 혈압 조절, 자율신경 제어, 개일리듬, 기억, 식욕·몸무게 증가 등의 기능을 한다.

슐린의 정상적인 분비와 쓰임이 체중 조절에 그토록 중요한 이유다.

인슐린 분비를 억제하는 것도 좋지 않지만, 정말 걱정스러운 건 인슐린 급증이다. 급증의 원인을 사람들은 대부분 과도한 설탕 섭취에서 찾지만, 밝혀진 바에 따르면 빵이나 시리얼, 밥의 원료로 쓰이는 정제 곡물 역시 같은 책임이 있다. 이렇게 보면 아이러니하게도 비만 문제를 해결하기 위한 미국 정부의 노력, 즉 빵, 시리얼, 쌀, 파스타로 구성된 그 케케묵은 '식품 피라미드'를 토대로 식단을 세우라는 장려책은 오히려 역효과를 낳은 듯하다. 식품 피라미드의 출처가 농무부란 사실에 주목하라. 이 정부 부처의 주요 목적은 농업의 증진으로, 그러한 장려책을 기획한 의도에는 아마 기업농을 지원할 목적도 있었을 것이다.

식품 피라미드의 정제 식품들은 혈액 속으로 빠르게 흘러든다. 몸의 입장에서 보면 정제된 빵 한 조각이나 백설탕 한 숟가락이나 별 차이가 없다. 정제된 빵이나 곡물이나 파스타라고 해도 제조 과정에서 특정 비타민과 미네랄을 첨가하기 때문에 영양이 강화되었다고 정부는 주장하지만, 아무리 그래도 포도당이 혈류로 들어가는 속도를 늦추지는 못하며, 정제 과정에서 잃은 소중한 영양소들을 완전히 되찾아오지도 못한다.

고혈당 식품을 먹으면 살이 찌거나 건강에 문제가 생길까? 고혈당 식품의 체내 부작용에 대한 우려와 언론의 호들갑에도 불구하고, 고혈당 식이 습관과 당뇨병·혈관 질환, 체중 증가와의 연관성을 조사하는 역학 연구를 보면 일관성이 거의 없다.[139] 이 역학 조사의 모호함은 과학적 환원주의의 한계를 반영한다. 즉, 전체적인 식이 패턴이 체중과 건강에 훨씬 더 큰 영향을 미치며, 개별 영양소들의 영향은 더 큰 흐름의 일부일 때만 나타난다. 식단의 다른 식품들이 건강을 잘 지켜 준다면 고혈당 식이 습관이 별문제가 되지 않을 수 있다는 얘기다.

고혈당 식이 습관의 문제는 그 식단이 포함하고 있는 것보다 그 식단에 없는 것, 즉 섬유질과 관련된다. 섬유질은 우리 몸이 다른 탄수화물들을 다루는 방식에 큰 영향을 미친다. 섬유질은 촘촘한 여과기 역할을 하면서 다른 탄수화물들이 소화되는 속도를 늦추는데, 이는 모래주머니가 빗물이 땅속으로 스며드는 속도를 늦추는 방식과 흡사하다. 이런 여과 작용 덕분에 인슐린 분비는 천천히, 꾸준히 이루어진다. 섬유질은 또 포만감이 지속되게 하며, 이 효과는 섬유질이 흡수하는 수분 덕분에 더욱 배가된다. 실제로 고섬유질 식품은 동일한 (혹은 더 적은) 양을 먹어도 다른 식품보다 더 큰 포만감이 느껴질 것이다.[140]

하지만 우리가 하루에 섭취하는 곡물 식품 가운데 고섬유질 통곡물을 먹는 경우는 1회도 안 된다.[136] 게다가 오늘날 식단은 구석기 시대의 (날씬했던) 조상들의 식단보다 섬유질 함량이 매우 적다.[141] 고혈당 식품이 당뇨병 위험을 높인다는 사실을 밝히는 연구들을 보면, 섬유질이 풍부한 식단에서는 그러한 위험이 사라지는 것을 보여준다.[142,143,144,145,146] 섬유질이 풍부한 식품에는 가공되지 않은 온전한 채소와 통곡물, 콩, 과일, 견과류, 씨앗류 등이 있다. 과체중인 사람들은 하루에 사과든 배든 세 개만 따로 챙겨 먹어도 상당한 체중 감소 효과를 본다.[147](단기 체중 감량 효과가 있다는 말이다. 따라서 고섬유질 식사가 단기적으로 칼로리 섭취를 줄여줄 수는 있다. 한 가지 확신해도 좋은 사실은, 체중에 미치는 영향이 어떻든 섬유질 식단은 전반적인 건강 증진을 위한 좋은 습관이라는 점이다.) 그렇다면 사과 주스를 들이켜는 대신 아삭아삭 사과를 씹어 먹는 게 더 좋을 것이다. 과일 주스에는 섬유질이 없다.

하버드 대학 연구팀이 10년간 7만 5천 명의 여성을 추적 조사한 결과, 과일과 채소 섭취량이 많을수록 세월이 흘러도 체중이 덜 증가한다고 보고했다.[148] 또 10년간 8만 명에 달하는 사람들을 추적 조사한 미 국립암연구소의 연구원들은 채소 섭취량이 가장 많은 사람들이 복부지방의 양이 가장 적었다고 보고한다.[149]

통곡물 연구에서도 통곡물 소비량이 많을수록 체중이 줄어든다고 보고했다.[139] 고섬유질 식사가 체중 감량 효과가 있다는 것을 입증한 연구는 없다. 여기서 하려는 얘기는 고섬유질 식단이 적은 열량으로도 포만감을 느끼게 해준다는 점이다. 식품에서 섬유질을 벗겨내면

진짜 통곡물 골라내기

통곡물 제품은 보통 식품 라벨에서 확인할 수 있다. 원재료 표기에 '통곡 whole'이란 말이 있어야 한다. '영양 강화enriched'라는 말이 씌어 있으면 통곡물이 아니라는 확실한 표시다. 통곡물 여부를 알 수 없게 해놓는 경우도 있다. 어떤 빵들은 갈색을 띠고 있어서 통곡물 빵처럼 보이지만, 실은 그렇지 않다. 또 일부 식품회사들은 통곡물로 만든다고 하면서도 통곡물을 주재료로 쓰지 않는다. 소량의 통곡물 함량에 속지 말라. 원재료들은 함유량 순서로 나열되어 있으니 통곡물이 맨 앞에 나오는지 확인하라. 통곡물 여부를 확인하는 또 다른 방법은 영양성분표에서 섬유질 함유 여부를 확인하는 것이다. 섬유질 함유량이 높으면 통곡물 함유량도 꽤 높을 수 있다. '통곡'이란 말을 쓰지 않는 통곡물도 일부 있다. 예를 들어 현미는 백미의 통곡물 형태로, 백미에 비해 가공이 덜 되고 영양도 풍부하다. 상대적으로 덜 알려진 아마란스, 메밀, 기장, 퀴노아, 스펠트, 수수, 라이밀 역시 '통곡'이란 말을 쓰지 않는다. 정맥은 통곡이 아닌 도정 보리다.

그 식품은 "이제 그만 먹어"라고 말할 능력을 잃어버린다. 그런 브레이크가 작동되지 않으면 몸의 필요보다 더 많은 칼로리를 먹으려는 욕구를 제어하기 힘들어진다.

통곡물은 겨와 배아가 제거되는 도정을 거치지 않기 때문에 섬유질을 비롯한 좋은 영양 성분들을 많이 얻을 수 있다. 반면 백미나 흰 밀가루처럼 도정된 곡물은 겨도 배아도 전부 제거된다. 제분 과정을 거친 뒤 비타민이나 미네랄 같은 영양 성분들을 다시 첨가한다고 해도 여전히 통곡물만큼 영양소가 풍부하지 않고 섬유질도 많지 않을뿐더러, 소화관을 빠르게 통과하면서 혈당을 급속히 높인다.

쌀, 빵, 토르티야, 시리얼, 밀가루, 파스타는 전부 곡물이거나 곡물 식품이다. 이런 식품을 구입할 때는 정제된 곡물보다는 통곡물을 고

과당 vs 포도당

이 두 가지 당이 몸속에서 다르게 작용하는 까닭은 무엇일까? 비슷한 면들도 있지만 화학 구조가 다르기 때문이다. (보통 유럽이나 다른 나라들처럼) 포도당을 넣어 단맛을 낸 청량음료를 마시면 인슐린 생산이 늘어나고, 그러면 혈액 속 포도당이 세포 속으로 들어가 에너지원으로 쓰인다. 또 인슐린 생산이 늘면 렙틴 생산이 늘어나면서 식욕과 지방 저장이 억제되고 공복감을 증폭하는 호르몬인 그렐린의 분비도 억제된다. 인슐린은 또 뇌에 있는 수용체들로 이동하여 식욕과 지방 저장을 억제하도록 돕는다. 그런데 미국처럼 보통 과당을 넣어 단맛을 낸 청량음료를 마시면 전혀 다른 작용이 일어날 것이다. 액상과당은 포도당만큼 인슐린 분비를 촉진하지도 않고, 따라서 렙틴 분비도 상대적으로 적어진다. 그 결과 그렐린 생산이 억제되지도 않고, 또 뇌세포를 활성화해서 식욕과 지방 저장을 억제하지도 않는다.

르는 쪽이 더 이득이 될 것이다. 혹 통곡물이 입맛에 안 맞는다고? 걱정 말라. 뒤에 이어지는 내용을 읽다 보면 입맛이 바뀔 것이다. 정제 탄수화물 식품과 통곡물이 몸에 미치는 영향들을 이해하면 직관적 식이 습관에 적응할 때 유용하게 활용할 수 있는 중요한 정보가 될 것이다. 한 가지 식품이 성패를 좌우할 수 없으며, 좋아하는 음식을 더는 먹지 않는 것이 우리의 목표가 아니다. 흰쌀밥이 좋으면 맛있게 먹자. 그리고 섬유질 풍부한 음식을 먹으면 된다. 모순어법처럼 들릴지 모르지만, 그 말의 실질적인 교훈은 현재 식단에 과일, 채소, 통곡물, 콩 등 고섬유질 음식을 더하기만 해도 체중 조절 시스템이 최적의 기능을 해낼 가능성이 커진다는 점이다.[150]

우리가 섬유질을 충분히 섭취하고 있는지 어떻게 알 수 있을까? 몸에서 쉽게 찾을 수 있는 두 가지 단서가 있다. 하나는 편안한 배변 활동이다. 섬유질은 대변 농도를 정확히 맞추는 놀라운 능력을 갖고 있어 변비는 물론 설사도 예방한다. 두 번째 단서는 하루 종일 꾸준히 활력이 지속되고 일관된 감정이 유지된다는 점이다. 이는 섬유질이 혈당을 안정적으로 유지시켜준 덕분이다. 이따금 신경이 곤두서고 울적하다 싶으면, 그건 아마 섬유질이 부족해서일 것이다.

액상과당, 그 달콤함의 대가는 쓰다

많은 애호가를 거느린 콜라를 예로 들어보자. 20년 전이라면 사탕무나 사탕수수로 만드는 설탕과, 옥수수 전분으로 만드는 고과당 옥수수시럽인 액상과당을 반반 섞어 콜라의 단맛을 냈을 것이다. 그런데 요즘엔 100% 액상과당으로만 단맛을 낸다. 1966년엔 들어보지도 못했던 식품이 2001년에는 1인당 연간 소비량이 무려 28.4kg에 달했다.[151]

이유는 많고, 싸고, 장기 상온 보관이 가능하다는 것이다. 또 (옥수수 농업에 대한) 미국 정부의 막대한 보조금 지원과 무역 규제(설탕에 부과되는 높은 관세)의 덕을 봤음은 말할 필요도 없다.

인공감미료는 뇌를 속여 더 먹게 한다

그럼 이제부터 액상과당 섭취는 최대한 줄이고 대신 인공감미료*를 쓴 식품들을 찾아봐야지, 라고 생각하는가? 자자, 너무 앞서가지 말기를. 아스파탐, 사카린, 수크랄로스 같은 인공감미료들 역시 당뇨병 환자가 아닌 사람들의 설정체중을 높일 수 있다는 증거가 있다.

한 연구팀이 두 그룹의 쥐들에게 열흘 동안 단 음료를 먹이는 실험을 했다.[156] 한 그룹의 쥐들에게는 설탕으로 단맛을 낸 음료를 제공하고, 다른 한 그룹의 쥐들에게는 설탕과 사카린으로 단맛을 낸 음료를 제공했다. 그리고 열흘 뒤에 달콤한 초콜릿 향이 나는 간식과 보통 사료를 제공했다. 그랬더니 초콜릿 간식은 두 그룹의 쥐들 모두 거의 똑같은 양을 먹은 반면, 보통 사료의 경우에는 설탕과 사카린을 먹었던 쥐들이 설탕 음료를 먹었던 쥐들보다 세 배 더 많은 양을 먹었다.

과학자들은 인공감미료가 섭취량을 조절하는 우리의 선천적 능력을 손상시킬 수도 있다고 생각한다. 인공감미료가 우리의 설탕 사랑은 바꾸지 못해도 (설탕은 영원히 매력적이다), 우리의 칼로리 사랑은 더욱 불타오르게 한다.

*인공감미료는 인슐린 분비의 뇌상(腦狀, cephalic phase, 보기만 해도 위산 분비가 증가하는 현상)을 촉발하는데, 당뇨병 환자의 경우 그렇게 되면 몸이 영양소를 흡수할 준비를 더욱 잘 갖추게 되므로 실제로 도움이 될 수 있다. 하지만 다른 사람들은 허기를 느끼게 하고 살찌기 좋은 조건이 된다.

빵이 먹음직스러운 갈색을 띠고 상온에서 부드러운 상태를 유지하게 해주는 숨은 공로자가 바로 액상과당이다. 그래서 핫도그 번에도 액상과당을 넣는다. 액상과당은 케첩과 마요네즈 같은 소스류, 과자류, 심지어 감기약 시럽에도 들어간다. 동결 변색을 막아주기 때문에 냉동식품에도 많이 들어가고, 심지어 단맛 없는 즉석 조리식품에도 들어간다. 찬장이나 냉장고 속 식품들을 확인해보라. 아마 모든 가공식품의 라벨에 액상과당이 올라가 있을 것이다. 파스타 소스에서 베이컨, 맥주에서 영양 바, 이른바 '천연' 소다수에 이르기까지.

액상과당 소비의 급증은 체중 증가를 고스란히 반영한다. 우리의 허리둘레를 늘리는 주범으로 일부 과학자들은 액상과당을 지목한다.[151] 액상과당의 책임이 과연 그렇게 큰지는 의문의 여지가 있지만, 많은 요인 중 하나일 가능성이 크다. 연구 결과들도 식단에 액상과당이 많을수록 사람들의 체중이 더 나간다는 사실을 보여준다. 그 이유를 짐작해보면, 과당 칼로리의 과잉 섭취를 상쇄하려면 다른 음식에서 섭취하는 칼로리를 줄여야 했음에도 식사는 계속되었기 때문일 것이다.[152, 153, 154]

포도당을 비롯한 다른 감미료들은 '그만 먹으라'는 메시지를 촉발하는 반면, 과당은 배고픔과 배부름 신호 시스템에 이 같은 영향력을 행사하기 어렵다. 그래서 우리는 하루에 섭취하는 평균적인 칼로리에다 몇백 칼로리의 과당을 더 섭취하고도 배부르지 않은 것이다. 액상과당이 든 음식을 많이 먹게 되면 예상보다 음식 섭취량이 늘어나는지를 잘 살펴야 한다. 물론 액상과당과 포만감의 관계만으로 몸속에서 진행되는 모든 과정을 파악할 수는 없다. 하지만 액상과당은 식사 때마다 느끼는 포만감에는 물론이고, 장기적인 체중 조절에도 영향을 미칠 수도 있다.

액상과당 문제는 연구자들도 의견 일치를 보지 못하고 있다. 그들은 기존 설탕 역시 이미 절반은 과당이며, 액상과당도 보통은 과당이 55%를 넘지 않는다는 점을 지적한다. 문제는 얼마나 섭취하느냐, 바로 섭취량이다. 오늘날 우리가 섭취하는 총 칼로리의 대략 6분의 1, 총 탄수화물의 13%가 액상과당에서 온다.[155]

우리가 먹는 음식들에 액상과당이 얼마나 들어가 있는지 아는 방법은 간단하다. 식품 포장지 겉면에 깨알같이 인쇄된 원재료명을 읽어보라. 확실하게 명시되어 있을 것이다.

지방 = 뚱보?

우리 몸의 체중 조절 시스템에 영향을 미치는 또 다른 영양소는 지방이다. 지방 소비는 계속 증가해왔다. 미국인의 경우 2003년 지방 소비량은 1970년보다 평균 523칼로리 더 늘었다.[157, 158] 흥미로운 사실은, 우리 식단에서 차지하는 지방 비율이 (전체적인 칼로리 증가를 감안하면) 떨어졌으며,[159] 오늘날 섭취하는 지방의 상당 부분은 식품 속 천연 지방이 아닌 '첨가된' 지방이라는 것이다. 지방 첨가물의 연평균 소비량은 1970년대 1인당 24kg에서 2000년에는 33.5kg 이상으로 훌쩍 뛰어오르며 40% 급증했다.[157]

이런 급증세가 왜 문제가 될까? 자, 생각해보자. 대부분의 식이지방 (음식물을 통해 섭취하는 지방), 특히 지방 첨가물은 렙틴 분비에 미치는 영향이 과당보다 훨씬 적다. 고로 이제 그만 먹으라고 말해주는 센서들을 활성화하지 않고, 그래서 설정체중을 저만치 높이는 요인으로 작용하리라는 것이다.

캘리포니아 대학 데이비스 캠퍼스 연구팀이 보고한 연구 결과에 따르면, 고탄수화물, 저지방 식단을 섭취한 여성들이 고지방, 저탄수화물 식단을 섭취한 여성들보다 40% 더 많은 렙틴을 분비했다.[160] 또 다른 연구 결과를 보면 얄궂게도 고지방 식단이 음식을 더 먹으려는 욕구를 자극한다.[161] 고지방 식단은 렙틴 분비를 자극하지 않아서 렙틴의 식욕 억제 효과를 볼 수 없기 때문이다. 지방은 또 단백질과 탄수화물보다 그렐린의 허기 신호를 잠재우는 능력도 떨어진다.[162] 그래서 만족감을 느끼려면 더 많은 지방 칼로리를 섭취해야 한다. 그 밖에도 수많은 연구 결과들이 고지방 식단에 따른 렙틴 분비의 감소가 식사량 증가와 체중 증가로 이어진다는 사실을 보여준다.[163, 164, 165, 166, 167]

배고픔과 배부름을 알려오는 몸의 신호에 집중할 줄 알게 되면, 고지방 식품이 식욕을 얼마나 채워주는지 한번 주목해보라. 예상보다 더 많은 양을 먹어야 포만감이 느껴지지 않는가? 앞서 언급했듯이 포만감의 정도만 가지고는, 물론 상당히 유효한 지표이긴 하지만 전체 그림을 파악하기 어렵다. 우리 몸속의 체중 조절 장치인 렙틴 역시 식사 때마다 느끼는 포만감에는 물론이고 장기적인 체중 조절에도 관여하기 때문이다.

하지만 실질적으로 우리가 먹게끔 추동하는 것을 파악해내는 일은 결코 간단치 않다. 다이어터들에게 고지방 식품은 주로 '금지된' 식품으로 통한다. 그런데 '고지방은 나쁘다'라는 생각에 얽매여 지방을 아

4. 우리를 살찌우는 식품들　123

예 금지해버리면 과학자들이 말하는 이른바 '박탈에 따른 충동성 과식'에 빠지기 쉬우며, 평상시 식욕을 적절히 조절해주는 제동 장치들이 더 이상 효율적으로 작동하지 못하게 된다. 다시 말해 저지방식을 지키라는 등의 다이어트 규칙들이 오히려 상당수 사람들이 경험하는 과식을 유발할 수도 있다는 얘기다. 반대로, 먹고 싶으면 얼마든지 먹으라고 허용해준다면 그것이 바로 고지방 음식을 적절하고 건강한 방식으로 즐기는 비결이 될 것이다.

고지방 식단은 또 인슐린 내성을 낳을 수 있으며, 그렇게 되면 살이 찔 가능성이 커진다.[168] 식이지방을 줄이면 인슐린 내성은 사라진다.[169] 게다가 우리 몸은 식품 지방을 별 어려움 없이 신속히 체지방으로 전환하는데, 고지방 식품을 많이 먹으면 살이 찌는 것이 그 때문이다. 가령 소모하고 남은 지방이 100칼로리면 이는 고스란히 97칼로리의 체지방으로 전환될 수 있다. 하지만 단백질이나 탄수화물은 지방과 똑같이 100칼로리가 남아도, 체지방으로 전환되는 과정에서 소모되는 칼로리가 더 많기 때문에 상대적으로 적은 77칼로리가 체지방으로 전환된다[170](하지만 과식을 안 하면 체지방으로 전환할 칼로리도 많지 않을 것이므로, 그런 불균형은 생기지 않으리라).

지방과 관련한 놀라운 사실이 하나 더 있다. 일부 동물 연구들이 보여준 결과를 보면, 고지방 음식에 반복적으로 자주 노출될 경우 뇌 속 환경이 바뀌면서 훨씬 더 많은 지방을 갈망하게 된다.[171] 심지어 렙틴 신호가 어찌어찌 간신히 전달되어도 그 신호들이 힘을 못 쓸 수 있다는 결과를 보고했다. 실험에서 연구자들은 쥐들에게 고지방 음식을 강제로 먹여 체중을 크게 늘린 뒤, 바로 신경계로 들어가게끔 렙틴을

주사했다. 그랬더니 쥐들은 보통 사료는 덜 먹었지만 고지방 사료는 더 많이 먹었다.172

8개월에 걸친 한 실험에 따르면, 미국인들이 평균 섭취하는 지방을 30%에서 15%로 줄이자, 실험 참가자들은 평균적으로 120칼로리를 더 섭취했고 기존 체중도 그대로 유지했다.173

그런데 식이지방이 체중에 영향을 미친다는 과학적 증거는 확실한 반면, 대체로 연구들을 보면 지방의 유형이 구분되어 있지 않다. 이것은 정말 중요한 문제다. 가령 (식물성 식품에 많은) 불포화지방은 (현대의 동물성 식품에 많은) 포화지방이나 (가공식품에 많은) 트랜스지방보다 렙틴을 더 많이 분비하게 한다. 반면에 포화지방이나 트랜스지방은 렙틴 분비를 거의 유발하지 않는다. 고지방 식단은 대체로 포화지방과 트랜스지방 함량이 높은데, 여기서 왜 고지방 식단이 체중 조절 시스템을 제대로 활성화하지 못하는지를 짐작할 수 있는 것이다.

기름진 음식은 왜 당길까?

흔히 지방 식품이 포만감이 가장 크다고 생각한다. 지방 1g은 9칼로리, 탄수화물과 단백질 1g은 4칼로리다. 지방은 칼로리 밀도가 높고 위에 머무는 시간도 길다. 하지만 칼로리를 기준으로 단백질이나 고섬유질 탄수화물과 비교한 연구를 보면 그 결과는 정반대다.

왜 그럴까? 탄수화물이나 단백질 칼로리는 지방 칼로리만큼 잘 저장되지 않기에 즉시 소모되거나 체지방으로 바뀐다. 반면 지방은 무제한으로 저장이 가능하며, 곧바로 대사가 일어날 필요가 없어 그만큼 포만 신호가 약하다. 지방은 또한 칼로리 밀도가 너무 높아 '배부르다'라는 신호가 효과를 내기 전에 섭취량을 초과할 가능성이 크다.

불포화지방에는 올리브유와 일부 씨앗 및 견과류 기름에 다량 함유된 단일불포화지방과 식물성기름에 함유된 다가불포화지방, 다가불포화지방의 한 유형으로 역시 일부 견과류와 씨앗류, 고지방 생선에 많이 함유된 오메가-3 지방이 있다. 이 중에서 렙틴 분비를 가장 활발히 자극하는 지방은 단일불포화지방과 오메가-3 지방이며, 그다음은 다가불포화지방, 그리고 포화지방과 트랜스지방이 멀리 떨어져 뒤를 잇는다.[174, 175, 176, 177, 178]

지방과 관련된 많은 증거 자료를 놓고 보면 흥미로운 관찰 결과가 또 하나 눈에 들어온다. 우리 식단에 오르는 포화지방의 주공급원이 바로 육류이며, 육류 소비가 최고치를 기록한 시기가 1990년대라는 사실이다. 육류라면 붉은색 고기와 가금류를 말하는데, 이 두 가지 모두 다른 단백질 공급원에 비해 포화지방 함량이 높다.[136, 159] 1909년과 2000년 사이에 연간 1인당 닭고기 소비량은 4.5kg에서 25kg으로 5배 이상 늘었으며, 돼지고기는 15% 늘고 소고기는 24% 늘었다.

그렇다고 식단에서 지방을 완전히 빼버리라는 말이 절대 아니다.

'무지방' '저지방'에 속지 말자

지난 10년 동안 식품 매장에는 무지방, 저지방 식품들이 폭발적으로 들어찼다. 전부 우리의 지방 공포증을 이용해 득을 꾀하려는 기획물들이다. 다 좋은데 한 가지 문제가 있다. 지방을 줄이자 풍미도 줄었다는 것. 이 문제를 보완하기 위해 제조업자들은 화학조미료를 쏟아붓고, 그 결과 많은 무지방 가공식품들은 인공감미료(보통 액상과당) 범벅이다. 덕분에 우리의 설정체중은 상승하고, 체중계 눈금도 올랐다.

어떤 종류의 지방은 생존과 건강에 필수적이며, 단일불포화지방과 오메가-3 지방은 장기적인 체중 조절에 관여하는 방식으로 체중 관리 효과를 낸다. 이런 지방들은 구석기 시대 우리 조상들이 가장 구하기 쉬웠던 지방이었으며, 오늘날 우리 식단에서는 가장 찾아보기 힘든 지방이다.[179] 이미 충분히 입증된 지중해 식단의 장점도 같은 맥락으로 설명할 수 있다. 그리스인들이 우리보다 더 많은 지방을 먹으면서도 더 낮은 체중을 유지하고 심장병 발병률도 낮은 것은 그들의 식단에 몸에 이로운 지방들이 풍부하게 함유돼 있기 때문이다.

지방은 풍미를 품은 물질들을 우리의 미뢰에 전달하여 먹는 쾌감을 증폭하는 중요한 운송 수단이다. 쾌감을 느끼면 뇌의 포만 센서들이 활성화되고 그러면 우리는 만족감을 느낀다.

그러므로 식단에서 지방을 완전히 빼버릴 게 아니라, 지금 내가 어떤 지방을 섭취하는지에 신경을 쓰자. 한번 불포화지방 섭취를 늘려보고 포만감과 만족감에 어떤 변화가 일어나는지에 주목해보라. 아마 그 작은 변화가 더 큰 만족감, 더 나은 건강으로 이어질 것이며, 그런 식단이 상당히 마음에 들지도 모른다. 알다시피 사람은 조금씩 다르다. 그러므로 반드시 직접 확인해볼 것!

단백질, 꺼지지 않는 육류 논쟁

한동안 단백질 다이어트 열풍이 불면서 소위 전문가라는 사람들의 이런저런 주장들로 세상이 들썩였다. 적어도 그중 하나는 옳았다. 즉,

포만감을 주는 데는 단백질이 탄수화물, 지방보다 더 효과적이란 사실이다.[180, 181] 그래서 고단백 식사를 하면 매끼 먹는 양이 줄고 따라서 단기적으론 빠른 체중 감량 효과가 나타날 것이다.

하지만 장기 효과는 극히 미미하다. 그런 식으로 몇 주, 혹은 몇 달을 먹다 보면 결국 포만 신호를 활성화하는 저혈당 탄수화물과 단일불포화지방 같은 영양소로 구성된 음식물을 먹었을 때보다 더 많은 칼로리를 섭취하고 싶은 욕구를 느끼게 될 것이다. 그래서 고단백질 다이어트는 지속하기 힘들다. 하지만 진짜 문제는 다이어트를 그만두고 난 후에 발생한다.

사실 단백질과 체중의 관계는 떠들썩하게 선전되는 내용과는 정반대로 움직인다.[182] 즉, 대체로 뚱뚱한 사람이 날씬한 사람보다 더 많은 단백질을 섭취한다. 고단백질 음식이 포화지방 함량도 높고 섬유질 함량은 낮다는 사실을 생각하면 쉽게 이해가 갈 것이다. 또 식단에서 차지하는 단백질 비중이 약간만 높아도(총 칼로리의 10%가 넘게 되면) 특정 호르몬들이 영향을 받게 되고, 그 결과 탄수화물에 대한 욕구가 커질 수 있다는 것도 문제다.[183] 그런데 미국에서 보통 여성들은 전체 칼로리의 23%를 단백질에서 섭취하며, 남성들은 대략 18%를 단백질에서 섭취한다.[157]

잠깐만요! 그런데 구석기 시대 사람들은 주로 고기만 먹었는데도 날씬하지 않았나요? 이렇게 반박할 사람이 있을지도 모르겠다. 맞다, 아마 그랬을 것이다. 하지만 우리 조상들이 먹었던 고기는 우리가 먹는 고기와는 매우 달랐다. 그들은 옥수수나 콩 사료를 먹여 키운 소가 아니라 사냥한 야생동물을 먹었다. 과거 야생동물에서 얻은 고기는

지방 함량이 약 2~4%에 불과하고, 단일불포화지방과 오메가-3지방의 비중이 높다. 반면 곡물 사료를 먹여 키운 가축에서 얻는 요즘 고기는 지방 함량이 20~30%에 달하며 대부분이 포화지방이다.[184]

그러므로 진화론적 관점에서 보면 오늘날 우리가 먹는 고기는 완전히 다른 음식이다. 따라서 조상들이 먹었던 식단을 흉내 내려면 가공되지 않은 식물성 식품 위주로 식단을 짜고, 만일 고기가 먹고 싶으면 주 메뉴가 아닌 보조 메뉴로 이용하는 편이 나을 것이다.

많은 연구들이 보여주는 또 하나의 과학적 사실은, 동물성 식품보다 식물성 식품 위주로 식사를 하게 되면 체중을 낮출 뿐 아니라 수명을 연장해주고, 심장병[185]과 대사증후군[186]을 비롯해 많은 질병 위험을 낮춰주는 등 여러 측면에서 긍정적이라는 것이다. 이런 사실 앞에서도 앳킨스 다이어트를 비롯해 육류를 기반으로 하는 다이어트 추종자들이 심어주는 환상은 너무도 달콤하다. 하지만 안타깝게도 그런 방법이 날씬한 몸이나 건강한 몸을 보장해주리라는 증거는 없다.[187]

입맛을 교란하는 감미료 음료

감미료를 넣은 음료가 과연 체중 증가에 영향을 미치는가 아닌가는 현재 큰 논쟁거리다. 그런데 풍부한 자금줄을 쥔 산업이 과학적 분석을 흐리고 있다. 4년 동안 발표된 111건의 음료 연구 결과를 분석해보니, 음료업계의 재정 지원을 받은 연구들이 음료산업에 우호적인 결론을 내리는 경향이 매우 컸다. 음료업계의 지원 없이 수행한 연구보다 8배나 우호적인 결론을 낸 것으로 드러났다.[188] 이런 의심스러운 연구 결과를 제외하면, 청량음료 소비와 체중 증가 사이에는 강력한 상호 관련성이 존재한다.

진화의 역사를 살아오면서 우리가 많은 시간 마셔온 음료는 오직 두 가지, 모유와 물이었다. 물은 칼로리가 없어서 우리 몸은 굳이 물 섭취를 줄이는 쪽으로 진화하지 않았다. 또 수천 년간 와인과 맥주, 과일 주스, 우유를 마셔왔지만 그런 음료에서 얻는 칼로리 비중은 미미한 수준이었다. 그런데 50여 년 전 청량음료 생산이 급증하기 시작하면서부터 사정이 달라졌다.

갈증은 충족되어야 할 중요한 욕구지만 이따금 그 욕구는 물만으로 충족되지 않는다. 그런데 칼로리 덩어리인 음료에 지나치게 의존했다가는 다른 영양소들을 전부 잃을 수 있으므로 주의해야 한다. 또 배부름 신호를 제대로 받지 못해 섭취량을 조절하기 힘들어질 수 있다. 하지만 다양성의 이로움을 기억하라. 포도 주스나 와인에 들어 있는 항산화 물질처럼 음료에서 얻을 수 있는 좋은 영양소들을 스스로에게서 빼앗는 어리석음을 저지르지 말라. 특히 그런 음료가 진짜 포도보다 더 당길 때는 더욱 그렇다.

정말 중요한 건, 지금 내가 무엇을 먹고 있는데 내가 먹는 그것이 몸에서 어떻게 느껴지는가를 세밀히 살필 줄 아는 감각이다. 그것이 주스든 청량음료든 에너지 드링크든 상관없다. 과하게 먹는다 싶으면 몸의 기운도, 기분도 안 좋은 쪽으로 바뀔 것이다. 요즘 영화관에서 파는 그런 초대형 용기 말고 작은 물 잔에 따라 마셔보는 것이다.

범국민적 체중 증가를 야기한 주범, 패스트푸드

지난 30년간 패스트푸드에 지출한 연간 총액이 60억 달러에서 1,100억 달러로 18배나 뛰었다.[189] 감자튀김, 포테이토칩, 슈스트링 같은 가공식품을 만드는 데 쓰인 감자는, 1970년 미국의 1인당 청과물 소비량의 8%에서 1996년에는 11%로 크게 늘었다. 놀라운 사실은 패스트푸드 급증 시기와 국민 체중 증가 시기가 겹친다는 사실이다.

21개 선진국을 대상으로 한 조사에서, 일주일에 적어도 두 번은 패스트푸드를 먹는 여학생들이 그보다 덜 먹는 여학생들보다 체중이 더 나가는 경향을 보였다.[190]

패스트푸드 문화는 이번 장에서 소개한 체중 증가 요인의 최악의 조합을 보여준다. 특히 유전적으로 취약한 사람이 패스트푸드 위주로 먹으면 설정체중 상승을 불러올 수 있다. 버거용 빵, 특제 소스, 치킨너깃에 입히는 코팅 소스에 이르기까지 안 들어가는 데가 없는 액상과당으로 마무리된 버거 & 프라이드치킨은 섬유질을 비롯해 여러 가지 좋은 영양소는 없고, 대신 고혈당 탄수화물과 포화지방과 트랜스지방이 대부분이기 때문이다.

패스트푸드 문화에 대해서는 5장에서 자세히 설명할 것이며, 이 장에서 꼭 말하고 싶은 얘기는, 우리가 먹는 음식의 종류가 식욕과 지방 축적을 줄이고 늘리는 신호들에 영향을 미친다는 것이다. 오늘날 우리를 둘러싼 음식 환경이 우리 사회가 경험하는 집단적 체중 증가에 책임이 있음은 분명한 사실이다.

유전성과 그 외 요인들의 역할을 무시하는 건 아니다. 앞서도 말했지만, 뚱뚱한 사람과 날씬한 사람은 아마 크게 다르게 먹지 않을 것이다. 단지 어떤 사람은 칼로리 연소가 좀 더 효율적으로 일어나는 반면, 다른 어떤 사람은 특정한 식이 문제들 때문에 유전적으로 지방 축적이 더 쉽게 일어난다.

기억해야 할 중요한 메시지는, 특정한 습관이 설정체중을 올릴 수 있지만 습관을 바꾼다고 해서 체중이 줄어드는 건 아니라는 것이다. 조절 경로가 서로 달라서, 체중 감량은 쉽게 일어나지 않는데도 체중 증가는 비교적 쉽게 일어난다. 따라서 식습관이 건강하게 바뀌면 체중 감량 효과보다는 체중 증가 방지 효과가 더 클 것이다.

당신은 어떻게 먹고 있는가?

'무엇'을 먹느냐가 배고픔, 배부름, 만족 신호에 어떤 영향을 미치는지를 알았다면, 이젠 '어떻게' 먹느냐가 그 신호들에 미치는 영향력을 잠깐 살펴보자. 아래 물음에 답해보라.

- 아침에 일어나면 보통 배가 고프든 아니든 끼니를 챙기지 않고 바로 출근하거나 등교하는가?
- 점심은 가볍게 먹고 저녁엔 너무 허기져서 폭식을 하게 되는가?
- 외식을 할 때면 배가 부르든 말든 항상 많이 먹는가?
- 식당에 가면 푸짐하게 많이 시키는 게 좋고, 아무리 배가 불러도 음식은 절대 남기지 않는가?

위 질문에는 건강한 몸을 지키려고 노력하는 사람에게 도움이 될 만한 습관은 한 가지도 들어 있지 않다. 오늘날 우리가 흔히 접하는 대용량 식품들과 불규칙한 식습관은 혈당 및 체중 조절을 어렵게 만든다. 예를 들어 아침을 거르는 사람은 아침을 거르지 않는 사람보다 몸무게가 더 나갈 가능성이 크며,[144, 191] 하루에 4회 이상 음식을 챙겨 먹는 사람이 3회 이하로 챙겨 먹는 사람보다 몸무게가 덜 나간다.[191]

이런 사실은 앞서 언급한 '검약 유전자'와 관련 있다. 즉, 끼니를 거르거나 불규칙한 식습관이 '굶주림 방어기제'를 작동시켜 몸은 최대한 칼로리를 지키려고 모든 방법을 동원하게 되며, 이는 결국 인슐린 감수성 저하, 설정체중 상승으로 이어진다. 그뿐만 아니라 아침을 거르면 아침을 먹었을 때보다 스트레스 호르몬 수치가 높아진다.[192]

지금 식단을 체크해보라

우리는 선조들이 구할 수 있었던 음식과 같은 종류의 음식들을 먹도록 진화해왔다. 우리의 유전자는 우리 선조들로부터 물려받은 것이며, 우리 몸은 여전히 선조들의 몸과 (거의) 같기 때문이다. 적어도 진화론적 관점에서 보면, 오늘날 사육되는 동물들에게서 얻는 식품이나 가공식품에 몸을 적응시킬 시간이 많지 않았다. 따라서 자연식품을 기반으로 한, 풍부한 야채로 구성된 식단이 본래 우리 몸에 맞는, 선조들의 식단에 더 가까울 것이며, 우리의 건강과 건강한 체중 조절 시스템을 유지하는 데도 도움이 될 것이다.

그렇다고 채소만 먹어야 한다는 말이 아니다. 어머니의 그 맛있는 닭튀김을 더 이상 먹어서는 안 된다는 섣부른 생각은 말자. 극단으로 치우친 식단은 득이 되지 않는다. 우리의 몸, 우리의 체중 조절 시스템은 적당히만 먹고 전체적으로 균형 잡힌 식단이라면 햄버거나 도넛으로도 효율적으로 에너지를 공급받을 수 있다. 몸의 신호를 잘 들을 줄 알면, 편안한 포만감을 느낄 수 있을 만큼 적절히, 과하지 않게 먹을 수 있다. 하지만 과하게 먹는다면 다른 영양가 있는 음식들이 들어갈 자리가 없게 되고, 우리 몸은 여러 가지 필요한 영양분을 얻으려고 우리를 자극해 더 많은 칼로리를 섭취하게 만들 것이다. 그러므로 어떤 음식을 뺄지 고민하지 말라. 대신 전체적으로 균형 잡힌 식단을 위해 어떤 음식을 더하고 싶은지를 생각하자.

이제부터 여러분에게 몇 가지 체크를 하게 할 것이다. 이것은 지금 여러분이 먹고 있는 음식과 여러분이 먹는 방식이 과연 건강을 위태롭게 하는지, 또 과체중을 유지하려는 몸의 작동을 유발하고 있는지를 확인시켜줄 것이다. 문제를 확인하고 나면, 다음 장부터는 건강한 식습관을 실천할 수 있도록 도울 것이다.

식습관이 체중을 결정한다

여러분의 식습관이 어떤지 알고 싶으면 다음 표의 빈칸을 채워보라. 표에 열거된 식품들의 섭취 빈도가 잦다는 얘기는 혈당 급상승을 자극하는 음식을 많이 먹는다는 뜻이다. 이런 식단은 인슐린 과다 분비를

프링글스, 먹을까 말까?

음식과 건강한 관계를 맺는 데 특히 장애물이 되는 영양학적 개념이 있는데, 그것은 어떤 식품은 좋고 어떤 식품은 나쁘다는 생각이다. 좋다거나 나쁘다는 낙인을 찍어버리면 우리는 더 이상 의문을 품지 않게 되고, 따라서 새로운 사실을 발견하지도 못한다. 가령 프링글스를 '나쁜 식품'이라고 규정해버리면, 프링글스가 우리에게 미치는 영향을 관찰하지 못하고, 그것을 통해 뭔가를 배울 기회도 잃는다. 반면 중립적인 태도를 취하면 우리 몸이 프링글스에 어떻게 반응하는지 관찰할 수 있다. 프링글스가 정말 맛있는지, 아니면 그저 맛있다는 생각에 불과한지 귀 기울이면서 맛을 더 예민하게 지각할 수 있다. 그러면서 프링글스는 우리의 갈망을 채워줄 수 없으며, 프링글스가 줄 수 없는 다른 무언가를 우리가 갈망하고 있다는 사실을 알게 될지도 모른다. 아마 처음 몇 입 베어 물고 난 후 혀의 미뢰들이 시들해지더니 그다음부터는 점점 먹는 즐거움이 줄어든다는 사실이 더욱 예민하게 느껴질 것이다. 아니면 프링글스를 양껏 먹고 30여 분이 지나자 갑자기 몸에서 힘이 우수수 빠져나가면서 다시 당분이 몹시 당기기 시작하는 느낌이 들지도 모르겠다. 이러한 정보는 결국 앞으로 프링글스에 대한 기호에 영향을 미칠 것이다.

그런 프링글스를 먹는 게 좋은가, 나쁜가? 이 문제는 전적으로 얼마나 자주 먹느냐, 얼마나 많이 먹느냐, 그것 말고 또 무엇을 먹느냐, 생각 없이 혹은 주의를 기울이며 먹느냐 등등에 달려 있다. 이런 변수들을 없애버리기보다 귀를 기울일 필요가 있다. 그리고 우리 몸의 반응을 항상 살피게 되면 더 이상 구미가 당기지 않는 음식도 생기고, 또 더는 탐닉하고 싶지 않아지는 음식도 생길 것이다.

그래서 "_____은 나쁜가?"라는 질문에 대한 나의 답은 "물론 아니다"다. 우리에게 필요한 것은 그 음식에 대한 판단이 아니라 존중이다. 맘껏 즐기고 싶은지, 아니면 이제 그만 먹을 때가 됐는지는 그 음식이 우리에게 가르쳐주도록 하자.

부르고, 결국 저혈당으로 이어진다. 물론 이런 식품도 얼마든지 먹을 수 있다. 하지만 고당도 가공식품을 지나치게 섭취하면 인슐린 내성을 유발한다. 또 감정 기복이 심해지고 에너지 수치도 떨어지게 된다.

 이런 음식을 완전히 끊으라는 얘기가 아니다. 다만 어떤 음식을 섭취하느냐에 따라 몸 상태가 어떻게 달라지는지 좀 더 세심히 살피라는 뜻이다. 다른 종류의 음식을 섭취한 후 감정과 에너지 상태가 안정

나의 혈당 수준은?

먹는 횟수	거의 혹은 전혀 안 먹음	1주에 1~2회	1주에 3~5회	거의 매일	하루에 몇 번 먹나?
청량음료나 과일 주스, 단 음료를 마시는가?					
케이크, 파이, 쿠키, 아이스크림 같은 달콤한 간식을 먹는가?					
요리할 때 진한 시럽에 재운 캔 과일이나 냉동 과일, 혹은 설탕을 이용하는가?					
커피나 차에 설탕을 넣는가?					
사탕을 먹는가?					
빵에 잼이나 젤리, 꿀을 발라 먹는가?					
정제된 밀로 만든 빵이나 토르티야, 백미를 먹는가?					
섬유질 함량이 낮거나 단맛 나는 시리얼을 먹는가?					
과식하는가?(불편한 포만감을 느끼는가?)					

되는 걸 느낀다면 변화를 모색할 좋은 동기가 될 것이다. 그리고 그 변화는 변해야 한다는 의무감이 아닌, 변하고 싶다는 내적 동기를 일으키는 변화가 될 것이다. 좋아하는 음식을 완전히 끊는 대신 고당도 가공식품의 섭취량을 줄이고, 정제 곡물 대신 통곡물을 먹고, 설탕 대신 과일로 단맛을 내보자. 음식은 본질적으로 나쁘지 않다는 사실을 기억하자. 회피가 아닌 중용이야말로 우리에게 필요한 모든 것이다.

나의 건강 척도는 일일 섬유질 섭취량

평상시 아래 식품을 얼마나 먹는지 직접 확인해보라. 아래 도표에서 제공 횟수와 인수因數를 곱하라. 인수는 식품 1회 제공량에 들어 있는 평균 섬유질 양이다. 그다음 섭취한 섬유질의 총량을 구하면 된다.

나의 일일 섬유질 섭취량 수준은?

(c는 cup의 약자)

식품군	제공 횟수	인수	양(g)
채소(조리한 것 $\frac{1}{2}$c = 날것 1c)		× 2g =	
과일(중간 크기 1= 자른 과일 $\frac{1}{2}$c = 마른 과일 $\frac{1}{4}$c)		× 2g =	
마른 콩, 렌즈콩, 꼬투리 벗긴 완두콩(조리한 것 $\frac{1}{2}$c)		× 6g =	
견과류, 씨앗류($\frac{1}{4}$c = 땅콩버터 2테이블스푼)		× 2g =	
통곡물(빵 1장 = 쌀, 파스타 $\frac{1}{2}$c = 베이글, 번, 머핀 $\frac{1}{2}$)		× 2g =	
정제 곡물(빵 1장 = 쌀, 파스타 $\frac{1}{2}$c = 베이글, 번, 머핀 $\frac{1}{2}$)		× 0.5g =	
아침식사용 시리얼의 섬유질 함량(식품 라벨 확인)		× _g =	

점수 평가

- **39 이상** : 이 정도면 누구든 건강을 유지할 수 있다. 이보다 더 많이 섭취해도 좋다. 일부 문화권에서는 하루에 75g이 넘는 섬유질을 섭취하는데 전혀 문제없이 건강하게 살아간다.
- **38** : 남성은 권장량을 충족하는 양이고, 여성이라면 권장량을 뛰어넘는 훌륭한 양이다. 이보다 더 많은 양을 섭취해도 건강에 좋다.
- **25~37** : 여성이라면 권장량(25)을 충족하므로 좋은 점수다. 하지만 남성이라면 권장량에 미치지 못한다.
- **15~25** : 최적의 건강 상태를 유지하려면 부족하다.
- **10~15** : 많이 부족하다.
- **0~10** : 이런!

건강한 체중 조절과 함께 영양가 높은 식사를 위한 한 가지 단순한 법칙은 바로 '섬유질을 따르라'다. 섬유질은 대개 좋은 영양소들과 어울리고, 건강에 별로 보탬이 되지 않는 것들은 가까이하지 않는다. 따라서 과일, 야채, 견과류, 콩류, 통곡물이라면 언제라도 훌륭한 선택이다. 에너지와 감정의 안정성, 또 포만감 유지를 위해서라면 고섬유질 식사가 답이다. 편안한 배변 활동을 돕는 역할도 섬유질의 몫이다.

나의 지방 섭취량은?

트랜스지방은 최소한으로 줄이는 편이 가장 좋은데, 트랜스지방을 제

나의 지방 섭취량 수준은?

먹는 횟수	거의, 혹은 전혀 안 먹음	1주에 1~2회	1주에 3~5회	거의 매일	하루에 몇 번 먹나?
트랜스 지방(가공된 지방)을 먹는가?					
포화지방(동물성 지방)을 먹는가?					
버터 같은 포화지방 대신에 올리브유 같은 단일불포화 지방을 쓰는가?					

한하는 규제가 확대되면서 좀 더 쉬워졌다. 트랜스지방은 불필요한 지방이며, 소량만으로도 건강을 위협한다.

포화지방은? 아주 멀리할 필요까지는 없지만 적정량을 즐겨라. 포화지방은 동물성 식품에 압도적으로 많이 들어 있다. 동물성 식품을 많이 먹는 사람이라면 1인분 양을 줄이는 것이 좋으며, 메인 요리보다는 반찬으로 먹는 것이 좋다. 포화지방을 단일불포화지방으로 바꾸는 방법도 바람직하다. 기름을 쓸 때 버터 대신 올리브유를 사용하거나 잘 익은 아보카도를 (통곡물) 빵에 곁들여 먹는 방법도 있을 것이다.

기존의 다이어트로는 체중 문제를 풀지 못한다

이 장을 읽으면서 든 느낌을 떠올려보라. 탄산음료라면 사족을 못 쓰는 자신이 못마땅하게 느껴졌는가? 고기를 덜 먹어야 건강에 좋다는

나의 식이 및 활동 습관은?

먹고 활동하는 횟수	거의, 혹은 전혀 안 함	1주에 1~2회	1주에 3~5회	거의 매일	하루에 몇 번 하나?
다이어트 혹은 칼로리 제한을 하는가?					
아침을 거르는가?					
하루에 총 30분 이상 유산소 운동을 하는가?(계단 오르기 같은 생활 속 간단한 운동들도 포함됨)					

메시지가 불편했는가? 앞으로는 식품 영양 정보를 꼭 읽고, 어떤 음식은 먹지 않겠다고 마음먹었는가?

이 장에서 소개한 정보들을 부디 맥락 안에서 이해하길 바란다. 정보들을 새로운 다이어트 십계명으로 끌어들여 족쇄로 채우지 말라. 제발 스스로를 돌볼 줄 아는, 몸의 시스템을 믿는 힘을 방해하지 말라. 먹는 음식을 감시한다든가, 몸이 불편하더라도 극적 변화를 위해서는 어쩔 수 없다는 식의 결론으로 넘어가선 안 된다. 건전한 과학은 다양한 음식을 즐기고 몸을 신뢰하면 자연스레 건강에 필요한 양분들을 섭취할 수 있다는 사실을 뒷받침한다. 지금은 자기 자신을 좀 더 알아가는 일에, 그리고 먹고자 하는 혹은 먹지 않으려는 욕구의 이면에서 벌어지는 아주 복잡한 상황을 알아가는 일에 집중할 때다.

덧붙일 것은, 이 장에서 소개한 정보들을 과대평가하지 말길 바란다. 환경과 생활방식이 방향을 잡는 데 영향을 미치지만, 운전석에 앉아 있는 것은 우리의 유전자들이다.

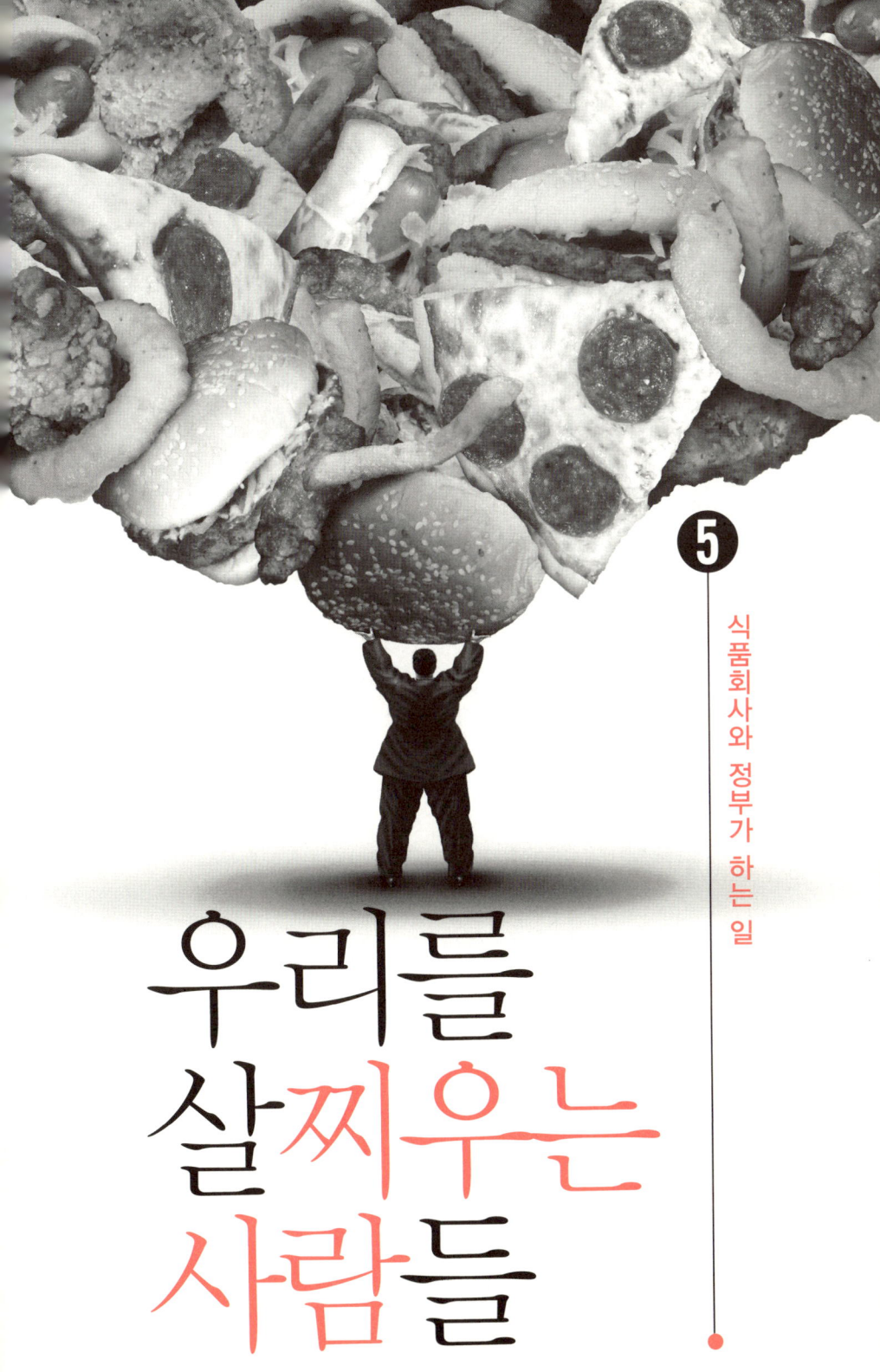

5

식품회사와 정부가 하는 일

우리를 살찌우는 사람들

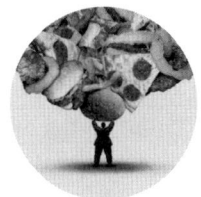

지금까지는 몸이 우리를 추동해 음식을 먹게 하고, 만약을 대비해 칼로리를 축적게 함으로써 생명과 활력을 유지시킨다는 얘기를 했다. 이제부터는 이야기 방향을 몸의 내부 메커니즘에서 외적 요인들로 바꿔, 과연 어떤 것들이 우리를 먹게 하는지 살펴보겠다.

이 장의 목적은 음식과 관련한 외적 요인들이 과연 어떤 방식으로 영향을 미치는지 명확하게 아는 것이다. 막후에서 어떤 일이 일어나는지를 알게 되면, 거대 기업들이 우리에게 주입하려는 믿음이 아닌, 우리 몸의 진짜 필요에 좀 더 가까이 다가갈 수 있다. 따라서 우리 몸과 생활양식에 진정 맞는 식품이 무엇인지 생각할 수 있는 유용한 정보가 될 것이다. 두려움을 조성해 정말 좋아하는 음식을 못 먹게 하려는 게 아니라, 우리의 원래 입맛을 되찾아 음식을 더 즐겁고 맛있게 먹을 수 있도록 도우려는 것이다.

맥도날드에서 퍼져 나오는 고소한 튀김 냄새에 저절로 침이 고이며 갈망의 노예가 되는 이유는 뭘까? 간단하다. 그런 파블로프의 조건반사를 얻고자 연구, 마케팅, 홍보에 수백만 달러를 쏟아부었으니까. 우리가 결국 선택하는 것은 우리에게 좋은 것이 아니라 기업들이 좋아하라고 말한 그것일 테니까.

범인은 패스트푸드 기업만이 아니다. 가공식품 제조사들 역시 우리의 미뢰, 욕구, 식습관, 음식 태도 등을 개조할 목적으로 기획된 갖가지 활동을 벌이고 있다. 그리고 영양사나 연구자, 언론인, 의사, 공무원 등 외부 세력들까지 끌어들여 자신들의 메시지를 전파한다.

그들의 전략은 놀라울 정도로 성공적이다. 현재 미국인이 식품에 지출하는 비용의 90%가 가공식품에 쓰이고 있으며[189] 대부분의 미국인은 자연산 통곡 식품보다 가공식품 맛을 더 좋아한다. 예로《요리사의 잡지 Cook's Magazine》가 실시한 블라인드 테스트 결과를 보면 요리사들도 진짜 바닐라보다 바닐라 향료를 더 선호하는 것으로 나타났다.[193]

기업이 주도하는 이러한 미각 및 섭식 태도 조작이 정부의 적극적 지원 아래 이뤄진다는 사실을 알면 더 심란해진다. 사실 정부는 겉으로는 국민 건강 증진이라는 입에 발린 소리를 운운하면서 실제로는 농업 보조금 및 기타 경제 정책들을 통해 통곡 식품보다 영양가가 떨어지는 가공식품의 소비를 권장하고 있다.

막후에서 어떤 일이 벌어지는지, 또 우리의 문화와 우리 자신이 어떤 식으로 조작되어왔는지 알고 싶은가? 돈의 향방을 추적하라.

돈 내놔!

식품을 개발하든, 제품을 홍보하든, 이미지를 창조하든 식품회사들의 목적은 하나다. 바로 돈! 그들이 이 일을 하는 것은 결코 우리의 건강을 돌보기 위해서가 아니다. 그러므로 그들이 우리의 건강 운운하더라도 절대 그 말을 믿어선 안 된다.

영리 기업은 주주 이익을 극대화할 의무가 있다고 경제법은 명시한다. 기업은 사회복지단체가 아니며, 공중보건이나 복지 향상을 위해 일할 책임은 없다. 기업의 경영자가 이윤보다 공중보건을 우선시하는 결정을 내린다면, 주주들에게 소송을 당할 수도 있다.

이런 사업 규칙은 대체로 기업은 사람과 달리 양심이 없음을 의미한다. 기업이 옳은 일을 할 때는 그 일이 이윤 증대를 위한 수단으로서 정당화될 때뿐이다. 건강 문제도 이런 식으로 진행된다. 만일 기업이 영양가 높은 식품이 판매 이윤이 크다고 판단하면 식품의 영양가를 높인다. 미국 연방정부가 트랜스지방 함량을 식품 라벨에 명시하도록 규정했을 때, 식품회사들이 트랜스지방을 뺀 새로운 제품을 출시한 까닭도 바로 그것이다. 소비자 건강을 생각해서가 아니다. 이제 꼼짝없이 '건강에 너무 안 좋은' 지방이 자기들 제품에 얼마나 많이 들었는지를 상세히 밝힐 수밖에 없었기에, 즉 매출 감소가 눈앞의 현실이 되었기 때문이다. 게다가 '트랜스지방 0%'라는 사실을 내세우면 건강식품이라는 인식을 심어주어 수익을 얻을 수 있기 때문이다.

이런 전략을, 공중보건 변호사 미셸 시몬이 창안한 용어를 빌리면 '영양 세탁nutri-washing'이라고 한다.[194] 예컨대 다국적 식품회사인 제너럴밀스 사가 자신들의 시리얼은 통곡물로 만들었다고 자랑하면서도, 여전히 설탕 범벅에 섬유소도 거의 없다는 사실은 굳이 말하지 않는 것을 말한다. 혹은 스키피 사가 저지방 땅콩버터라는 사실은 내세우면서 실은 전-지방full-fat 땅콩버터와 비교할 때 더 많은 양의 설탕을 넣고 칼로리 차이도 없다는 사실을 언급하지 않는 것, 혹은 슬림패스트 사가 비타민 분말을 첨가해놓고는 자신들의 셰이크는 식사 대용으로 먹을 수 있는 영양 식품이라고 주장하는 것도 영양 세탁에 해당한다.

미셸 시몬은 교활한 '영양 세탁'의 위험성을 경고한다. 즉, 식품사들이 소비자의 식품 선택을 돕겠다는 미명하에 자기들이 직접 영양 인증제도를 만들어왔다는 것이다. 다이어트 펩시가 펩시코 사의 '스마트 스팟' 영양 인증을 받은 제품이라는 사실에 사람들은 안심할 것이다.

정부보조금은 어디로 어떻게 흘러가나?

어떻게든 이윤을 확대하려는 와중에 식품사들은 유례없는 도전에 맞닥뜨린다. 경쟁은 치열하고, 따라서 어떻게든 대중들이 경쟁사 제품 대신 자신들 제품을 선택하도록 만들려면 공격적으로 덤벼들어야 한다. 그래서 쏟아부은 돈이 연간 360억 달러에 육박한다. 사람들의 마음을 사기 위해 그 막대한 돈을 들이는 가운데 식품사들은 광고비 지출이 두 번째로 많은 광고주로 등극했다.[30]

물론 모든 제품을 그런 식으로만 띄우는 건 아니다. 가령 감자를 팔아서는 이윤을 보기 힘들다. 그런데 약간의 노동력을 들여 별 볼 일 없는 감자를 포테이토칩으로 바꾸면? 짜잔! 막대한 이익이 눈앞에 떨어진다. 생감자 900g 값은 대략 1달러 정도, 이를 포테이토칩으로 가공하면 대략 8달러 이상으로 8배나 껑충 뛴다. 감자를 포테이토칩으로 바꾸는 일을 식품업계에서는 '부가가치'라고 부른다. 그런데 달리 보면 그건 우리의 건강을 희생시켜 쌓는 이윤이다. 원래 생감자에 있던 그 많은 좋은 영양 성분들이 가공된 감자칩에는 거의 남아 있지 않기 때문이다. 그저 우리의 지갑을 비운 속 빈 칼로리 덩어리일 뿐.

"하지만 난 구운 감자보다 포테이토칩이 좋은걸요." 이런 이의 제기를 하고 싶을지도 모르겠다. "나한텐 그게 부가가치예요. 그래서 돈을 쓰는 거고요." 좋다, 맛 취향에 대해서는 뒤에서 다시 얘기하겠지만, 사실 식품업계의 이윤 창출을 높이는 방향으로 우리의 맛 취향이 변해왔다고 해도 과언은 아니다. 지금 우리의 입맛은 식품업계가 기획한 바로 그 입맛과 일치한다. 어쨌거나 지금은 돈의 향방을 계속 추적해보기로 하자.

가공식품이 막대한 이윤 창출의 기회가 되는 것은 원재료 값이 놀랍도록 저렴하기 때문이다. 옥수수 약 27kg은 13만 칼로리가 넘는데, 이 정도면 한 사람이 두 달 이상 먹고 살 수 있다. 이 정도의 옥수수 가격이 4달러 정도니까, 다시 말해 옥수수로 1년을 살아가는 데 25달러도 안 든다는 얘기다.

이렇게 저렴한 것은 정부가 비용을 대서 저렴한 가격대를 유지시키기 때문이다. 농업은 다른 산업과 달리, 수요와 공급으로 가격이 정해지는 자유시장 원리에 따라 움직이지 않는다. 다른 업계는 수요가 많고 공급이 적으면 가격이 올라간다. 공급이 많고 수요가 적으면 가격이 낮아지고, 그러면 공급업자들은 생산을 줄여 가격을 올린다.

그런데 농업에서는 그 반대의 일이 일어난다. 농민이 농작물을 적정가에 팔지 못하면 정부가 그 분량을 수매한다. 이러한 보조금은 농작물 과잉 재배를 부추긴다. 농작물이 팔리지 않고 가격이 낮더라도 정부로부터 돈을 받기 때문이다.

그 대표 사례는 1970년대 초 옥수수 재배 농가에 지급한 농업보조금이다. 당시 정부는 주요 농업 법안에 따라 농민들에게 보조금을 지원하여 생산 비용과 시장 가격의 차액을 보상해주었다. 가령 옥수수 27kg의 생산비가 1달러인데 시장가가 75센트라면 정부가 손실분 25센트를 농가에 지불하고, 또 약간의 이익분까지 추가로 지원해주었다. 2005년 농업보조금이 총 227억 달러를 넘었으며, 향후 10년간 농업보조금 정책에 들어갈 금액은 1조 9,000억 달러를 웃돌 것으로 추정된다.[195] 곡물 재배 농가가 얻는 순수입의 약 50%가 정부보조금에서 나오는 것이다.[196]

반면 과일, 채소, 콩류, 견과류에 지원되는 보조금은 거의 없어서 이러한 작물의 가격은 상대적으로 비싸다. 설상가상으로 정부가 농업보조금 정책의 산물인 치즈, 우유, 돼지고기, 소고기 같은 잉여 식품들까지 매입해 '학교 급식 프로그램'을 비롯한 각종 식품 지원 프로그램에 공급하면서, 채소와 과일은 상대적으로 값이 비싸져 학교들은 구입을 망설이게 된다. 그러면 결국 영양가 낮은 잉여 식품들이 아이들과 저소득층의 식탁에 오를 수밖에 없다.

육류 및 유제품 산업이 보조금 정책에서 제외된 점이 이채롭지만,

아마 그러한 경제 지형에서는 최고의 승자가 아닐까 싶다. 즉 남아도는 옥수수는 대부분 소, 닭, 돼지의 사료로 쓰이고, 싼 사료 덕에 동물성 식품의 가격대가 상대적으로 낮게 유지된 것이다. 다시 말해, 맥도날드에서 1달러짜리 햄버거를 사는 일이 쉬워졌다는 얘기다.

이러한 장려책에 힘입은 농가들은 사람과 가축이 소비하는 것보다 훨씬 많은 옥수수를 생산했다. 게다가 1970년대에는 옥수수의 새로운 용도를 찾아냈다. 시중에 유통되는 거의 모든 가공식품에 함유된 그것, 바로 고과당 옥수수시럽이다. 외국산 설탕의 수입관세와 쿼터제를 고려하면 고과당 옥수수시럽이 왜 그렇게 저렴한 설탕 대체물인지 알 수 있을 것이다. 그래서 결국 식품 제조업체들이 고과당 옥수수시럽으로 1달러의 이윤을 볼 때마다 납세자들은 10달러의 비용을 지불한 셈이다.[197]

4장에서도 얘기했지만, 고과당 옥수수시럽은 설정체중 조절 센서들을 활성화하지 못하며, 따라서 집단적 체중 증가의 원인으로 작용했을 것으로 추정된다.

저렴한 옥수수로 가공식품 재료인 옥수수기름을 만든다. 패스트푸드 메뉴에 있는 거의 모든 품목은 저렴한 옥수수를 이용해 만든다. 치킨너깃은 옥수수 사료를 먹인 닭과 옥수수 전분 결합제로 만든 것이고, 옥수수기름으로 튀긴 프렌치프라이, 고과당 옥수수시럽이 들어간 탄산음료까지 대부분 그렇다.

보조금 지원 규모가 두 번째로 큰 농작물은 콩이다. 옥수수처럼 콩 역시 겉으로는 건강식품처럼 보인다. 하지만 대부분의 콩들은 콩기름으로 바뀌고, 그 콩기름에 수소가 첨가되면 가공식품의 트랜스지방 함유량이 과도하게 높아진다.

식품업계는 싼 콩을 이용해 전방위적으로 이윤을 창출할 방법을 찾아냈다. 식물성 기름 대부분은 콩을 원료로 하고, 콩 레시틴은 흔히 유화제로 쓰인다. 콩가루는 여러 가지 굽는 제품의 주재료로 쓰이고, 또 다양한 형태의 콩 단백질(분리 대두 단백질, 조직화 식물성 단백질, 가수분해 대두 단백질)은 패스트푸드 버거부터 단백질 분말, 동물 사료, 심지어 카드보드 지에 이르기까지 모든 제품에 첨가된다. 이렇게 만들어진 식품들은 대부분 우리 몸의 체중 조절 시스템을 우회한다. 그리고 영양학적 가치도 거의 없다.

이상의 사실들을 종합하면 결론은 이렇다. 정부 정책은 결국 옥수수와 콩을 통해 저렴하고 풍부한 공급 시스템을 구축하여, 의도하지는 않았으나 체중 증가를 촉진하고 더불어 건강을 손상시키는 식품들의 생산을 장려해온 셈이다. 열량 말고는 아무 영양가도 없는, 인공 향을 입힌 오렌지색 퍼프볼 도넛 한 봉지가 복숭아 한 알보다 생산 단가가 더 싸다는 사실이 말이 된단 말인가? 1985년에서 2000년 사이 과일, 채소 값은 40%나 오르고 청량음료 값은 25% 떨어졌다는 사실은 또 어떤가?[198]

이러한 가격 변화는 왜 가난한 사람들이 부유한 사람들보다 대체로 더 뚱뚱한지 그 이유를 일부 설명해준다. 즉, 정부보조금 덕분에 가공식품이 자연식품보다 더 저렴하고 접근성이 높아진 것이다. 그리고 옥수수, 콩과 같은 저렴한 천연 재료로 가공식품을 만들어내고, 그 과정에서 막대한 이익을 챙기는 새로운 산업이 급부상했다.

우리는 식품 소비 기계

식품회사들은 몸의 신호를 무시하게끔 우리를 유인할 이유가 있다. 더 많이, 더 많이 먹을수록, 그들은 더 많은 제품을 팔고 더 많은 돈을 벌 수 있기 때문이다. 배부를 때 그만 먹으면 그들 사업에 좋을 리 없다!

그들의 한 가지 전략은 가치에 대한 우리의 욕망을 공략하는 것, 즉 뭐든지 대용량화하고 가격은 조금 올리는 방법이다. 이러한 전략이 가능한 것은 소비자 구매를 유도하는 데 드는 노동 및 마케팅 비용에 비해 원재료 값이 훨씬 저렴하기 때문이다. 다시 말해, 거의 같은 가격에 대용량을 제공해도 회사 입장에선 용량의 증가분만큼 추가 비용이 발생하지 않는다. 이런 식으로 회사들은 대용량 제품 구매를 '좋은 거래'로 만들고, 더 많은 식품을 구매하고 더 많은 돈을 지출하도록 우리를 유인한다.

예를 들어 맥도날드의 L사이즈 프렌치프라이는 S사이즈보다 온스당 40%나 저렴하다. 실제 S사이즈를 먹어도 충분하지만, 10센트만 더 주면 L사이즈를 살 수 있으니 왜 S사이즈를 주문해야 하는지 의문이 들 것이다. 만일 대용량을 주문하고 절반만 먹거나 혹은 나머지 절반은 포장해 가져가서 다음 날 점심으로 먹는다면 그렇게 문제가 되지 않을 것이다. 하지만 연구 결과들에 따르면, 대용량을 주문하면 먹는 양도 늘어난다. 가령 M사이즈 팝콘을 제공하면 많은 이들이 충분히 먹었다고 느낄 것이다. 그런데 L사이즈 팝콘을 제공해도 그들은 역시 충분히 먹었다고 느낄 것이다. 펜실베이니아 주립대학의 한 연구팀은 1인분 제공량을 50% 늘린 파스타를 제공받은 사람들이, 그보다 적은 양을 제공받은 사람들보다 43%를 더 먹었다는 실험 결과를 보고했다.[199] 포테이토칩, 델리 샌드위치, 팝콘, 수프의 제공량을 늘렸을 때도 결과는 비슷했다.

사람들 대부분은 앞에 놓인 분량만큼 먹는다. 몸이 보내오는 내적 신호보다는 외적 신호를 통해 허기를 느끼도록 배워왔기 때문이다. 그렇기 때문에 내적 신호를 듣고 식이를 조절하는 일이 아주 중요해지는 것이다(섭식 억제자들은 외적 신호에 훨씬 더 취약하다). 식품산업의 전략이 눈부신 성공을 거두면서 오늘날 사람들은 끊임없이 몸의 필요를 넘어서는 칼로리를 섭취하고 있다. 이는 엄청난 이윤을 낳았지만, 우리의 건강에는 도움이 안 된다.

물론 칼로리에 신경 쓰는 사람들은 고열량의 대용량 식품을 달가워하지 않을 것이며, 대용량화 수법에도 넘어가지 않을 것이다. 그래서 식품산업은 이번엔 칼로리에 대한 두려움을 이용해, 아마 짐작하겠지만 훨씬 적은 분량에 훨씬 높은 값을 매기는 수법을 쓴다. 가령 100칼로리 과자 세트는 보통 일반 제품보다 온스당 2배 이상 비싸다. 또 린 퀴진 제품은 헝그리 맨 제품들보다 값은 훨씬 비싸지만 양은 아마 절반 수준일 것이다. 그런데 장기적으로 볼 때 그런 다이어트용 제품들이 실제로 섭취량 감소나 체중 감소 효과를 내는지는 입증된 바 없다.

대용량이든 소용량이든 식품회사들이 그런 식으로 이윤 창출의 길을 찾아낸다는 것이 실로 흥미롭다. 그들의 선전에 현혹되지 않아야 한다. 그들의 말이 아니라 진짜로 우리의 허기를 채워주는 것이 무엇인지에 주의를 기울여야 한다.

가공식품에 빠지는 생물학적 이유

생물학적으로 우리는 가공식품의 주요 성분들, 즉 설탕, 지방, 소금을 갈망하도록 진화해왔다. 식량을 구하기 힘들었을 때 고지방, 고당분 식품들은 포만감을 오래 지속시키고 더 많은 칼로리를 제공했으며, 소금 함량이 많은 식품들은 몸의 수분을 조절해주었다. 또 달콤하고 즙이 풍부한 잘 익은 딸기는 섬유질, 비타민, 미네랄, 식물성 화학물질 피토케미컬*을 얻을 수 있는 훌륭한 식품이다.

그런데 식품산업은 우리의 쾌락 반응을 유발하는 그 맛들과 다른 소중한 영양소들을 분리하며 우리의 생물학적 필요를 조작했다. 그래서 가공식품을 먹을 때 우리는 원래 얻어야 할 영양소들은 전혀 얻지 못하고 즐거움만 얻는다. 우리의 미뢰는 이런 새로운 식품에 적응해버려서 건강에 좋은 식품들은 더 이상 예전처럼 우리의 식욕을 자극하지 못한다. 지방이나 설탕, 소금, 인공감미료가 추가되지 않은 식품은 이제 그저 그렇고 밍밍하게 느껴질 뿐이다.

이해를 돕기 위해 우리가 어떤 방식으로 맛을 인지하는지 살펴보자. 가령 초콜릿을 먹을 때 어떤 일이 일어나는가? 우선 침이 초콜릿을 녹이면 그 초콜릿의 구성 분자들이 하나하나 분해되면서 우리의 미뢰들과 접촉한다. 그러면 신경들이 활성화되면서 뇌에 메시지가 전

***피토케미컬** : 식물이 품고 있는 생리 활성 화학물질로, 버드나무 껍질에서 추출한 아스피린, 말라리아 특효약 퀴닌, 발암물질 생성을 억제하는 페놀과 타닌 등이 대표적이다. 인체에서 혈중 콜레스테롤 저하 기능, 세포 손상을 억제하는 항산화 및 염증 감소 작용을 하여 의약품이나 식품 원료 개발을 위한 연구가 활발하다.

달되고, 이어 쾌락을 자극하는 화학물질인 오피오이드를 비롯한 특정 성분들이 분비되면서 혈류로 흘러든다.

설탕과 지방을 많이 먹으면 먹을수록 오피오이드의 방출량도 늘어난다. 그러면 우리는 기분이 상당히 좋아지고, 그 좋은 기분을 지속시키기 위해 더 많은 양의 지방과 설탕을 섭취하고자 할 것이다. 즉, 그런 식품을 과도하게 섭취하려는 강력한 신경화학적 욕구가 발생하는 것이다.

그 사이 오피오이드를 비롯한 '쾌락 화학물질들'은 혈류를 타고 시상하부로 가 메시지를 전달하고, 시상하부는 식욕을 조절하는 또 다른 화학물질들을 방출한다. 그 가운데 하나가 신경펩티드Y이며, 이 물질은 허기를 자극한다. 신경펩티드Y와 오피오이드가 하려는 말은 이거다. "좋았어, 초콜릿이다! 달콤하고 부드럽고 맛있어. 더 먹어!"

초콜릿은 또 휘발성 가스도 방출하는데, 그중 일부는 냄새도 풍긴다. 입안에서 초콜릿이 녹을 때면 더 많은 휘발성 분자들이 방출되면서 코나 입속으로 흘러들어 신경세포들을 자극한다. 그러면 그 신경세포들은 뇌로 더 많은 메시지를 전송한다. 우리가 맛을 인지할 때, 놀랍게도 음식 냄새가 입속 미각 수용체들보다 훨씬 더 큰 역할을 한다. 그 비중이 무려 90%에 육박한다! 감기에 걸리면 음식 맛을 잘 느끼지 못하는 것이 바로 이 때문이다. 콧물로 코가 막히면 휘발성 분자들이 콧속 후각신경까지 도달하지 못하고, 따라서 냄새 정보가 뇌에 전달되지 못하는 것이다.

몸속 세포들이 대부분 그렇듯, 맛과 냄새의 인지와 관련한 세포들 역시 고정되어 있지 않다. 생존 기간은 3주 정도뿐이며, 끊임없이 죽고 다시 태어난다. 이와 비슷한 방식으로 신경계도 신생 세포들과 끊임없이 새로운 연결고리를 만들어내고, 죽어가는 세포들과는 연결고리를 잃는다. 그 사이 그 세포들에게서 메시지를 받는 뇌 영역들에서도 세포 죽음과 재생이 끊임없이 반복된다.

단맛 따위의 특정한 맛에 관여하는 특정 수용체를 암호화하고 있는 유전자들은 누구에게나 있지만, 각 사람마다 그 유전자들의 작용은 다 다르다. 예를 들어 어떤 사람은 단맛 감지 유전자의 작용이 더 활발하게 일어나, 다른 맛보다 단맛에 관여하는 수용체들이 더 많이 만들어지고, 따라서 유독 단맛을 좋아한다. 반면 '짠맛' 수용체들을 암호화하는 유전자가 더 활발한 사람도 있는데, 평상시에 달콤한 파이보다 포테이토칩에 더 손이 간다면 바로 이런 이유다.

모든 유전자들이 그렇듯 미각·후각 유전자들의 활동성 역시 환경에 의해 일부 결정된다. 그런데 환경은 무엇을 말할까? 그건 바로 우리가 먹는 음식이다. 짠 음식을 많이 먹으면 '짠맛' 수용체 유전자들이 활발해지고, 단 음식을 많이 먹으면 '단맛' 수용체 유전자들이 활발해진다.

그뿐만이 아니다. 연구 결과에 따르면, 설탕과 지방이 많이 든 음식을 먹게 되면 식욕과 보상에 관여하는 뇌 영역들에 신경화학적 변화가 일어난다.[200, 201, 202] 그렇게 되면 근본적으로 뇌의 배선이 바뀌면서 달고 기름진 음식을 먹을 때마다 보상을 얻게 되는데, 이는 코카인에 중독된 사람이 그 약물을 사용할 때마다 '보상'을 얻는 것과 거의 비슷하다. 이런 사실을 눈치채기 전에 달고 기름진 맛에 중독되게 하는 것, 이것이 바로 식품업계가 바라는 바다.

하지만 먹는 음식을 바꾸어보라. 그러면 미각·후각 유전자의 활동성과 세포에 있는 수용체들의 유형, 뇌로 전달되는 신호들 역시 바뀐다. 초콜릿이나 커피, 신선한 딸기 같은 강력한 맛을 생각해보면 그런 맛의 작용이 느껴진다. 갓 딴 딸기를 깨물던 기억을 떠올려보자. 농익은 달콤한 맛의 분자들, 그 분자들은 딸기 맛과 관련해 수백 가지의 강력한 메시지를 뇌에 전달한다. 이 맛을 천천히 깊이 음미하며 씹으면 전해지는 메시지들의 깊이와 힘이 달라진다.

맛 분자들은 오래가지 못한다. 그래서 잘 익은 딸기를 따서 입에 넣기까지의 시간이 짧으면 짧을수록 맛도 좋다. 집 텃밭에서 방금 뽑았거나 농부들한테서 직접 사 온 채소가 마트의 농산물보다 맛이 좋은 것도 그 때문이다.

식품 가공 과정에서 수많은 맛 성분들이 파괴된다. 그래서 가공식품들은 성분을 바꿔 맛을 보강하지 않으면 진짜 식품만큼 좋은 맛이 날 수가 없다. 예로 체리 주스는 수확한 후 제일 먼저 가공 공장으로 보내지는데, 그때 이미 맛의 일부를 잃은 상태다. 그다음 분쇄 과정을 거쳐 좀 더 맛있어 보이게 하려고 맛을 주는 분자들을 조작한다. 훌륭한 조향사는 맛의 기적을 만들어낼 수 있다. 약간의 화학적 조작만으로도 이 책에서 갓 수확한 달콤한 체리 맛이 나게 할 수도 있다.

그런데 한 가지 문제는, 자연은 언제나 같은 결과물을 내놓지 않는다는 점이다. 다시 말해, 최종 제품의 맛을 모두 균일하게 하려면 원재료의 상태에 따라 가공 공정을 달리해야 한다. 그렇게 되면 일이 너무 많아진다. 하지만 아무것도 없는 하얀 도화지에서 작업을 시작하면, 레시피를 조정할 필요 없이 그냥 똑같은 맛내기 작업만 반복하면 된다. 그래서 식품 제조업자들은 가리움제(지방의 산화 방지, 식품의 변질을 예방하는 구연산, 글리신 등의 화학물질. 은폐제라고도 한다―옮긴이)를 사용해 식품 본래의 맛을 최소화한다. 그다음에 화학 향미료를 첨가해 원하는 맛을 만들어낸다. 이를 위해 체리 맛을 내는 주요 화합물이 어떤 것들인지 알아내고, 수백 혹은 수천 개에 달하는 분자들 하나하나가 아닌 바로 그 주요 화합물들을 그대로 흉내 내어 만들어낸다.

가공식품들이 원래 식품과 같은 맛을 내지 못하는 것이 바로 이 때문이다. 만들어낸 맛은 훨씬 더 일차원적이다. '체리 맛'은 진짜 체리 맛보다 더 강렬할 수는 있어도, 체리 본연의 그 복잡 미묘한 맛은 없다. 이는 싸구려 갈로 와인과 훌륭한 보르도 와인의 차이와 같다.

배고픔 신호에 주의를 기울일 줄 알게 되면, 과연 내게 어떤 맛이 만족스러운지에 더 많은 관심을 쏟게 된다. 과즙이 풍부한 오렌지와 과즙을 농축해 만든 오렌지 주스의 차이를 알 수 있다. 진짜 체더치즈 덩어리와 미국식 슬라이스 가공치즈의 차이를 알 수 있다.

미국인들은 식비의 90%를 가공식품 구입비로 쓴다. '진짜' 음식의

천연의 함정

'천연의 맛'이란 상술에 속지 말라. 천연의 맛은 식물이나 동물에서 비롯되었다는 뜻이지, 식품 자체에서 온 맛이라는 얘기가 아니다. 보통 '천연의 맛'은 박테리아(세균), 효모, 곰팡이를 배양해 그것들이 발효 중에 발생시키는 맛 화합물들을 포집해 만든다. '천연 사과 맛'은 아마 과수원에서는 한 번도 본 적 없는 화합물들로 만들어졌을 것이다. 그런 맛이 과연 천연일까? 하지만 '천연'이란 말은 분명 구매력을 자극한다.

맛을 누리지 못하고 있다는 얘기다. 우리의 미각과 후각 수용체들은 조향사들이 실험실에서 만들어낸 가공의 맛에 너무나 익숙해져 일차원적인 맛의 강렬함을 기대하고, 그 맛이 혹여 입맛에 맞으면 적극적으로 요구하기에 이르렀다. 그래서 진짜 사과를 먹을 때 사과 맛을 내는 수백 가지 화합물의 그 복잡 미묘함을 감지하지 못하고, 따라서 밍밍하고 맛없게 느껴진다. 식품업체들이 맛을 '좋게' 하기 위해 가공식품에 집어넣는 그 강렬함을 갈망하기에 이른 것이다. 그리고 수익성 없는 '진짜' 비가공 식품들은 외면한다. 사정이 이러하니 건강에 좋은 과일과 채소보다 패스트푸드를 좋아하는 사람이 더 많아질 수밖에.

교활한 식품회사

식품회사들은 자신들이 만든 식품에 긍정적인 이미지를 입히려 갖은 애를 쓴다. 소비자를 유혹해 지갑을 열게 하려는 것이다. 그들이 구사하는 한 가지 전략은, 자신들 식품이 영양적으로 이점이 있다는 것, 건강에 해로운 식품이 아님을 강조하는 것이다. 기업들은 이런 방식으로 대중의 믿음을 조작한다. 그리고 결과는 놀라울 정도로 성공적이다.

전략은 광고에서 시작한다. 전국으로 유통되는 식품들의 단일 품목당 광고비는 영양 교육에 지출되는 정부 예산보다 무려 10~50배나 많다.[203] 예로 전국으로 광고하는 한 초코바의 평균 광고 예산은 5,000만 달러, 한 청량음료의 광고 예산은 1억 달러에 이른다. 그런데 과일과 채소 홍보에 들어가는 연간 정부 지출은 고작 200만 달러다. 과일,

채소, 곡물, 콩류 홍보에 들어가는 비용은 총 광고비의 2.2%에 불과하다. 반면 즉석식품, 사탕, 초콜릿, 과자, 주류, 청량음료, 디저트류의 광고에 들어가는 비용이 70%를 차지한다니,[30] 엄청난 격차다. 하지만 광고는 식품산업이 우리 입맛과 영양에 대한 인식에 영향을 미치는 작은 일부에 지나지 않는다. 그들은 보건단체와 전문가들을 통해 자신들의 메시지를 전파하려고 은밀한 막후 활동을 벌인다.

식품업계, 제약회사, 의사, 정부의 더러운 유착

식품산업은 당뇨병협회와 심장협회 같은 비영리 보건단체의 든든한 후견인이다. 두 집단의 재정적 결속 관계를 알면 식품영양과 관련한 그들의 주장을 좀 더 분별력 있게 들을 수 있다. 예로 네슬레 사는 2003년에 10만 달러가 넘는 돈을 당뇨병협회에 기부했다.[204] 그리고 놀랄 것도 없이 당뇨병협회는 자기 회원들은 물론, 자문을 구해오는 사람들에게 네슬레 제품 정보를 발송한다. 또 심장협회의 '새로운 단계의 구상FRESH Steps Initiative' 출범식에는 서브웨이 사의 최고 경영자가 참석해 사업 출범을 선포했다. 2002년 이래 서브웨이가 심장협회에 기부한 액수는 400만 달러, 2007년 한 해의 기부 액수는 무려 700만 달러에 달한다. 그 답례로 서브웨이는 심장협회의 슬로건 '심장병과 뇌졸중에 맞서 싸웁니다'의 사용을 승인받았다.

켈로그의 코코아 프로스티드 플레이크가 정말 '심장 건강에 좋은' 시리얼이라고 생각하는가? 포스트의 시리얼은 안 좋고? 그럴 리 없다. 다만 켈로그는 심장협회에 '심장 건강에 좋은'이라는 라벨 값을 '지불'했고 포스트는 그러지 않았을 뿐이다. 공익과학센터의 추산에 따르면, 2002년 심장협회가 '심장 건강에 좋은' 라벨 사용료로 벌어들인 돈은 200만 달러가 넘는다.[204]

2003년 미국소아치과학회는 코카콜라로부터 100만 달러를 받았다.[204] 이에 대해 소아치과학회의 데이비드 커티스 회장은 이렇게 변명한다. "어린이들의 구강 질환과 관련해 청량음료가 정확히 어떤 역할을 하는지에 대한 과학적 증거는 확실치 않다." 정말 그럴까?

미국가정의학회는 코카콜라와 파트너십 결성을 발표했다. 향후 코카콜라가 미국가정의학회의 웹사이트에 게재될 음료 및 감미료 관련 소비자 교육 콘텐츠 개발비를 미국가정의학회에 제공할 거라고 밝혔다.[205] 여기에 무슨 논평이 필요하겠는가? 다만 항의 표시로 회원증을 찢어버린 의사들에게 찬사를 보낼밖에.

미국영양학협회가 주최하는 학회에 가보면 누가 돈을 대는지 빤히 보인다. 아마 대규모 식품 제조업체들은 전부 거기에 있을 것이다. 미국영양학협회의 초콜릿 영양 보고서를 보면 이런 말이 나온다. "포화지방을 경계하는 사람들에게 초콜릿은 더 이상 우려의 대상이 아니며…… 사실상 심장 건강에 좋은 섭식이 될 수도 있다." 이 보고서의 후원사는 M&M을 비롯해 수많은 초콜릿 바를 만들어내는 마르스 사다. 미국영양학협회의 음료에 관한 보고서는 이렇게 말한다. "보통의 탄산음료에는 칼로리가, 우유와 주스에는 칼로리와 비타민과 미네랄이 들어 있다. 따라서 모든 음료는 균형 잡힌 식단의 한 자리를 차지할 수 있다."[206] 이 보고서의 후원사는? 전국청량음료협회다.

또 미국영양학협회의 통조림 음식에 관한 보고서는 "통조림 음식으로 만든 요리도 신선한 재료나 냉동 재료로 만든 요리 못지않게 영양가가 높다"라고 하는데, 과연 이 보고서의 후원사가 어딜까? 바로 철강포장재위원회다. 맥도날드는 〈간편식의 영양〉이라는 보고서의 후원사, MSG 조미료를 만드는 아지노모토味の素 사는 〈식품 알레르기와 과민증〉에 관한 보고서의 후원사다. 이런 보고서들은 보통 기업의 홍보부나 홍보업체들이 작성하며, 자신들이 만든 제품이나 영업 이미지 제고를 목적으로 한다.[204]

고영양 식단에서 초콜릿과 청량음료도 한 자리를 차지할 수 있다는 저들의 주장에 대해 언쟁하자는 게 아니다. 세계 최고의 영양 교육 기구의 이름 뒤에 숨은 마르스 사나 청량음료협회의 영양 교육을 우리가 과연 얼마나 받아들일 수 있겠는가?

기업 후원의 목표는 당연히 이윤 창출이며, 그런 투자는 반드시 결실을 맺는다는 사실은 충분히 입증된다. 예로 기업 후원을 받는 연구는 독립 연구보다 긍정적 결과를 보여줄 가능성이 훨씬 크다. 한 보고서에 따르면, 음료 소비에 관한 과학 논문들 중에서 기업 후원을 받은 논문들이 후원을 받지 않은 논문들보다 4~8배 정도 더 후원사의 경제적 이익에 유리한 내용을 담고 있었다.[207] 하버드 대학에서 나온 한 조사 결과는 연구에 미치는 기업의 영향력을 보여준다. 연구자들은 인가를 받은 미 전역의 의과대학을 대상으로 연구자들과 후원사들의 관계를 평가하는 설문조사를 실시했다.[208] 설문에 응한 의과대학들 중 절반은 제약회사들과 의료기기 제조사들에, 학술지에 실릴 그들 제품에 대한 논문 초안을 직접 작성하게 할 것이라고 답했다.

사람들이 영양과 관련해 가장 신뢰하는 전문가는 의사들이다. 그런데 의사들은 영양 교육을 거의 받지 않는다. 국립연구회의의 보고서에 따르면, 전 수련 과정 동안 의사들이 받는 영양학 수업은 평균 21시간이며, 대부분의 의과대학은 거기에도 못 미친다.[209] 게다가 그 영양 교육은 의학영양Nutrition in Medicine과 의학영양 커리큘럼 사업Medical Nutrition Curriculum Initiative에서 제공하는 커리큘럼을 사용하는데[210] 이들 단체의 후원사들이 계란영양위원회, 다농 연구소, 우유생산자협회, 낙농협회, 네슬레 임상영양, 백스터 헬스케어 사 등이다. 이런 동물성 식품이나 약을 파는 사람들의 연합체가 과연 편파적이지 않은 영양 정보를 내놓으리라 생각하는가?

지금까지는 비영리단체, 전문 단체, 학계, 의사들의 검은 공조를 살펴봤는데, 그 밖에 또 다른 공조자는 없을까? 설마 정부도?

자, 아래와 같은 식품이 있다고 해보자.

- 붉은색 육류만큼이나 포화지방, 콜레스테롤이 많이 들어 있다.
- 난소암 발병 위험 증가와 높은 연관성을 갖는다.[211, 212, 213, 214]
- 유전적으로 취약한 아이들에게 제1형 당뇨병을 유발할 수 있는 (아직 확실한 결과는 나오지 않았다) 단백질이 들어 있다.[215, 216, 217]
- 유방암, 전립선암의 발병 위험 증가와 강한 연관성을 드러내는 호르몬 IGF-1*이 들어 있다.[218, 219, 220, 221]

* IGF-1 : 단백질 호르몬으로, 정상적인 소화 과정에서 분해된다는 의견이 지배적이다. 그런데 지금까지 다수의 연구들은 우유를 마시는 사람들에게서 IGF-1 수치가 상승한다는 사실을 보고하고 있다.

- 대부분의 사람들, 특히 아프리카계와 아시아계 미국인에게 가스, 위경련, 복부 팽만, 설사 등의 증상을 유발한다.[222]
- 로켓 연료의 성분인 과염소산암모늄 오염도가 환경보호국의 안전 기준보다 5배나 높다.[223, 234]

과연 당신이라면 이런 식품을 정부의 아동 급식 프로그램의 필수 메뉴로 정하겠는가? 모든 아동에게 매일 세 잔씩 이걸 마시라고 권하겠는가? 당시의 미 보건복지부 장관 도나 샬라라가 광고에 출현해 이 식품을 홍보하는 모습을 가만히 지켜보고만 있었겠는가?[225]

자, 여기서 말하는 식품은 우유다. 놀랍게도 우유가 뼈를 튼튼하게 해준다는 통념을 뒷받침해주는 증거는 없다.[226] 유제품 소비와 뼈 건강의 관계를 조사한 1985년과 2000년 사이의 모든 논문을 검토한 후 그중에서도 잘 통제되고 강력한 자료를 제시한 실험 결과들을 보니, 유제품과 뼈 건강 사이에 관련성이 없음을 보여주는 실험 결과는 57%, 도움이 된다는 실험 결과는 29%, 유제품이 사실상 뼈 건강을 해치는 것으로 나타난 실험 결과는 14%에 달했다.[227]

또 78,000명의 여성을 추적 관찰한 연구에서도 우유 섭취량이 많으면 골절 사고나 골다공증이 줄어든다는 증거는 발견되지 않았다.[228] 연구자들이 밝힌 사실은, 일주일에 두 잔 이상의 우유를 마신 여성들이 한 잔 이하의 우유를 마신 여성들보다 골반 골절 위험이 더 높다는 것이었다.

물론 우유에는 뼈를 튼튼하게 해주는 칼슘이 들어 있지만, 더불어 칼슘을 배출시키는 산성 아미노산도 들어 있다. 유제품을 많이 섭취하는 이들의 골다공증 발병률이 낮지 않은 일부 원인이 바로 여기에 있을 것이다. 따라서 뼈 건강의 증진을 위해 칼슘 소비를 늘리는 것보다는 칼슘 손실을 줄이는 방법이 더 현명하다.

우리는 건강하고 튼튼한 몸을 위해서는 유제품 섭취가 필수적이며, 따라서 모든 어린이는 매일 우유를 마셔야 한다고 믿으면서 자랐다. 그런데 알고 보니 이는 근거 없는 믿음일 뿐이었다. 낙농협회는 강력한 로비를 통해 보건 관료들을 움직여 그 믿음을 강화한다. 또 그들은 영리한 마케팅 전략을 펼친다. 학생들을 대상으로 한 영양 교육에 쓰이는 대부분의 교수 자료를 만들어 공급한다. 이런 방식으로 그들은 공공 서비스라는 명목하에 우리의 믿음을 조작했다.

여기서의 요점은 우유는 독이며 멀리해야 한다는 것이 아니다. 다만 홍보되는 내용만큼 그렇게 완벽한 식품은 아니라는 것이다. 유제품 홍보를, 유제품의 건강 증진 효능에 대해 거의 종교에 가까운 견고한 믿음을 요구하는 것은 과학적 데이터가 아니라 '정치'다.

오늘날 대부분의 아동 영양 프로그램은 우유를 반드시 제공하라고 요구한다. 정부는 급식 프로그램을 통해 우유를 홍보할 뿐만 아니라, 보조금 정책을 통해 낙농 농가의 이익을 근본적으로 보장한다.[229] 이러한 보조금 지원은 의회에서 가장 큰 영향력을 행사하는 낙농업계의 강력한 로비의 결과다.[229]

정부가 업계의 영향력에 그렇게 취약한 한 가지 이유는 국민 영양 교육을 담당하는 주무 부처인 농무부 내에 존재하는 이해 갈등이다. 농무부의 '농업'에 주목해보라. 이 부처의 또 다른 목적은 농업의 증진이며, 이들의 권장 식품들은 일부 농업 관련 산업을 도우려고 기획된 것들이다. 이러한 이중적 역할은 이따금 갈등을 유발하며, 따라서 많은 경우 국민 영양 교육은 업계의 이익과 소비자 이익의 절충안이 될 수밖에 없다.

일례로 미 농무부는 1991년 '올바른 섭식 피라미드'를 발표하려다 육류 및 낙농업계의 반대에 부딪쳤다. 피라미드에서 육류 및 유제품의 위치에 반발한 것이다. 결국 농무부는 발표 계획을 취소하고, 육류 및 낙농업계의 요구 사항을 대폭 반영한 '식품 안내 피라미드'를 내놓았다.[230] 영양학을 공부하는 이들이라면 쉽게 받아들일, 가령 "육류 섭취를 줄여라" 따위의 조언을 정부가 나서서 하기란 결코 쉽지 않다. 강력한 영향력을 지닌 관련 업계의 기분을 상하게 할 게 분명하기 때문이다. '식품 안내 피라미드'의 '살코기를 선택하세요' 같은 말은 비록 과학적 의미는 떨어져도 육류업계의 구미에는 잘 맞는다.

미 농무부는 '학교 점심 급식 프로그램'과 '학교 아침 급식 프로그램'을 운영한다. 그 덕분에 수백만 명의 저소득층 학생들이 매일 무료로, 혹은 저렴한 값으로 점심과 아침을 먹을 수 있다. 그런데 문제가 있다. 학생들이 먹는 영양의 질이다.

앞서 얘기했지만 미 농무부는 초과 생산된 수백만 파운드의 쇠고기, 돼지고기, 기타 육류를 매입해 학교 급식 프로그램에 공급하지만, 더 영양가 높은 다른 식품은 보조금을 지원하지 않는다. 그러면 학교들로서는 딜레마에 빠질 수밖에 없다. 햄버거 대신 베지 버거(곡물과 채소로 만든 패티를 넣은 버거로, 트랜스지방이 거의 없다―옮긴이)를 제공하려면 비용이 2배나 늘어날 수 있기 때문이다. 그 결과 정부의 '학교 영양 식이 평가 연구'에 따르면, 무려 80%의 학교들이 연방정부의 가

이드라인을 따르느라 학생들에게 동맥경화 유발 식품을 제공하고 있다고 밝혔다. 이런 상황은 육류업계에 상당히 큰 이익이 될 텐데, 특히 어렸을 때 길들여진 입맛이 얼마나 중요한지를 생각하면 더욱 그렇다. "어렸을 때 낚아라. 평생 단골이 될 것이다."

농무부와 민간 업계 사이에 일어나는 회전문 현상은 건강한 영양 정책 수립에 큰 걸림돌이 되어왔다. 가령 조지 W. 부시 대통령은 100여 명 이상의 전직 로비스트나 변호사, 대변인을 고위 관리로 임명해 그들이 한때 몸담았던 업계의 관리감독을 맡기기도 했다.[230] 또 한때 업계 이익을 대변했던 사람이 관료가 되어 과거에 일했던 업계에 이익이 되는 방향으로 정책을 만들거나 추진한 사례들도 많다.

공직을 가진 공식적인 활동은 아니어도, 농산물 업계의 종사자들이 정부위원회에 들어가 영양 정책 수립에 참여하는 경우도 있다. 담배 연기가 건강에 미치는 영향에 대한 정확한 정보가 필요하다고 치자. 담배회사에 전화를 걸어 물어보겠는가? 말도 안 되는 소리일 것이다. 그러면 정부의 영양 정책 수립을 돕는 위원회가 식품업계 종사자로 구성된다면? 이 역시 말도 안 되는 일이다.[230] 하지만 바로 이런 일이 벌어지고 있다. 농무부와 보건복지부는 학교 급식 프로그램과 같은 정부 주도의 모든 식품 프로그램에 기초가 되는 '미국인을 위한 식이 가이드라인'을 만드는데, 그 위원회 위원들 절반 이상이 육류, 유제품, 설탕, 가공식품, 달걀, 보조식품 산업계와 광범위한 유대 관계를 맺고 있는 사람들이다.

우리가 먹고 있는 것은 영양이 제거된 공업 식단

칼로리 섭취량은 지난 몇십 년간 급격히 증가해왔으며,[159] 이는 가공식품과 동물성 식품 탓이다.[136] 이런 식품들이 식품산업에 큰 수익을 가져다주는 것은 우연의 일치가 아니다.

오늘날의 식품 제조 방식이 도입되기 이전에 우리가 먹을 수 있었던 식품들은 농가에서 키우고, 영양이 풍부한, 우리 몸의 체중 조절 시스템에 메시지를 보내는 것들이었다. 우리 몸은 그 신호들을 읽었으며, 따라서 우리는 몸의 필요에 따라 칼로리를 섭취했다.

하지만 식품 가공이 시작되면서 상황은 바뀌었다. 오늘날의 '공업 식단'에 많이 함유된 포화지방, 트랜스지방, 고혈당 탄수화물의 싸구려 칼로리는 체중 조절 시스템에 옛날 식품들만큼 강력한 메시지를 보내지도 않고 허기를 잠재우지도 못한다. 그 결과 대부분의 사람들은 충분한 칼로리를 섭취하고도 포만감을 느끼지 못하고 계속 먹게 된다. 사정이 이러하니 많은 역학 조사들이 값싼 가공식품 소비량과 체중의 긴밀한 상관관계를 입증하려는 것도 당연하다.[231]

공업 식품이 미치는 영향은 체중을 훨씬 넘어선다. 오늘날 흔히 발생하는 만성 질환은 식품산업에서 직접적 원인을 찾을 수 있다. 당뇨병이나 암, 심혈관 질환 같은 '풍요의 질병'이 없던 나라에서 살던 사람들이 미국으로 이주해 살면서 이런 질병들에 취약해진 상황을 보여주는 자료들도 있다. 아시아, 라틴아메리카, 북아프리카, 중동의 많은 나라와 사하라사막 이남의 아프리카 도시들도 지난 몇십 년간 이런 질병(과 체중)의 증가와 식이 형태 변화를 경험해왔다.[232]

공업 식단의 대안으로 소위 '건강식품'으로 권장되는 식품들이 있지만, 이 역시 업계의 이익만 강화할 뿐이다. 이런 식품들은 지방을 줄였거나, 설탕 대신 인공감미료를 썼거나, 섬유질이나 콩단백질의 함량을 올렸거나, 영양 성분을 첨가했을 뿐이다.

불량식품을 부추기면서 책임은 각자 알아서

식품산업은 개인에게 책임을 떠넘기는 방식으로 산업을 방어한다. 식품업계의 후원을 받는 위장 단체인 소비자자유센터의 핵심 전략은 "개인의 책임을 강화하고 소비자의 선택권을 보호하는" 것이다.[194] 그러니까 "아무도 치킨볼을 사 먹으라고 강요하지는 않는다"다. 정부 역시 소비자 개인이 잘 알아보고 더 나은 선택을 하라고 하면서 업계의 전략에 힘을 실어준다.

하지만 저들이 강조하는 선택의 자유와 사전 동의는 영 꺼림칙하다. 정부 부처들은 마땅히 기업의 이윤보다 공익을 위해 일해야 하지만, 기업과 산업은 마땅히 기본적인 사회적 책임을 져야 하지만, 수익과 이권 앞에서 이런 책무를 저버린다.

기업과 정부가 우리의 건강과 행복을 담보로 식품의 생산과 배분을 마음대로 결정해온 사실을 보고 있노라면 분노를 느낀다. 배고픔은 시장 점유를 위해 조작될 수 있는 상업적 자산이 아니라 지혜로운 우리 몸이 보내오는 귀중한 신호이고, 음식은 판매 단위가 아니라 귀중한 영양의 보고이며, 우리 몸은 제품 소비 장치가 아니라 귀중한 생명의 선물이다.

　식품 선택은 물론 개인이 책임져야 할 문제다. 하지만 우리의 선택이 결코 진공 상태에서 이뤄지지 않는다는 사실을 아는 것은 매우 중요하다. 우리의 선택은 싸구려 불량식품을 권장하는 정부 정책들로 오염된 환경에서, 그리고 몸의 불신과 과식을 부추기고 설정체중을 올리고 건강을 해치는 성분들로 뒤범벅된 음식의 섭취를 부추기는 일에 수십억 달러의 돈이 마구 뿌려지는 환경에서 이뤄지고 있다.

식품사와 언론이 좋다고 말하면 일단 의심하라

좋은 식품과 정확한 정보를 제공해야 할 자신들의 책임에 우리가 눈을 돌리지 못하도록 끊임없이 방해 공작을 펴는 식품업계와 정부를 방관하지 말라. 우리는 그릇된 생각들과 정책, 그리고 탐욕에 속아왔다. 현재 우리의 식품 환경은 대대적인 손질이 필요하다. 법을 완전히 바꿔 문제를 없앨 수는 없어도, 우린 분명 폭로할 수 있으며 업계와 정부의 더 많은 노력을, 더 나은 노력을 촉구할 수 있다.

　또 개인적인 차원에서 우리들 역시 변화를 모색할 수 있다. 새로운 발암물질이 검출됐다고, 기적의 식품이 나왔다고, 세상이 떠들어댈 때마다 가슴을 쓸어내리거나 열광할 필요 없다. 유행들, 신문 머리기사, 최신 연구 결과들도 일단 의심하라. '미디어 정보 해독력'을 키우라. 그래야 속지 않는다. 거짓 신화들, 거짓 정보에 쉽게 넘어가지 않으려면 공부하는 소비자가 되라. 의심스러우면 기본으로 돌아가라.

자연에서 직접 가져온, 인간의 간섭을 덜 받은 식품을 먹으라. 그리고 무엇보다 영양 풍부한 음식을 먹는 즐거움을 되찾는 일, 그리고 건강한 체중을 유지하는 몸의 능력을 되살리는 일이 가장 중요하다.

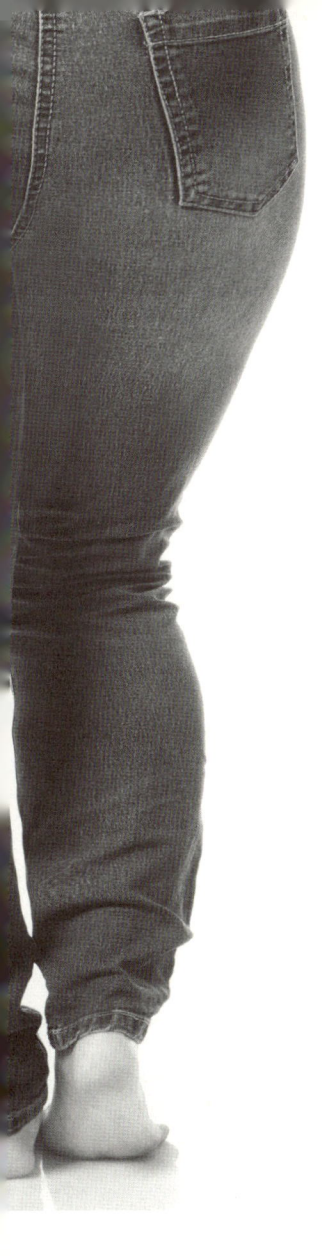
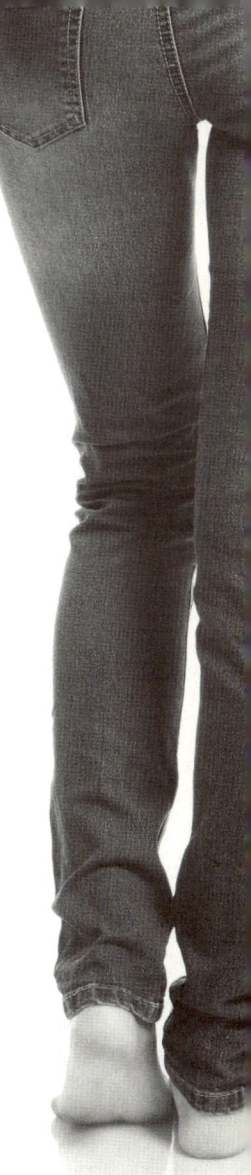

뚱뚱한 게 뭐?

❻ 우리가 몰랐던 비만의 진실

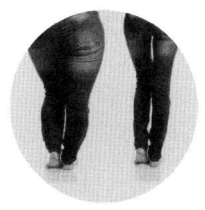

미 보건당국 최고위 공중위생국장을 지낸 리처드 카모나는 비만을 "우리 내부에서 일어나는 테러, 대량 살상 무기 못지않은 실제적인 위협"이라고 말했다.[233] 이런 엄중한 선언이 내려진 때는 테러리스트들이 세계무역센터를 파괴한 지 6개월이 지나서다. 당시 사람들의 마음은 테러 공포에 휩싸여 있었다.

온 가족이 모인 식사 자리에서 어머니가 으깬 감자 요리 위에 걸쭉한 그레이비소스를 한 국자 퍼 부으며 "자, 많이들 먹어라. 잘 먹어야 건강해지지!"라며 채근하고, 접시를 비우기 무섭게 계속 생크림 가득 얹은 사과 파이를 담아준다면, 지체 말고 바로 경찰에 신고하라. 이런 위험천만한 여성은 당장 가두어야 하지 않겠나.

자, '유행성 비만병'의 근저에 있는 무서운 광기를 보라. 테러리스트는 공항과 도시뿐 아니라 우리의 부엌에도 있다. 치즈버거, 프렌치프라이는 대량 살상 무기, 뚱뚱한 이는 살아 숨 쉬는 치욕 덩어리다.

비만은 어떻게 '질병'으로 둔갑했나?

"매년 미국인 40만 명 이상이 과체중과 비만*으로 목숨을 잃고 있으며, 이런 추세라면 머지않아 비만은 흡연을 제치고 사망 원인 1위로 올라설 것이다."[234] 세계적 권위를 자랑하는 미국의학협회저널 《JAMA》에 게재된 질병통제예방센터의 보고다. 이 언급은 질병통제예방센터와 미국의학협회저널이 전방위로 배포한 보도자료의 힘을 받아 언론의 주요 뉴스를 장식했으며, 대중지와 과학 저널의 인용 횟수를 수만, 수천 건으로 올렸다.

하지만 당국은 분석에 계산상 오류가 있었음을 보고서를 통해 다시 인정했다.[235] 역학자들이 더 정밀한 방법과 새로운 데이터를 사용해 분석해보니 보고된 추정치가 15배나 부풀려진 것이었다. 이로써 잘못된 계산을 바로잡아 비만과 과체중으로 인한 연간 초과 사망자가 26,000명으로 줄었으며, 이는 총기나 술, 자동차 사고에 따른 사망자 수를 훨씬 밑도는 수치였다.[235] 이러한 보고서를 낳은 막후 정치에 대해서는 이 책 뒤에 나온다.

더 나아가 비만과 과체중을 따로 떼어놓고 보면 더 흥미로운 사실이 드러난다. 우선 '과체중'인 사람들이 '정상' 체중인 사람들보다 더 오래 산다. 2000년의 경우, 과체중인 사람의 사망 건수는 정상 체중인 사람들의 예상 사망 건수보다 86,000건이나 적었다. 그리고 또 한 가

*흔히 비만도를 측정하는 지표는 '체질량지수Body Mass Index'로, 몸속 지방량을 구하는 것이다. BMI를 구하는 방법은 몸무게(kg)÷{신장(m) x 신장(m)}이다. 통상적으로 BMI 19~25는 정상, 25~30은 과체중, 그 이상은 비만으로 분류된다.

지는, 비만 그룹의 초과 사망자들은 체질량지수가 35 이상인 극단적 범주에 속해 있었다는 사실이다. 하지만 비만 그룹의 대다수는 그 극단적 범주에 못 미치는 체질량지수 30~35 사이에 속해 있었다.

정말 충격적인 사실은, 질병통제예방센터가 이 새로운 분석 결과를 발표하지도, 공중보건 메시지를 바꾸지도 않았다는 것이다. 결국 애초의 분석 결과를 이용해 비만과의 전쟁을 정당화한 꼴이 되어버렸다. 그 이유가 뭘까? '과체중'인 사람들의 건강을 그렇게 걱정하는 사람들이

'비만'은 그릇된 용어

요즘엔 뱃살이니 젖살이니 나잇살 따위의 애교스러운 살들은 없다. 과체중이거나 비만, 둘 중 하나다. 이 장에서 '과체중'과 '비만'이란 용어를 사용하는 것은 이들 용어가 통상적으로 의학 용어로 이해되고, 대부분의 연구들과 견해가 두 용어에 기대고 있기 때문이다. 하지만 건강 상태를 논할 때 이런 식의 범주 설정은 무의미하며, '과체중'과 '비만'이란 용어는 핵심에서도 엇나가 있다. 도대체 적정 체중이 얼마란 말인가? 정확히 얼마나 체중을 넘기면 건강하지 못하다고 확정할 수 있는 건가? 그런 체중은 없다. 게다가 '비만'이란 말은 '왕성한 식욕에서 유발된다'는 그릇된 의미를 전달하고 있다.

이런 용어들은 신체를 치료 대상으로, 병으로 상정한다. 이 장을 제외하고 다른 장에서 '비만' 용어를 거의 쓰지 않는 까닭이 바로 이것이다. 대신 이 책에서는 '지방'이라는 보다 적절한 용어를 쓴다. 요즘엔 '지방'이란 용어를 경멸적 의미가 제거된 서술적 용어로 인식하려는 움직임도 활발하다. 많은 지방 수용fat-acceptance 활동가들과 뚱뚱한 사람들의 삶의 질을 높이려는 인권 단체인 전국지방수용촉구협회NAAFA가 그러한 변화를 이끌고 있다. 이들은 뚱뚱함 역시 신체 다양성의 한 형태로서 피부색이나 성적 취향의 다양성처럼 존중받아야 한다고 주장한다.

이 기쁜 소식에 왜 가만있는가? 이뿐만이 아니다. 질병통제예방센터의 새로운 보고서를 보면 '저체중'인 사람들의 연간 총 사망자가 두 비만 범주('과체중'과 '비만')의 사망자보다 약간 더 많다는 흥미로운 사실을 알 수 있는데, 이는 공중보건의 관심이 마른 몸의 위험성으로 옮겨가야 한다는 주장이 더 설득력이 있음을 보여준다.

질병통제예방센터는 위기를 부풀리는 선에서 멈추지 않고 위기 제조에 가담해왔다. 26,000명의 희생자가 발생했다고 비만, 과체중을 유행병으로 선포할 수는 없다. 지금 우리에겐 공포감 조성과 무지의 병이 유행할 뿐이다. 아래 문장에 대해 잘 생각해보라.

1. 과체중과 비만은 죽음을 앞당긴다.
2. 거의 전염병 수준으로 뚱뚱한 사람들이 늘어나고 있다.
3. 체중이 줄면 수명이 늘어나고 건강도 좋아진다.
4. 체중 조절은 반드시 필요하다.

사람들은 위 내용들이 진실이라고 생각할 것이다. 하지만 체중과 관련해 우리가 믿는 대부분은 사실 돈의 힘과 문화적 편견에 의해 지속되는 신화들이다. 공중보건 관료, 건강 증진 단체, 과학자들까지도 그 신화들을 떠받치고 퍼뜨리는 일에 가담한다. 비만 반대 캠페인은 과학을 말하지도, 건강을 말하지도 않는다. 가장 기초적인 과학적 사실들조차 어떻게 왜곡되었는지를 보면 기가 막힐 정도다. 자, 이제 그동안 쌓아온 선입견들을 잠시 밀어두고, 과학적 증거에만 집중하자.

1. '지방은 죽음을 부른다'는 근거 없는 믿음

비만 신화들 가운데 '비만은 죽음을 부른다'라는 믿음만큼 강력한 것도 없다. 이 신화에 따르면 '지방 공포증'을 문화적 강박증이 아닌, 건강에 대한 관심으로 불러도 무방할 것이다.

'비만은 죽음을 부른다'라는 신화는 정부 공중보건 캠페인의 중추 역할을 해왔다. 하지만 보건당국 연구자들이 밝힌 증거들은 그 신화를 뒷받침하지 못한다. 그들의 연구는 '고도 비만의 경우에도 유의미한 사망 위험으로 나타나지 않았다'[236]라는 사실을 보여주고 있으며, 과체중이 실제로는 보호 기능을 할 수 있음을 시사하기도 한다.[235]

이런 발견은 새로운 뉴스가 아니며, 대부분의 문헌들과도 일치한다.[237] 가령 다음에 나열한 저명한 논문들 역시 과체중인 사람들도 최소한 정상 체중인 사람들만큼 오래 살고, 또 정상 체중인 사람들보다 오래 사는 경우도 흔하다는 결론을 내리고 있다.

- 〈노인 역학 연구를 위한 확정 모집단The Established Populations for the Epidemiological Studies of the Elderly〉 조사(노인 8,000명 대상)[238]
- 〈골다공성 골절 연구The Study of Osteoporotic Fractures〉 조사(8,000명 이상의 여성 대상)[239]
- 〈심혈관 건강 연구The Cardiovascular Health Study〉 (5,000여 명 대상)[240]
- 〈여성 건강 계획 관찰 연구Women's Health Initiative Observational Study〉 (9만 명의 여성 대상)[241]
- 중국에 사는 성인 17만여 명에 대한 조사[242]

- 독일인 건설 노동자 2만 명에 대한 조사[243]
- 핀란드인 여성 12,000명에 대한 조사[244]
- 노르웨이인 170만 명에 대한 조사[245]

조사 대상을 합하면 무려 약 200만 명이다. 최대 규모를 자랑하는 이 역학 조사에서 가장 높은 기대수명은 현재 기준에서 과체중인 사람들한테서 나왔다. 가장 낮은 기대수명은 저체중인 사람들한테서 나왔다. 게다가 흔히 이상적이라고 생각하는 체중을 가진 사람들은 비만인 사람들보다 기대수명이 더 낮았다. 이 조사들은 이 분야의 연구 논문에서 가장 주목할 만한 결론들을 대표한다. 25건의 연구 자료를 모아 분석한 한 대규모 보고서도 과체중인 사람들이 정상 체중인 사람들보다 약간 더 오래 산다는 결론을 내렸다.[246]

심지어 국립보건원의 권위 있는 보고서 〈성인 비만 및 과체중의 정의, 평가, 치료에 관한 임상 지침Clinical Guidelines on Identification, Evaluation and Treatment of Overweight and Obesity in Adults〉도 최저 사망률을 보이는 집단은 체질량지수 25를 상당히 넘기는 사람들이라는 결론을 내린다. 그러면서도 계속 과체중인 사람들에게 체중 감량을 권고하고, 또 그 권고가 '증거에 입각한 것'이라는 주장을 펼친다.

과학적 증거는 뚜렷하다. 지방은 흔히 말하는 살인 무기가 아니다.

2. '지방은 병을 키운다'는 터무니없는 주장

체중 과다가 주요 발병 요인이라는 믿음 역시 입증되지 않았다. 골관절염과 수면무호흡증, 아마 몇몇 암을 제외하고 흔히 체중 과다를 탓하는 많은 질환의 주요 발병 요인이 체중 과다라는 증거는 없다. 반면 높은 체지방 수치가, 거의 인정받지는 못해도 확실히 도움이 되는 질환은 몇몇 있다.

비만 인구 가운데 많은 사람들이 건강하며, 비만성 질환으로 인식되는 질환을 앓고 있지도 않다. 오히려 정상 체중 인구 가운데 상당수가 심혈관 질환이나 대사이상에 잘 걸린다.[253, 254] 체중이 일부 질환의 발병 위험과 관련 있는 건 분명하지만, 인과관계가 있느냐는 전혀 다른 문제다.

생활습관도 혼선을 초래할 수 있다. 가령 주로 앉아서 생활하는 사람들은 살이 찌기 쉽고 많은 질환들에 더 취약해진다. 활동성과 수명의 연관성이 체중과 수명의 연관성보다 더 강하다는 것은 충분히 입증된 사실이다.[256, 257, 258, 259, 260, 261, 262] 텍사스에서 실시된 '에어로빅 센

지금 아이들이 부모 세대보다 더 짧은 생을 살 거라고?

이 말은 《뉴잉글랜드 의학저널》에 발표된 기고문의 내용이다.[248] 이 주장을 뒷받침하는 통계학적 증거는 전혀 제시되지 않았다. 이런 과장된 보도를 받아들이기 전에 한번 생각해보라. 우리의 체중이 증가세를 보인 바로 그 기간에 기대수명 역시 극적으로 늘어났다. 1970년의 70.8세에서 2005년 77.8세로 증가했다. 이후에도 계속 최고치를 경신하고 있다.[249] 정부 통계 역시 오늘날 보통 아이들은 그들의 부모보다 7년이나 더 오래 살 거라는 예측을 내놓았다! 우리는 과거 그 어느 세대보다 더 오래 살고 있을 뿐만 아니라 그 어느 세대보다 더 건강하며, 만성 질환의 발병 시기도 훨씬 더 늦추고 있다.[249] 비만 인구가 급격히 늘어나는 동안에도 심장병으로 인한 사망률은 꾸준히 줄어들고 있다.[250] 세계보건기구[251]와 사회보장국[252] 모두 기대수명의 증가는 향후 수십 년간 지속될 것으로 내다보고 있다.

터 종단 연구'를 보자. 조사 결과, 운동부하 검사 결과에 기초해 '건강하다'라고 분류된 비만 남성들의 사망률은, '건강하다'로 분류된 마른 남성들의 사망률만큼이나 낮았다.[257] 건강한 비만 남성들의 사망률은, 말랐지만 건강하지 않은 남성 사망률의 절반 수준에 그쳤는데, 이는 체중보다 건강이 더 중요한 수명 결정 요인임을 시사한다. 여성들도 결과는 비슷했다.[258]

뚱뚱한 사람은 위험한 체중 감량 요법을 시도했을 가능성이 더 큰데, 이러한 사실 역시 그들의 높은 질환 발병률에 반영되었을 것이다. 가령 1970년 미국에서 처방된 약물 가운데 8%가 바로 심장병 발병 위험을 높인다고 알려진 비만 치료제 암페타민이다.[263, 264] 또 뚱뚱한 사람들은 요요 현상을 반복적으로 겪으면서 건강이 나빠진 경우가 많았을 것이며, 이로 인해 특정 질환들에 더 취약해졌을 것이다. 가령 요요 현상을 단 한 번만 겪어도 혈관 손상을 입고 심혈관 질환 발병 위험이 커질 수 있다.[265]

낮은 의료 서비스의 질과 접근성 역시 문제의 본질을 흐릴 수 있다.[266, 267, 268] 보건 전문가들 사이에 체중 편견들이 만연해 있다는 것은 잘 알려진 사실이며[269, 270] 무엇보다 생명을 위태롭게 할 수도 있다. 예컨대 많은 연구 결과에 따르면, 뚱뚱한 여성 암환자는 체중을 이유로 적정량의 화학요법제를 투여받지 못할 수 있는데, 이는 그들의 생존에 불리한 영향을 미친다.[271] 또 다른 조사 결과들은 뚱뚱한 여성들이 차별을 받을지 모른다는 두려움과 다이어트를 하라는 일방적 훈계를 들을지도 모른다는 생각에 의료 서비스 받기를 주저하거나 피한다는 것을 보여준다.[267, 268] 소수 인종과 사회경제적 지위가 낮은 사람들에게 비만이 많이 나타난다는 것도 충분히 입증된 사실이며,[272] 인종이나 사회경제적 지위 같은 특징은 질환 발병률과도 큰 연관성을 갖는다. 이는 가난한 동네일수록 오염 수치가 높기[273] 때문일 수도 있으며, 소수 인종들과 사회경제적 약자들이 당할 수밖에 없는 차별 역시 요인으로 작용할 것이다.

잘 알려져 있듯, 뚱뚱한 사람들을 겨냥한 차별과 만연한 적대감이 주는 스트레스 역시 오늘날 체지방 홀로 발병 책임을 떠안고 있는 질환들의 발병에 상당한 영향을 미칠 수 있다. 연구자들에 따르면, 뚱뚱한 사람들은 상대적으로 더 차가운 불신을 경험하며, 이러한 경험은 주요한 심장병 위험 요인인 염증과 높은 상관성을 갖는다.[274] 고혈압, 당뇨병, 관상동맥 심장병 등 지금까지 비만과 연관되어 있다고 알려져온 질환들의 발병에 만성 스트레스가 미치는 영향을 증명하는 연구들도 다수 존재한다.[275, 276] 심지어 체질량지수의 변화와 상관없이 스트레스 자체가 신진대사를 바꾸기도 한다.[277]

그 외에 우리를 발병 위험에 노출시키는 요인으로는 비만을 대하는 태도가 중요하지 않을까 싶다. 비교문화 연구를 보면, 체중에 대한 사회적 인식이 덜 부정적인 나라의 뚱뚱한 사람들은 비만 관련 질환들에 덜 걸린다.[254] 미국에서 신체 이미지에 더 부정적인 영향을 받는 집단들(청소년, 백인, 여성)에서 체질량지수와 유병률(질병), 사망률(조기 사망)의 상관관계가 더 높다.[278, 279, 280, 281] 더욱 인상적인 사실은, 미 전역에서 뽑은 17만 명 이상의 성인들을 조사해보니, 실제 체중과 이상적이라고 생각하는 체중의 차이가, 체질량지수보다 더 실제적으로 그들의 정신적, 신체적 건강을 나타내주는 지표 역할을 했다는 것이다.[282]

다시 말해, 뚱뚱하다고 느끼는 것이 실제로 뚱뚱한 것보다 건강에 더 큰 영향을 미친다는 것이다.

이미 충분히 입증된 부정적인 사회적 인식과 스트레스의 관계, 그리고 그에 따른 질병 위험의 증가를 고려하면[276] 앞서 제시한 연구 결과가 그리 놀랍지 않다. 그리고 물론 현실에서는 체중과 관련한 차별이 만연하며 극심하다. 그 극심함은 인종이나 성 차별에 필적하거나 능가할 정도다.[269, 270, 283]

이제 그동안 '체중'에 발병 책임을 씌운 가장 일반적인 네 가지 질환, 즉 고혈압, 죽상동맥경화증, 제2형 당뇨병, 암에 대해 살펴보자.

고혈압과 비만

고혈압은 마른 사람보다 비만인들에게 2~3배 더 많이 나타난다.[284] 하지만 지방으로 인한 발병률이 어느 정도인지는 확실치 않다. 아마 체중보다는 체중을 조절하려는 시도에서 비롯되는 요요 현상과 더 관련이 있을 것이다.[285, 286] 한 연구 결과에 따르면, 다이어트 경험이 있는 비만 여성들은 혈압이 높았고, 다이어트 경험이 전혀 없는 비만 여성들은 혈압이 정상이었다.[287] 쥐 대상 연구에서도 체중이 오르락내리락하는 비만 쥐들은 체중 등락이 없는 비만 쥐들에 비해 혈압이 매우 높았다.[288, 289] 이들 결과는 다이어트가 드문 문화권에서 비만과 고혈압의 상관성이 낮게 나타나는 이유를 설명한다.[285, 286, 287, 288, 289, 290] 많은 경우 살을 빼라는 권고는 요요 현상으로 이어지는데, 이런 흔한 고혈압 '치료책'이 실제로는 고혈압의 원인이 될 수도 있다.

또 고혈압이 있는 비만인들이 고혈압이 있는 마른 사람들보다 훨씬 더 오래 살고[291, 292, 293, 294] 심근경색, 뇌졸중, 조기 사망 등의 위험이 낮다는 것도 충분히 입증되었다.[295] 마른 사람들에게는 건강을 해치는 위험 요인인 고혈압이 뚱뚱한 사람들에게는 커다란 몸속 구석구석 혈액을 순환시키는 필요조건일 수도 있다.

그런데 체중 감량은 과연 혈압을 낮춰줄까? 다수의 연구 논문들은 고혈압 환자들의 체중이 줄면 혈압이 낮아진다고 기록한다. 하지만 장기적인 결과는 실망스럽다. 비만 수술 후 엄청난 체중 감량이 일어난 경우를 포함해, 지속적으로 체중 감량이 일어난 경우에도 마찬가지다.[286] 운동, 나트륨 섭취 절제, 스트레스 관리 등 다양한 조절을 통한 체중 감량 효과를 입증하는 연구들도 단기적인 개선 효과를 보여준다. 하지만 그 효과가 체중 감량의 결과인지는 불분명하다. 예로 체중 감량으로 인한 혈압 저하는 나트륨 섭취 감소로 인한 혈압 저하와 비슷한 수준인데, 이는 실제적인 완화 요인이 식단 변화임을 시사한다.[296] 저염식 식이요법으로 잘 알려진 'DASH 다이어트Dietary Approaches to Stop Hypertension'는 체중 감량 없이도 혈압 개선 효과를 보여준 것으로 알려진다.[297, 298]

동맥경화증과 비만

죽상동맥경화증은 동맥 내벽에 콜레스테롤이 플라크처럼 쌓이면서 혈관이 좁아지고 혈류 방해가 일어나는 질환이다. 죽상동맥경화증이 생기면 심장의 활동이 더 활발해지므로 심장 손상이 발생할 수도 있다.

비만인 사람들은 몸에 지방이 더 많으니까 분명 동맥에도 지방이 더 많을 것이라고 추정한다. 그런데 결과는 우리의 예상과 다르다. 50

년에 걸친 부검 연구들은 체지방과 죽상동맥경화증 사이에 아무런 관계가 없음을 보여준다.[300, 301, 302, 303, 304] 초음파 연구들도 이 같은 사실을 확증해주며,[302, 305, 306] 1976년과 2000년 사이에 실시된 혈관조영술 연구들 가운데 절반이 훨씬 넘는 연구들도 죽상동맥경화증의 진행과 비만이 전혀 무관함을 보여준다.[302] 역사상 최대 규모로 행해진 혈관조영술 연구는 무려 4,500개의 혈관조영도를 조사한 후, 체중이 5kg 증가할 때마다 죽상동맥경화증의 발병 가능성이 10~40% 낮아졌다고 밝혔다.[307] 그러니까 뚱뚱한 남자와 여자의 동맥이 가장 깨끗했다는 얘기다. 게다가 연구 결과들에 따르면, 대부분 죽상동맥경화증이 있는 과체중이거나 비만인 성인들이 죽상동맥경화증이 있는 정상 체중인 성인들에 비해 심근경색이나 뇌졸중, 조기 사망의 위험이 더 낮다.[295] '프레이밍햄 심장 연구'는 30년 이상 일군의 남성들을 추적 관찰한 후, 체중이 증가한 남성들이 심장 질환 발병률이나 그로 인한 사망률이 낮았다는 사실을 밝혔다.[308] 비만율이 상승하기 시작하자 심장 질환 발병이 줄어들었으며 현재는 발병 시기가 한참 늦춰졌다는 것은 흥미로운 사실이다.[299] 심장병 사망률은 지금까지 50년 이상 지속적으로 떨어지고 있는데, 1993년에서 2003년 10년 사이의 22.1% 감소폭은 특히나 인상적이다.

자, 이런 많은 증거들이 있을진대, 죽상동맥경화증을 예방하거나 치료하려면 살을 빼야 한다고 조언할 수 있을까?

제2형 당뇨병과 비만

제2형 당뇨병은 인슐린 감수성이 저하된 사람들이 겪는 대사장애다.

인슐린은 포도당 같은 특정 영양소들이 세포 속으로 들어가도록 돕는 역할을 하며, 따라서 인슐린이 제대로 기능하지 못하면 세포들은 필요한 에너지를 얻지 못하게 된다. 제2형 당뇨병은 마른 사람보다 비만인 사람한테서 훨씬 더 많이 나타나며(제2형 당뇨병을 앓는 사람들의 80%가 비만이다)[309, 310] 따라서 흔히 체중 과다가 발병 원인으로 지목된다. 하지만 분명 제2형 당뇨병의 위험 요인에는 유전적 요소도 포함되며, 당뇨병 유발에 기여하는 유전자들이 체중 증가도 야기한다는 생각을 뒷받침하는 강력한 증거도 존재한다.[285]

'검약 유전자' 가설은 1960년대에 처음 제기되었으며, 그 후 이 이론을 받아들이는 학자가 지속적으로 증가했다.[311] 제2형 당뇨병의 특징인 인슐린 저항성은 역사 속에서 되풀이된 기근에 대비하기 위한 유전적 적응으로 볼 수 있다. 인슐린 저항성은 식량을 구할 수 있을 때는 지방 축적을 돕고 식량이 부족하면 에너지 사용을 늦추는데, 옛날에는 그런 방식으로 생명을 이어갔을 것이다. 그때는 길모퉁이마다 패스트푸드 동굴이 있었을 리 없고, 또 언제든 저장 음식을 꺼내 먹을 수 있는 냉장고가 있었을 리 만무하니 말이다.

연구 결과에 따르면, 당뇨병 환자들의 경우 발병 전에 인슐린 수치가 먼저 상승하고 그다음에 체중이 증가한다.[285, 312] 그 메커니즘은 이렇다. 제일 먼저 인슐린 저항성이 생긴다. 세포들이 인슐린 저항성을 보이면 포도당을 비롯한 다른 영양소들이 세포 속으로 유입되지 못하고, 세포들의 영양소 요구는 점점 커진다. 그런 요구에 부응하고자 췌장은 훨씬 더 많은 인슐린을 쏟아낸다. 인슐린 수치가 높으면 인슐린 저항성이 커지고 식욕이 자극된다. 그런데 지방세포는 다른 세포들보다 인슐린 저항성을 덜 나타내기 때문에, 인슐린 수치가 높으면 지방 축적이 쉬워지고 이는 결국 체중 증가로 이어진다. 이런 과정이 되풀이되면 인슐린 저항성은 새로운 이름을 갖게 되는데, 그게 바로 '당뇨병'이다. 즉, 체중 증가는 사실상 제2형 당뇨병의 초기 증상인 것이다.

체지방이 제2형 당뇨병의 진행에 무해하다는 뜻이 아니다. 하지만 제2형 당뇨병과 체지방은 계속 서로를 촉발하는 관계다. 즉, 제2형 당뇨병을 특징짓는 높은 인슐린 수치는 체중 증가로 이어지고, 복부지방 수치가 높으면 인슐린 저항성이 커지면서 제2형 당뇨병이 악화된다.

단기적으로 보면 체중 감량은 혈당 조절에 매우 효과적이다. 하지만 그렇다고 해도 당뇨병이 치유되는 건 아니다. 한 끼만 걸러도 그 정도의 혈당 저하 효과는 볼 것이기 때문이다. 제2형 당뇨병 환자들을 대상으로 한 대조 연구 방식의 모든 체중 감량 연구들을 조사한 1995년의 한 보고서에 따르면, 처음에는 상태가 호전되었으나 치료 후 6~18개월이 지나자 체중이 계속 줄고 있었는데도 다시 상태가 안 좋아져 출발 값으로 돌아갔다고 한다.[313]

외과적 중재를 시도한 연구들은 식이 습관이나 활동 습관 같은 다른 요인의 변화 없이 체중 감량이 어떤 효과를 발휘하는지를 보여준다. 위우회술은 수술 후 며칠 만에, 유의미한 체중 감량이 일어나기도 전에 병세를 호전시키는 듯 보이는데, 이는 그러한 호전을 불러오는 것이 체중 감량이 아니라 (위장관 호르몬 분비의 변화와 같은) 다른 요인들임을 암시한다. 지방흡입술 연구들 역시 문제는 체중 자체가 아니라는 사실에 힘을 실어준다. 비만 여성들을 대상으로 실시한 한 연구에서 대상자 절반은 당뇨병 환자들이었으며, 연구자들은 평균 9kg 정도의 체지방을 제거하는 수술 전과 수술 후 10~12주의 상태를 조사했다.³¹⁴ 결과를 보면, 체중 감량 후에도 공복 혈당치와 인슐린 수치, 인슐린 감수성을 포함한 대사 프로필은 개선되지 않았다.

물론 체지방이 제2형 당뇨병의 위험 요인인 것은 틀림없는 사실이고, 비만 공포를 조장하려는 이들에겐 아마 가장 강력한 카드일 것이지만, 수많은 연구 논문들의 증언에 따르면 체중 감량을 거의 혹은 전혀 하지 않고도 영양 섭취나 활동 습관의 변화만으로도 제2형 당뇨병은 나아지거나 완전히 좋아질 수도 있다.⁶⁵, ³¹⁵, ³¹⁶, ³¹⁷, ³¹⁸ 그러니까 당뇨병을 치료하거나 예방하거나 관리하는 데는 잘 먹고 몸을 더 많이 움직이는 것이 살을 빼는 것보다 훨씬 더 효과적인 방법인 셈이다.

뚱뚱한 제2형 당뇨병 환자들이 마른 제2형 당뇨병 환자들보다 더 오래 산다는 점 역시 흥미로운 사실이 아닐 수 없는데, 이는 고혈압이 그랬듯 당뇨병 역시 뚱뚱한 사람들에게는 상대적으로 덜 심각한 문제일 수 있다는 뜻으로 해석될 수 있다.³¹⁹

자, 증거들이 이러할진대, 과연 당뇨병 환자들에게 가장 시급한 일이 살을 빼는 것일까? 그보다는 실제 효과가 입증된 생활습관 개선이 더 나은 전략이 아닐까?

암과 비만

비만이 암을 유발한다고 선언하는 머리기사는 또 어떤가? 미국암연구소의 한 보고서가 전국 매체에 등장해, 과체중과 비만이 6가지 암, 즉 췌장암, 신장암, 자궁암, 유방암, 직장암, 식도암 발병률을 증가시킨다고 주장했다.³²⁰ 그런데 517쪽에 달하는 그 보고서가 빠트린 딱 한 가지가 있었으니, 바로 자신들의 주장을 뒷받침할 설득력 있는 증거였다.

췌장암과 관련해 그들이 제시하는 증거를 보자. 그 보고서에 따르면, 잘 설계된 것으로 판단되는 23개의 코호트 연구들cohort studies* 가운데 비만과 췌장 사이에 통계적으로 중요한 연관성이 존재함을 보여준 연구는 오직 4건뿐이었다. BBC의 월드리포트라는 라디오 프로그램에서 미국암연구소 대표와 이 문제에 대해 얘기할 기회가 생겼을 때,[321] 그런 데이터를 가지고 어떻게 당신들 주장을 정당화할 수 있느냐고 내가 물었더니 그는 자신들도 사례 대조 연구**들을 조사했다는 변명을 내놓았다.[321] 물론 그의 말은 사실이었다. 그런데 그들이 알아낸 결과에 따르면, 15건의 사례 대조 연구 가운데 통계적으로 중대한 위험 증가를 보여준 연구는 단 한 건뿐이었으며, 또 한 연구는 통계적으로 중대한 위험 감소를 보여주었다.

유방암은 어떨까? 그 보고서에서 다룬 26건의 코호트 연구 중 단 3건의 연구만이 상당한 연관성을 보여주었으며, 2건에서는 비만인들의 유방암 발병 위험이 줄어든 것으로 나왔다. 증거가 이러한데 그 보고서의 결론에 동의할 수 있는가? 질병통제예방센터의 조사 역시 비만과 암의 연관성을 인정하지 않는다.[322] 질병통제예방센터 유행병학자들은 "암에 의한 초과 사망은 체질량지수의 범주와는 거의 혹은 전혀 무관하다"[322]라고 말했다. 물론 지방조직이 암에 영향을 미치는 메커

*코호트 연구: 한 집단에 속한 사람들을 일정 기간 추적 관찰하는 연구 방법. 어떤 관찰 대상자가 암 진단을 받게 되면 그 사람과 암 진단을 받지 않은 사람들을 비교 관찰한다.
**사례 대조 연구: 특정 유형의 암을 가진 사람들과 다른 조건들은 비슷하되 암 진단을 받지 않은 사람들을 비교한 연구.

니즘이나, 특정 암들과 비만의 연관성은 어느 정도 존재한다. 하지만 비만이 암 발병 요인으로 크게 과장되어왔다는 사실은 분명하다.

그럼 지방을 먹어라? 과연 지방은 몸에 이로운가?
체지방이 실제로 많은 질병으로부터 우리를 보호해준다는 주장은 잘 알려져 있지 않다. 뚱뚱한 사람이 마른 사람보다 덜 걸리는 질환은 폐암, 만성 기관지염, 폐결핵, 빈혈, 제1형 당뇨병, 조기 폐경, 골다공증 등이다.[302]

　비만은 또한 몇몇 질환의 생존율 향상과도 관계있다. 예로 제2형 당뇨병[319]이나 고혈압,[291, 324] 심혈관 질환,[295] 만성 신부전[325]을 앓는 경우, 비만인 사람들이 마른 사람들보다 더 오래 산다.[283, 326, 327] 또 심근경색, 관상동맥 우회술[328]이나 혈관 성형술,[329] 혈액 투석[330]을 받은 병력이 있는 사람들도 비만인 사람들이 마른 사람들보다 더 오래 산다.[327] 노인은 비만 노인들이 마른 노인들보다 오래 산다.[331]

비만에 모든 책임을 씌우다

전문가들은 보고서에서 이렇게 말한다. "비만으로 수억 원의 의료비가 지출되는 현실."[323] 그런데 이런 수치는 어떻게 나온 걸까? 그들은 제2형 당뇨병, 관상동맥경화증, 고혈압, 담석증, 암 등을 포함한 많은 질환을 치료하는 데 들어가는 비용을 계산해 이 수치를 뽑아내는데, 이는 그 모든 질환을 지방이 초래한다는 가정에 근거한다. 그들은 그 어디에도 유전적 특징이나 활동 습관, 식단 등 질환을 유발할 수 있는 완화 요인들에 대해서는 설명하지 않았으며, 마른 사람들도 그런 질환에 걸릴 수 있다는 사실을 설명하지도 않는다.

3. '비만은 병'이라는 수상한 통설

지난 몇십 년간 수많은 사람들이 체중 증가를 경험했다. 하지만 비만 발병률은 더는 오르지 않고 있다. 정부 통계에 따르면, 여성 비만율은 1999년 이래 변동 없이 안정적이며,[332, 333, 334] 이 정도면 안정기로 부를 만한 충분한 시간이다. 남성의 경우도 2003년부터 지금까지 아무 변동 없이 안정된 상태를 유지하고 있다.[333, 334] 아동과 십대 비만 유병률을 보면 1999년의 수치가 현재까지 이어진다.[335] 이제 우리 몸이 대사의 한계점에 다다랐는지도 모른다. 몸이 현대의 생활양식과 환경에 완벽히 적응해 새로운 설정체중을 유지하려는 노력에 들어간 것이다. 물론 그 새로운 설정체중은 조상들의 설정체중보다는 높을 것이다.

지난 몇십 년 동안 증가한 것은 체중만이 아니다. 키도 커지고 있다. 오늘날 미국인 남성들은 1960년대 남성들보다 키가 2.5cm 이상 크고[336] 100년 전 남성들보다 거의 7.6cm나 더 크다. 그런데 이런 사실은 언론의 관심을 받지 못한다. 키와 몸무게의 증가는 영양 상태와 건강이 좋아진 덕분일 것이다. 그런데 체중 증가보다 훨씬 중요한 것은, 그러한 체중 증가를 위기로 규정할 만한 증거가 없다는 사실이다. 앞서도 언급했지만, 체중 증가가 이루어진 바로 그 기간 동안 기대수명 역시 극적인 증가를 보였으며[249] 심장 질환처럼 비만으로 초래된다고 말하는 질병들도 오히려 줄어들고 있다.

4. 살을 빼면 건강해진다고?

살을 빼면 건강이 좋아질 거라는 생각은 대단히 의심스러운 믿음이다.[302] 체중이 줄면 수명이 늘어난다는 사실을 증명한 사람은 단 한 명도 없다. 체중 감량이 건강 증진에 반드시 필요한지, 혹은 바람직한지는 여전히 논란거리다. 연구 결과들을 보면 체중이 줄면 단기적으로는 분명 건강 위험 요인들이 개선되지만, 무작위 임상 연구들은 지금껏 한 번도 체중 감량의 장기적 효과를 보여준 예가 없다. 역학 연구에서는 체중 감량이 오히려 조기 사망과 연관성을 보이는 경우가 많았다.

미국 생리학자 글렌 개서 박사가 이들 역학 연구를 살펴본 결과, 1983~1993년에 발표된 15건의 연구가 체중 감량이 조기 사망 위험

좋은 지방 vs 나쁜 지방

체지방에는 두 가지 유형이 있는데, 하나는 우리에게 득이 되고 다른 하나는 해가 될 가능성이 크다. 이른바 '나쁜 체지방'은 과학자들이 '내장지방'으로 부르는 지방으로, 복부 장기, 특히 간 주변에 쌓여 있다. 내장지방은 지방의 저장과 방출에 관여하는 대사작용이 더 활발한데, 이는 두 가지 면에서 위험하다. 첫째, 내장지방이 방출하는 지방이 쌓이면서 동맥이 막힐 수 있고 둘째, 방출된 지방 가운데 많은 양이 바로 간으로 들어가 다른 기능들을 수행하는 간을 손상시킬 수 있다. 이런 '나쁜 체지방'의 수치는 대개 여성보다 남성에게서 더 높게 나타난다.

이른바 '좋은 체지방'은 과학자들이 피하지방으로 부르는 지방이다. 이 지방세포들에는 지방 저장을 쉽게 해주고 지방을 더 단단히 붙들어둘 수 있게 해주는 효소(지질단백질 분해효소)가 많다. 즉, 지방이 건강에 긍정적 영향을 미치는 지방세포들 속에 지방이 머물러 있는 것이다.

체형을 보면 그 사람의 몸속에 지방이 어떻게 분포되어 있는지, 많은 것을 알 수 있다. 허리 아래쪽보다 복부 주변에 지방이 집중된 사과 체형은 상대적으로 위험한 물질인 내장지방의 수치가 높을 가능성이 크다. 반면 허벅지와 엉덩이에 지방이 집중된 배 체형(여성들이 훨씬 많음)은 그 지방에서 얻는 이득이 더 많을 것이다.

을 높인다는 결과를 보여주었다.[337] 이 기간의 논문들 가운데 체중 감량이 조기 사망 위험을 낮춘다는 결과를 보여준 것은 두 건에 불과했고, 한 논문은 체중을 0.45kg 감량할 때마다 수명이 11시간씩 늘어난다는 결과를 보여주었다.[337] 암이나 AIDS 등으로 체중이 줄어드는 사람을 배제하더라도, 조사 결과는 극히 모호하다.[338, 339, 340, 341, 342, 343]

다이어트와 관련 사실들을 검토하기 위해 국립보건원이 소집한 회의에서도 이런 결론을 냈다. "수많은 연구 결과와 가장 강력한 과학적 증거에 근거하면, 체중 감소는 최고 수백 퍼센트에 달하는 사망 위험 증가와 강력한 연관성을 갖는다."[344]

물론 체중 감소와 수명 단축의 연관성을 시사한다고 해서 체중 감소가 조기 사망을 유발한다는 뜻은 아님을 유념해야 한다. 그런 연관성이 생기는 까닭은 사람들이 체중 감량을 위해 사용하는 건강하지 못한 방법들에서, 또 체중 감소와 체중 증가를 따로 떼어놓기 힘들다는 사실에서 찾을 수 있을 것이다.[345] 즉, 체중 감량에 성공한 많은 사람들이 체중 감량과 증가를 되풀이하는 요요 현상을 겪게 되고, 그 과정에서 건강을 해치게 된다는 것이다. 특히 다이어트가 극단적일 경우는 지방만이 아니라 (근육과 장기에서) 제지방 조직(지방을 제외한 부분, 즉 수분, 근육 단백질, 당질, 뼈 등)도 떨어져나간다. 그러면 그만큼 손해가 따를 것이며, 이는 지방이 빠지면서 얻는 이익을 상쇄할 것이다.

수많은 증거가 보여주듯, 다이어트 시도들은 대개 요요 현상을 유발할 뿐, 지속적인 체중 감량 효과를 낳지 못한다. 이런 요요 현상은 체중과는 무관하게 당뇨병, 고혈압, 심혈관 질환들과 강한 연관성을 드러낸다.[346] 즉, 다이어트 권고가 오히려 다이어트로 예방하려고 했던 그 병을 유발하는 결과를 낳을지도 모른다. 반면 제2형 당뇨병이든, 동맥경화증이든, 암이든, 그 어떤 질환이든 증거는 분명하다. 수많은 연구가 체중 감량과는 무관하게 영양이나 활동 습관을 통해 건강이 좋아질 수 있음을 보여준다.[285, 345, 347, 348, 349]

5. 체중을 얼마든지 조절할 수 있다고?

음식이 지방으로 저장될지 에너지로 쓰일지는, 또 버스를 잡으려고 뛰어갈 때 그 연료를 지방에서 가져올지, 탄수화물 저장고를 비우고 다시 식욕을 부추길지는, 많은 유전자들의 상호 작용을 통해 결정된다. 식습관과 활동 습관이 같더라도 어떤 사람은 날씬하고 어떤 사람은 뚱뚱할 수 있다는 것은 생물학적 사실이다.

입양아 연구는 체중의 유전성에 관한 중요한 정보를 준다. 유전성이 강하다면 양육 방식과 관계없이 생물학적 부모와 비슷한 체중을 가지리라는 예측이 가능할 것이다. 연구 결과들도 그 같은 사실을 보여준다. 《뉴잉글랜드 의학 저널》에 발표된 한 연구는 어릴 때 입양되어 성장한 성인 540명을 살펴보았는데, 그중 55%는 태어난 지 한 달도 안 되어 입양되었고, 거의 90%가 1년도 안 돼 입양된 사람들이었다.[350] 조사 결과 입양된 사람들의 몸집은 생물학적 부모와 비슷했으며, 양부모와는 연관성을 보이지 않았다.

미국의학협회저널 《JAMA》에 발표된 또 다른 연구는 떨어져서 자란 쌍둥이들과 함께 자란 쌍둥이들을 비교했는데, 여기서도 비슷한 결과가 나왔다.[351] 일란성 쌍둥이들은 함께 자랐든 다른 환경에서 자랐든 거의 같은 체질량지수를 보였다. 상당수의 유전자를 공유하는 이란성 쌍둥이들은 차이가 약간 더 컸다. 이를 통해 연구자들은 체중 차이의 70%는 유전적 특징으로 설명할 수 있다고 결론지었다.[351, 352, 353] 이로써 비만의 유전 가능성은 유방암, 정신분열증, 심장 질환을 포함하는 다른 어떤 질환의 유전 가능성보다 커지게 되었다.[5]

마른 사람들은 자신들이 우월하기 때문에 살이 찌지 않는 거라고 생각할지도 모른다. 하지만 증거 자료들을 보면 그건 마른 몸이 고평가되는 시대를 잘 타고난 유전적 행운이 따랐기 때문이다. 결국 마른 몸으로 가는 최단 코스는 부모를 잘 만나는 것이다.

체지방량도 유전자가 결정한다

생활습관이 비슷한데도 한 명은 마르고 다른 한 명은 뚱뚱하다. 같은 음식을 먹어도 한 명은 살이 빠지고, 다른 한 명은 서서히 살이 찐다. 이런 불일치를 전문가들은 부정확한 보고 탓이라고 여기고, 조금 먹는데도 살이 찐다는 뚱뚱한 사람들 말을 믿지 않았다. 그런데 오늘날에는 이런 생각이 흔들리고 있다. 전문가들은 이제 다이어트와 운동에 반응하는 사람들의 방식이 유전적으로 결정된다는 사실을 인정한다.

식이 실험을 할 때에는 과학적 조건을 설정하는데 실험 참가자들은 평소 칼로리 섭취량의 2배를 '정크 푸드'로 섭취하고 신체 활동은 피했다.[354, 355] 결과에 따르면, 특정 유형과 특정 양의 과도한 칼로리 섭취가 모든 참여자들을 똑같은 체중 증가로 유도하지는 않았다. 참가자들의 체중 증가(와 건강 위험 요인들)에는 큰 가변성이 존재한다.

다이어트와 운동의 효과에 관한 쌍둥이 연구 사례를 들어보겠다. 연구자들은 일란성 쌍둥이 28쌍에게 6주간 고지방, 저탄수화물 식단을 제공하고, 이어 역시 6주간에 걸쳐 저지방, 고탄수화물 식단을 제공했다.[356] 또 쌍둥이 형제 중 한 명에겐 다른 한 명보다 일주일에 평균 48km를 더 달리게 했다. 그런 다음 쌍둥이들을 다른 쌍둥이들과 비교했더니 체중 변화에 큰 차이가 있었다. 하지만 쌍둥이 형제는 신체 활동량이 크게 달랐는데도 체중 변화가 거의 비슷했다. 신체 활동량의 차이가 체중의 차이로 이어지지 않은 것이다. 그러니까 특정 체중을 유지하려는 욕구가 강한 그들의 몸이, 늘어난 에너지 소비를 보충할 방법을 찾아냈다는 얘기다.

또 다른 실험에서는 일란성 남성 쌍둥이들에게 22일이나[357] 100일에[358] 걸쳐 열흘에 9일, 하루에 2회씩 실내 자전거를 타게 했다. 식단은 일정했고, 운동으로 하루에 1,000칼로리를 더 쓰게 했다. 이 실험 역시 각 남성의 체중 감소는 그의 쌍둥이 형제의 체중 감소와 비슷했으며, 다른 쌍둥이들과 비교했을 때는 체중 변화가 크게 달랐다.

맥도날드 단골 고객 중에는 마른 사람도 많다. 또 새 모이 먹듯 먹고 활동적인 생활을 하는데도 뚱뚱한 사람도 많다. 앞서 얘기했듯이, 연구 결과들은 뚱뚱한 사람과 마른 사람의 식습관에는 차이가 없음을 보여준다.[126] 대개의 경우 말랐느냐 뚱뚱하냐는 우리의 몸이 유전적으로 얼마나 지방을 잘 축적하느냐에 달려 있다.

6. '누구나 살을 뺄 수 있다'는 거짓 신화

우리는 건강한 식사를 하고, 운동을 하고, 생활을 잘 관리하면 살을 뺄 수 있을 거라고 생각한다. 뚱뚱한 사람은 자기를 잘 돌보지 못하거나 의지력이나 자존감이 부족한 사람일 거라고 생각한다. 이런 생각이 상식인 양 받아들여지지만, 이를 뒷받침하는 근거는 없다. 체중 감량 후 어떤 일이 일어나는지에 관한 자료들을 보면, 얼마나 감량했든지 간에 대다수의 사람들은 요요 현상을 겪는다.[344, 347, 359] "논란의 여지를 보이는 것은 요요가 오는 속도일 뿐, 요요가 온다는 사실은 명백하다."[360]

요요 없는 체중 감량이 실제로 가능할까? 여기서 기억할 사실은, 우리의 설정체중이 확정된 숫자가 아니라 대략 4.5~9kg 차이를 보이며 왔다 갔다 한다는 것이다. 이는 4.5~9kg 정도의 감량이면 생물학적 저항에 부딪히지 않으리라는 것을 의미한다. 또 우리가 삶을 사는 방식 역시 설정체중 메커니즘에 영향을 미치므로, 선택의 질을 높이는 방식으로도 체중 감량 효과를 볼 수 있으리라는 얘기도 사실이다.

하지만 모두가 규칙적인 운동을 하고 매일 명상을 하고 현미와 브로콜리와 두부만 먹더라도 여전히 많은 사람들은 뚱뚱할 것이며, 대부분의 몸들은 우리 문화가 찬양하는 몸보다 뚱뚱할 것이다.

물론 역경을 이겨내고 많은 살을 빼는 사람도 있다. 일부 연구자들은 "장기 체중 감량에 성공한 사람은 없다는 믿음에 반박"하려고 '전국 체중조절 등록사업'을 기획해 감량 성공 사례를 추적했다.[361] 그래서 요요 없이 감량한 체중을 장기간 유지하고 있는 사람들을 찾아내긴 했다. 하지만 정말 소수였다. 한 보고서는 현재 다이어트 중인 사람들의 추정치를 다이어트 인구 추계와 비교했는데, 전국 체중조절 등록사업의 연구자들은 "0.001%의 '성공률'을 보여주는데, 이는 학술 논문들에서 인용되는 그 울적한 추정치 5%에도 근접하지 못한다"라고 평가했다.[362]

그들의 결과는 희망을 불러일으키지 못한다. 우선, 수집된 데이터가 장기적 결과들이 아니다. 1~2년간 13kg 감량에 성공한 사람들의 데이터인 것이다. 연구 결과들을 보면, 빠진 살의 3분의 2는 2년 내에 다시 찌고, 5년째에는 빠졌던 살이 원래대로 돌아온다.³⁴⁴ 따라서 전국 체중조절 등록사업에 등록한 상당수는 아직 그 '마魔의 시간'을 통과하지 않은 것이다. 게다가 그 성공 그룹도 무려 72%의 사람들이 요요를 겪고 있다.³⁶² 전국 체중조절 등록사업에 등록된 평균적인 여성은 요요를 막으려 엄격한 식사를 하고, 1,306칼로리를 섭취하고,³⁶³ 중·고강도 운동을 매일 60~90분씩 한다. 이런 정도의 생활이라면 식이장애의 위험 신호로 봐야 하지 않을까? 분명 여기에 등록한 사람들은 이례적인 사람들이다. 요요 없는 다이어트에 성공했다고 해서 대다수의 사람들도 성공할 수 있는 건 아니다.

요요 없이 다이어트를 지속하는 누군가가 될 가능성이 그토록 희박함에도, 누군가는 그 일을 해내고 있다는 사실로 인해 우리는 끊임없이 나도 그 누군가가 될 수 있으리라는 희망을 품고, 해내지 못하면 나한테 문제가 있는 거라고 믿는다. 하지만 많은 사람에게 체중 감량은 생리적으로 가능하지 않을 수 있으며, 적어도 우리가 생각하는 것만큼 가능성이 크지 않다.

7. '마른 몸이 더 멋져.' 정치경제적 이해관계를 반영하는 미의 기준

어려서부터 우리는 지방을 경멸하도록 배운다. 우리 문화는 몸의 크기가 한 사람의 가치를 결정한다고 가르치고, 실현 불가능한 이상적인 몸 이미지들을 엄청나게 쏟아낸다. 이것은 여성의 문제로 시작되었지만, 이제 남성들에게까지 확산되고 있다. 우리 모두가 받는 감정적 피해는 계산될 리 없다. 이제 자신의 몸을 편안히 여기는 사람은 거의 없다. 어떤 문화든 고유한 아름다움의 기준이 있으며, 시간이 흐르면서 그 기준은 변한다. 체중을 포함해 아름답다고 여기는 모든 특질도 마찬가지다. 아름다움의 기준은 그 시대의 정치적, 경제적 이해관계를 반영한다.

역사적으로 뚱뚱한 몸이 바람직한 몸으로 여겨질 때가 있었다. 건강과 풍요로움과 성적 매력과 다산의 표상이었던 것이다. 그런데 우리가 사는 현대는 살이 환영받지 못하는, 드물게 이례적인 시대다. 역사적으로 (기원전 24000~22000년경에 제작된) 빌렌도르프의 비너스는 수많은 방식으로 묘사되었다. 여성의 아름다움을 상징하는 이 비너스

다이어트 실패는 빌어먹을 당신 잘못!

최근 가족 모임에 갔더니 많은 사람이 나의 사촌 주위를 에워싸고 있었다. 그는 우리들의 기억 속 모습보다 살이 27kg이나 빠진 상태였다. 요요 없이 몇 년을 지내오고 있다고 했다. 그는 아주 열심히 다이어트와 운동을 어떻게 하는지, 어떻게 살을 뺐는지에 대해 열변을 토했다. 사람들은 그의 성공 공식을 알고 싶어 그의 얘기에 귀 기울였다. 우리 주위엔 실제로 살을 빼고 그 몸을 유지해나가는 누군가가 꼭 있다. 흔치는 않지만 가능한 일이기에 우리의 희망은 계속된다. 그들이 할 수 있으면 나도 할 수 있으리라. 그래서 행여나 놓칠세라 모든 얘기에 귀를 바짝 세운다.

다이어트 산업은 우리의 절박함과 그런 절박함이 만들어내는 기회를 훤히 꿰뚫고 있다. 우리는 쉽게 이용당한다. 광고들은 선정적인 추천 글이나 '비포 & 애프터' 사진들로 우리를 유혹한다. 메시지는 분명하다. "내가 해냈으니 당신도 할 수 있다." 그리고 숨겨진 다음 말은, "못 하면, 그건 빌어먹을 당신 잘못일 테고!"

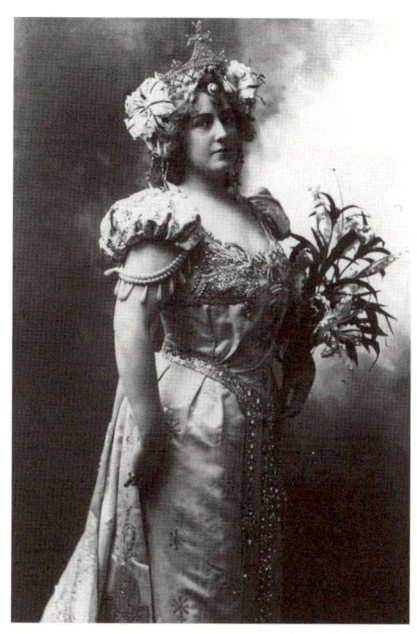

20세기 초 미국의 배우이자 가수였던 릴리언 러셀은 지금이라면 매우 뚱뚱하다고 여겼을 90kg이 넘는 풍만한 몸과 스타일로 대중들의 사랑을 받았다.

는 배가 아름답고 둥글게 불러 있으며, 엉덩이는 크고 가슴은 거대할 지경이다. 고대 그리스와 로마의 예술 작품들 역시 아프로디테와 비너스처럼 아름답고 몸집이 큰 여성들을 묘사한다.

1830년대 북미 지역에서 마른 몸이 유행하기 시작했다. 하지만 20세기로 넘어갈 즈음 다시 이상형이 뚱뚱한 여성으로 바뀌었다. 당시 최고의 섹시미를 자랑했던 릴리언 러셀의 몸무게는 90kg이 넘었다.

1900년대 초에는 살을 찌우는 데 도움이 되는 알약과 크림, 물약이 마른 여성들에게 잘 팔렸다. 또 여성들을 더 매력적으로 보이게 해준다는 (오늘날 셀룰라이트라고 불리는) 울퉁불퉁한 피부의 가짜 유방, 허벅지, 엉덩이도 팔려나갔다. 의사들은 뚱뚱해야 질병과 더 잘 싸울 수 있으니 되도록 살을 많이 찌워야 한다고 주장했다.

1920년대와 1930년대에는 변화의 바람이 불면서 마른 몸이 다시 한 번 인기를 끌었다. 물론 당시의 이상적인 몸은 오늘날의 이상적인 몸보다 훨씬 더 튼실했다. 하지만 그러한 미의 기준은 그리 오래가지 못했다. 1940년대에 들어설 무렵에는 패션 잡지들이 다시 마르지 않는 방법에 관한 기사들을 싣기 시작했으며, 좀 더 살찐 모델들이 다시 인기를 끌었다.

제2차 세계대전이 끝나자 문화적 분위기가 다소 급작스레 바뀌었다. 1951년은 흔히 지방과의 전쟁이 시작된 해로 기록되며, 지금까지 그 전쟁은 치열함을 더해왔다. 오늘날 대부분의 모델들은 건강한 롤 모델이 되기 어렵다. 176.5cm에 55kg, 체지방이 너무 없어 종종 생리도 거른다니 괴리가 너무 크다.

이러한 역사의 함의를 이해하려면 체중 말고 다른 미의 기준들도 생각해봐야 한다. 아름답다고 여겨지는 여성의 다른 특징들 역시 문화와 시대에 따라 다르다. 예로 지구 상의 어떤 곳에서는 장식적인 얼굴 흉터나 목을 늘이려고 목에 걸어 쌓아 올린 고리들, 치아에 구멍을 뚫어 그 속에 박아 넣은 보석, 발을 작게 만들려고 전족을 채운 여성의 발이 아름다움의 기준이었다. 어떤 사람은 말아 올린 속눈썹을 아름답다고 여기고, 문신, 코·혀·배꼽의 피어싱, 삭발을 아름답게 본다.

이런 것들은 더 매력적으로 보이려고, 문화적 미의 기준에 맞추려고 자기 몸을 조작하는 각양각색의 방법들이다. 문제는 우리가 매력적이라고 생각하는 그것이 객관적이지 않다는 것이다. 사람에 따라서는 위의 어떤 것들은 전혀 매력적이지 않거나 심지어 야만적으로 보일 수도 있다.

그렇다면 문화적 기준들이 진화하는 이유는 무엇이며, 과연 누구의 이익에 봉사할까? 분명 우리 자신의 이익은 아니다. 여성들의 상황을 생각해보라. 최근 여성의 권리는 놀라울 정도로 향상되었다. 출산, 교육, 직종, 직업의 선택권이 있고 많은 걸 즐길 수 있다. 문화적 변화에 힘입어 더 큰 해방감과 선택권을 누리게 되었다. 이렇게 상황이 좋아졌는데도 진정한 해방감을 느끼는 여성은 드물다. 모두들 공통적으로 뭔가 만족스럽지 못하다고 느낀다. 그건 자신의 외모다.

몸에 대한 자신감의 추락은 개인적으로나 일로 평가되는 여성의 능력이 높아진 것과 관련이 있다. 요즘 여성들은 이전 세대 여성들보다 훨씬 낮은 신체 만족도를 보이는데, 이는 우연한 일이 아니다. 우려스럽게도 여성들은 지금 그들의 지위 향상에 반발하는 역풍을 맞고 있다. 이 역풍은 정치적인 공격이 아니라 몸을 겨냥한 공격이라는 점에서 특히나 음험해 보인다. 오늘날 여성들의 정체성을 떠받치는 근간은 신체적 매력이며, 그 영향력은 과거 어느 때보다 강력하다. 반면 남성들의 정체성은 성취와 업적에 깊이 뿌리박고 있다. 오늘날 여성들을 억압하는 것은 더는 법이나 제도가 아니다. 그보다는 아름다움에 대한 사회적 통념을 내면화한 자기 자신(과 타인들)의 기준과, 그 기준에 부응하지 못한다는 실패감이 그들을 억압하고 있다.

이는 여성 억압을 지속하려는 남성들의 음모가 아니다. 남성과 여성 모두가 포함된 우리들이 그런 아름다움의 사회적 통념과 기준을 강화하는 일에 동참하고 있으며, 그런 우리 전부가 상처받고 있다. 그런데 여성들이 받는 상처는 누구나 잘 아는데, 그 '억압자들'이 받는 상처에 대해서는 별로 얘기하지 않는 것 같다. '전리품' 아내를 획득한 이성애자 남성들의 외로움을 생각해보라. 외모를 보고 여성을 선택한 남성들은 관계의 진정한 친밀성을 느끼지 못한다.

거대 산업들은 우리가 그러한 문화적 기준들을 내면화하도록 엄청난 돈을 쏟아붓고 있다. 패션, 화장품, 다이어트 산업은 우리에게, 당신은 못생겼고 있는 모습 그대로는 도저히 봐줄 수 없지만 이 제품을 사서 쓰면 당신도 아름다워질 수 있다는 말을 하면서 소비를 추동한다. 그런데 요즘 광고주들은 그동안 여성들의 불안을 이용해먹느라 너무 바빠서 인구의 절반을 잊고 있었다는 사실을 깨달은 것 같다. 그래서인지 그들은 남성들도 여성들처럼 똑같이 자기 몸을 끔찍하게 여기게 하려고 온갖 노력을 다하고 있다.

요즘만큼 남성들에게 외모가 중요한 적이 있었을까? 잡지들을 보면 현대판 아도니스들이 자동차에서 향수까지 안 파는 물건이 없다. 예전에는 건장하고 부드러운 몸의 남성이 남성다웠지만, 요즘엔 딱딱한 저지방 체격을 최고로 친다. 남성들은 광고 속 빨래판 복근들을 쳐다보며, 열심히 다이어트하고 피트니스 클럽을 다니면 자신들도 군살 없는 근육질 몸매가 될 수 있으리라 생각한다. 물론 남성들은 여성들만큼 자신의 몸통을 광고 속 이미지처럼 완벽하게 바꾸지는 못한다. 하지만 그 판타지는 더없이 매력적이다.

남성들의 신체 불만족도 여성들 못지않게 커지고 있으며, 더불어 이전에는 주로 여성들에게 나타나던 식이장애, 신체 집착, 낮은 신체 자존감 문제들도 나타나고 있다. 코넬 대학 연구자들의 최근 발표에 따르면, 실제로 남성들과 여성들이 느끼는 신체 불만족은 이제 비슷한 수준이다. 차이가 있다면, 여성들은 살을 빼려는 욕구가 강한 반면, 남성들은 근육을 키우고 싶은 욕구를 포함해 좀 더 복합적인 욕구를 드러낸다.[364] 과연 우리가 원하는 남녀평등이 이런 것이었던가?

마른 몸이 객관적으로 아름답다고 말할 수 있는 근거는 없다. 하지만 이런 기준을 믿을 때 우리는 기업의 이익에 봉사하고 우리 개개인의 건강과 행복을 해치게 된다.

8. '전문가 말은 믿어도 된다'는 위험한 생각

과학적 증거들에 비추어보면 이 책의 생각들이 결코 이단적이거나 새롭지 않다. 그런데도 보건 '전문가들'이 홍보하는 흔한 내용들과 다른 이유는 무얼까? 왜 이 책의 주장들은 대중의 믿음 속으로 들어가지 못했으며, 과학자들의 마음조차도 사지 못한 걸까? 사람들의 체중 조절 문제를 악화시키고 자존감마저 파괴하는 이 낡은 패러다임에 몰두하게 하는 까닭은 무엇일까?

이는 유독 마른 몸에 대한 집착이 강하고 날씬해야 성공할 수 있다는 믿음이 강한 문화적 맥락 안에서 체중을 관리해온 우리의 개인적인 경험들이 우리의 생각을 만들어왔기 때문이다. 문화의 영향력을 벗어날 수 있는 사람은 아무도 없다. 과학자들과 보건 전문가들 역시 지방에 대한 편견에서 자유롭지 못하며, "아름다움을 구매하라"라는 집요한 압력에 노출되어 있다. 그들은 또 간절히 해결책을 구하는 사람들이 주는 묵직한 압력에서도 자유로울 수 없으며, 답이 없다는 사실을 인정하느니 차라리 무어라도 붙들어야 하는 무거운 책임감을 느낄지도 모른다.

미국은 작년 체중 감량을 위해 580억 달러 이상을 지출했다. 그 수치는 계속 급등할 것이다.[365] 살을 뺄 가능성이 별로 없다고 인식된다면 이런 규모의 지출은 없었으리라. 하지만 약간의 도움만 받으면 어렵지 않게 살을 뺄 수 있다는 믿음을 심어주기만 하면 분명 막대한 이익이 다이어트 산업에 돌아간다. 다이어트 광고들은 살을 빼고 유지하는 일이 쉽다는 인상을 전달한다. 그런 광고에 나오는 사람들은 마냥 즐겁고 아름답다. 특히나 다이어트 프로그램 가입 전이나 약초로 만든 '천연' 다이어트 약을 주문하기 전, 다이어트 책 구매 전의 모습과 비교하면 그 아름다움은 더욱 도드라진다.

체중 증가가 건강에 나쁜 영향을 미친다는 믿음은 다이어트 산업에 득이 된다. 가령 놀 제약이 제안 요청서에 언급한 내용을 옮기면 "비만이 주요 질환이라는 인식을 고취하는" 이들에게 지원금을 제공한다.[285] 비만에 대한 우려를 한껏 고조시킨 후 치료제를 팔아 이득을 챙길 수 있기 때문이다.

비만의 위험성을 과장하는 주장들은, 위험하다고 알려진 다이어트 약들의 장기 복용에 대한 미 식품의약국의 승인을 얻으려는 노력들 중에서도 실질적인 중심축이다. 비만 위험의 과장은 의사들에게도 이득을 준다. 다양한 체중 감량법들, 그중에서도 특히 수술의 홍보는 그야말로 황금시장을 낳는다. 의료 서비스를 이용할 환자들을 모아주고 더불어 보험 급여도 확실히 챙길 수 있다. 보건 전문가들 역시 지방 혐오 드라마의 또 다른 음험한 주인공이다. 그들은 날씬해지라는 문화적 명령을 건강 이슈로 재구성하는 방법으로 그 명령을 정당화해왔다. 비만 수술은 특히나 악명 높다. 정치학자인 에릭 올리버의 예리한 지적처럼, 비만 수술 의사들은 건강한 장기에 손상을 가해 병을 만들어내고, 비만이라는 가상의 병을 강력히 내세우며 자신들의 의료 행위를 정당화한다.[366]

이러한 문화적 히스테리를 전파하는 데 정부는 강력한 역할을 해왔다. 40만 건의 사망 사례가 과체중과 비만 탓이라는 잘못된 정보를 실은 논문[234]이 미국의학협회저널《JAMA》에 실리고, 바로 며칠 뒤에 질병통제예방센터 소장인 줄리 버거딩이 의회에 출석해 예산 증액을 요구한 일은 단지 우연의 일치가 아니다.

《월스트리트 저널》과 《사이언스》지는 질병통제예방센터 내부의 익명의 정보원들이 제기한 우려에 주목했다. 연구 결과와 질병통제예방센터의 공중보건 정책을 일치시키라는 정치적 압력을 받고 그 논문을 작성했다는 것이다.[367] 얼마나 노골적이었던지, 심지어 보수적인 연구자들까지 그 논문의 방법론과 결론에 의문을 제기했다. 영양 부족으로 인한 사망자 수를 임의적으로 계산해 비만 범주에 추가한 점은 특히 눈에 띄었다. 《JAMA》는 다음 호에서 논란을 달구는 많은 편지를 실었다. 비난 여론이 일자 질병통제예방센터는 즉각적인 검토를 수행한 후 '정보자유법'의 요구에 따라 검토 결과를 웹사이트에 올렸다. 그리고 새로운 정보를 《JAMA》에 게재했는데, 앞서 얘기한 초과 사망 추정치가 무려 94%나 줄었다.[235]

발표한 정보가 사람들에게 영향을 주지 않게 하려고 질병통제예방센터는 보건기관들에 부인 성명을 발표했다. "비만과 사망률의 연관성을 둘러싼 논쟁이 최근 언론에서 진행되고 있지만, 한 가지 단순한 사실만은 여전히 유효하다. 즉, 비만은 치명적일 수 있다." 질병통제예방센터는 근거 없는 정책의 시행에 차질이 생기는 걸 원치 않았다.

대단히 큰 문제는, 공공정책을 결정하는 책임자들과 정부의 보조금 예산이 항상 동시에 다이어트 산업이나 제약업체들의 급여 대상 리스트에도 올라 있다는 것이다. 국립보건원 비만대책위원회 소속 위원 9

명 가운데 7명은 다이어트 클리닉의 책임자였으며,[368] 이들은 민간 기업들과 금전적 관계를 맺고 있었다.[369] 그런 국립보건원 비만대책위원회 덕분에, 1998년 6월 어느 거짓말 같은 저녁에 2,900만 명이 보통 사람으로 잠자리에 들었다가 다음 날 아침에 비만 환자로 깨어났다. 하루아침에 그들은 제2형 당뇨병, 고혈압, 죽상동맥경화증 위험군이 되었다. 물론 하루아침에 살이 더 찐 사람은 없었다. 국립보건원은 그저 비만 기준을 낮췄을 뿐이며,[370] 이 변화는 분명 민간 기업들에 유리하게 돌아갔다. 그들 보고서의 연구 결과는 비만 진단 기준 완화의 유용성을 입증하지 못했다.[371] 그 보고서가 언급한 논문, 즉 체질량지수와 사망률의 연관성을 다룬 논문도 비만 진단 기준을 엄격하게 세워야 보다 과학적인 적용이 될 것이라고 지적하고 있었다.[372]

지난 몇 년간 비만 연구자들이 쉬쉬하는 루머가 무성했다. 연구 결과가 나와도 기업들에 불리할 것 같으면 은폐되고, 저명 교수들의 이름을 빌려 기업들이 논문을 쓰고, 기업들의 대리인 노릇을 하는 연구자들과 정부기관들이 수치를 위조해 발표하고, 과학 단체들이 기업들의 대리인 노릇을 한다는 등의 수많은 얘기들이 떠돌았다.

나는 대학들이 보조금을 끌어오라며 많은 연구자들에게 가하는 압력을 알고 있고, 이해 갈등을 일으킬 만한 상황에 연루될 뻔했던 내 경험들을 생각해보면 그런 루머들을 사실이라고 믿는다 해도 결코 맹신은 아니다. 사실 폭로 기사들도 이미 많이 나왔다.[263, 366, 375, 376, 377]

대표적인 비만 연구 단체인 비만학회와 미국비만협회의 핵심 인사들을 조사해보면, 제약회사나 다이어트 회사와 모종의 금전 관계가 없는 사람은 단 한 명도 없을 것이다. 비만 연구자들도 다르지 않다.

기업의 돈을 받으면 안 된다는 방침 덕에 그런 관계가 원천적으로 봉쇄된 정부 연구원들과 나를 제외하고는 금전적으로 엮이지 않은 사람은 한 명도 생각나지 않는다. 이를 정치학자 에릭 올리버는 "보건 연

> ### 제약사의 입김에 따라 달라지는 국민 보건 정책
> 비만을 진단하는 체질량지수의 기준이 낮춰졌을 때 나는 박사과정 중이었는데, 당시 내 담당 교수가 국립보건원 비만대책위원회의 일원이었다. 비만 진단 기준이 낮아진다는 소식에 놀라워하자 담당 교수는 그러면 학문 활동의 일환으로 비만대책위원회의 일원이라고 가정하고 이번 조치에 권고 의견을 내보라고 했다. 세심히 검토해보니 품었던 의혹들은 사실이었다. 비만 진단 기준을 올려야 하는 근거가 많았고, 낮춰야 하는 근거는 없었다. 이런 내용을 제시하자 담당 교수는 매우 통찰력 있는 분석이라며 칭찬을 해주었다. 나는 너무도 당연한 질문, 즉 국립보건원 비만대책위원회가 근거 자료도 없는데 왜 비만 진단 기준을 낮추라는 권고를 냈는지, 그 이유를 물었다. 교수의 대답은 쉽게 말해 이런 뜻이었다. "세계보건기구가 이미 받아들인 기준이 있으니 그 기준에 맞추라는 압력이 있었다."[373]
> 즉, 그 결정은 정치적 이유에 의한 것이지, 과학적 근거가 있거나 국민 건강 향상을 위한 결정은 아니었다. 더 깊이 파고 들어가면 문제는 훨씬 더 충격적이다. 체질량지수 25를 과체중 진단 기준으로 정한 세계보건기구 보고서의 초안이 국제비만대책위원회[374]의 주도로 작성된 것이다. 겉으로는 국제비만대책위원회가 과학 기구로 보인다. 하지만 조금만 파보면 그 위원회는 상당한 예산을 호프만-라 로슈(체중 감량 약인 제니칼의 제조사)와 애보트 래버러토리스(역시 체중 감량 약인 메리디아의 제조사)에서 받는다는 사실을 알게 된다. 이 위원회의 주요 임무는 각 정부들을 상대로 로비를 벌이고 제약산업의 기본 방침과 일치하는 의제를 내는 것이다. 사실 외부에서는 대체로 그들을 제약산업을 위해 일하는 위장 단체로 본다.[366] 달리 말하면, 공중 보건 정책을 민간 기업들이 작성하고 있는 것이다.

구자들과 정부 관료들과 제약사들의 공생 관계" 위에 세워진 "산업-보건 복합체"라고 부른다.[366] 그는 건강서 저자인 토머스 무어와 함께 그들의 연동 관계를 설명한다.[366, 378] 제약회사들은 건강 쟁점들을 정하는 연구를 후원하고, 정부 패널단에 속한 연구원들에게 지원금을 제공한다. 즉, 정부기관은 연구원들에게 의지해 자신들에게 필요한 예산을 지원해줄 자료를 제공하고, 제약회사들은 정부기관이 제공한 권고 내용에 의지해 자신들 제품을 홍보한다. 이런 식으로 서로 똑같은 공포 확산 메시지를 강화해나가면서 이득을 챙긴다.

비만 신화는 우리 문화의 너무나 큰 부분을 차지하고, 또 그 믿음에 대한 이의 제기에 따르는 불이익이 너무나 커서, 의심은 고사하고 인식조차 제대로 이뤄지지 않은 상태다. 비만 전쟁 도발자들은 비만이 죽음과 질병을 낳는다고 진심으로 믿는다. 게다가 국민 건강을 걱정하는 이들에게는 '유행성 비만병'이 영양이나 활동 습관의 문제들에 사람들의 관심을 집중시킬 수 있는 편리한 방법일 것이다.

우려스러운 점은, 비만 연구자들이 대중보다 훨씬 더 문화적 전제들에 취약하다는 것이다. 다이어트 산업과 제약산업을 얼마나 잘 활성화하느냐에 따라 그들의 지위와 명성이 상당 부분 결정되기 때문이다. 동참을 거부한다면 일할 기회가 제한되고, 결국 현재 상황에 의문을 제기할 동기도 사라질 것이다. 공적, 사적 이해 갈등도 그렇지만 여기에 다이어트 산업의 엄청난 경제력까지 결합되면, 새로운 생각을 받아들이거나 중대한 연구를 수행하는 일이, 혹은 탁월한 정보를 기반으로 공공정책의 방향을 결정하는 일이 결코 쉽지 않다.

몸에 관한 그릇된 신화를 깨라

체중과 관련한 공포 확산은 의료보험과 정부기관, 과학자들, 언론에도 수십억 달러가 걸린 문제다. 그리고 그 공포는 고스란히 문화적 가치와 맞먹는다. 그런 이유로 체중 신화는 무조건적 전제가 되었으며, 오늘날 문화 지형의 일부로서 너무도 확고히 자리를 잡아 이제는 누구나 그 신화들을 자명한 사실로 여긴다.

비록 사실의 정도는 과장되어왔지만, 우리의 체중은 계속 증가해왔다. 그런 체중 증가는 환경 조건의 변화를 나타내는 징후이며, 우리의 식이 습관과 활동 습관은 그 변화하는 조건들의 일부다. 하지만 그 증상(체중)이 그 자체로 문제라고, 저절로 문제가 된다고 말하는 증거는 거의 없다. 비만이라는 전염병은 우리가 그것이 존재한다고 정했기 때문에 존재한다. 체중을 더는 병으로 취급하지 않고, 사람들을 더는 과체중과 비만이라는 자의적이고 근거 없는 범주로 몰아내지 않는다면, 비만이라는 전염병은 사라질 것이다. 물론 살이 쪄야 더 건강해진다거나 체중이 건강과 완전히 무관하다고 주장하는 건 아니지만, 체중의 위험성과 체중 감량의 이득이 잘못 해석되고 과장되어온 건 분명한 사실이다. 위로든 아래로든 극단으로 치닫는다면 체중은 분명 건강에 악영향을 끼친다. 하지만 대다수의 사람들은 체지방 종형 곡선에서 중앙 가까이에 자리한다. 그 정도의 체중이라면 개인의 유전적 성향을 보여주는 양호 표지로 봐도 무방하다.

그러면 이제 안도의 한숨을 내쉬어도 되지 않을까? 뚱뚱함은 사망선고가 아니며, 뚱뚱하다고 장애라는 불행이 덮치는 것도 아니다. 뚱뚱하든 말랐든 누구도 체중 때문에 불안해할 이유는 없다.

체중 감량을 제1 방어선 혹은 공격선으로 삼으라고 부추긴다면 그건 그저 나쁜 과학일 뿐이다. 체중 감량은 수명 연장이나 질병 관리를 위한 효과적인 방법이 아니다. 게다가 요요 없는 다이어트를 위한 효과적인 방법은 없으며, 요요가 되풀이되는 동안 건강만 나빠질 것이다. 아이러니하게도 살을 빼라는 권고는 살을 빼서 치료하려고 했던 그 병을 되레 불러올 수도 있다.

무분별한 생활습관이나 어떤 숨겨진 질환 때문에 뚱뚱한 사람도 일부 있지만, 건강한 식사를 하고 규칙적인 운동을 하고 건강지표가 아주 좋은데도 뚱뚱한 사람도 많다. 또 생활이나 건강이 좋지 않은데도 마른 사람도 많다. 아무튼 존중의 필수 조건이 날씬한 몸이나 건강한 생활습관 따위가 되어서는 안 된다.

몸의 크기는 어떤 사람의 건강이나 성격을 판단하는 무례하고 비과학적인 방법이며, 날씬해지라는 사회적, 의학적 명령은 그릇된 판단일 뿐만 아니라, 그동안 많은 해를 끼쳐왔다. 건강의 관점에서 '정상 체중'은 정상적이지도 이상적이지도 않다. 많은 이들이 정상 체중을 넘는다. 체중을 근거로 사람을 판단할 때 확인할 수 있는 것은 단 한 가지, 그 판단하는 사람의 편견 정도다.[379]

자, 이제부터는 모두를 위한 건강 증진 행동들을 퍼뜨리는 일에 집중하자. 건강한 생활습관을 실천하면 건강을 위협하는 요인들을 줄일 수 있다.

다이어트의 딜레마

7

날씬함과 건강이라는 두 마리 토끼

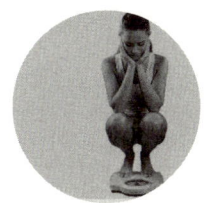

　우리가 체중을 놓고 씨름하는 것이 실은 우리의 단점이나 의지 부족 탓이 아닌, 현대의 문화와 생활방식이 야기한 필연적인 결과임을 알았을 것이다. 하지만 희망은 있다. 지방과의 전쟁에서 승리하고 먹는 즐거움을 되찾는 쉬운 길이 있다. 싸움을 그만두는 것이다. 그 대신 과학으로 돌아가자. '내 몸이 원하는 건강한 체중Health at Every Size', 즉 HAES는 과학적으로 체중을 유지하는 방법이다. 이제부터는 HAES를 통해, 지금까지 알게 된 모든 정보를 통합하여 단계별 실천 방안을 조언해줄 것이다. 이 방법을 통해 우리는 음식을 즐기는 기쁨을 회복하고 건강한 체중을 유지하는 데 큰 도움을 받을 수 있다.[380]

진정한 다이어트를 찾는 여정을 시작하다

마법의 알약이 있어서 하루 두 번 꿀꺽한다면 얼마나 좋을까. 체중이고 영양이고 골치 썩을 일이 없을 테니까. 하지만 알다시피 세상에 녹록한 일은 없다. 그 대신 나는 생활 지침을 소개하려고 한다. 이는 '시간'과 '과학'이 증명한 것이다.

그 증거를 보자. HAES 프로그램을 만들 때 나는 모든 요소를 과학에 입각해 만들려고 했다. 내가 궁금했던 것은, 많은 요소들이 사람들에게 실제로 작동할까 하는 점이었다. 나는 답을 밝혀낼 방법을 알아냈다. 그것은 실험을 설계하는 일이었다. 무엇보다 HAES 프로그램이 확실히 작동하는지 입증하려 했고, 그것이 현재 권장되는 체중 감량 다이어트에 필적할 만한 방법인지도 궁금했다.

나의 편향이 결과에 영향을 미칠 수도 있기에 세계적인 다이어트 연구자와 함께 팀을 꾸렸다. 주디스 스턴 연구개발 이학박사였다. 이 연구를 시작했을 때 그녀는 나의 박사학위 지도교수였고, 35년여의 연구 경력과 명성을 지닌 학자였다.

캘리포니아 대학 데이비스 캠퍼스의 영양학·내과학 교수이자 여러 정부기관에서 위원으로 활동한 바 있는 스턴 박사의 이력은 내게 믿음을 주었다. 그녀는 비만과 과체중을 정의하는 기준을 확립하고, 체중 감량 프로그램의 평가 기준을 마련한 명망 있는 학자였다. 발표한 수백 편의 연구 논문 중 '국가 영양 및 건강 증진' 분야에서 미 농무부가 수여한 가장 영예로운 장관상을 받기도 했다.

스턴 박사가 보유한 풍부한 식견과 전문성이 프로그램을 명확하게 해줄 거라 믿었다. 그녀가 일반적인 체중 감량 다이어트를 신뢰한다는 것을 알고 있었기에 기존 모델에 대한 공정한 시험을 더욱 세심하게 수행해줄 것이란 확신도 들었다. 우리는 기존 다이어트 관련 연구들을 분석하고, 이를 HAES 프로그램과 비교하기 위해 그중 최고로 꼽히는 다이어트 프로그램을 골랐다.

미 농무부 관료 출신인 비만 연구자 두 명에게 연구 작업의 진행과 관리를 요청했다. 둘의 성향은 나와 스턴 박사의 중간쯤에 있었다. 낸시 카임 연구개발 박사는 미 농무부와 일하는 화학 연구원이고, 마타 반 론 박사는 생리학 연구원이다. 둘 다 탄탄한 이력을 갖고 이 분야에서 크게 존경받는 인물이었다. 풍부한 지식을 겸비한 세 명의 조력

내 몸이 원하는 건강한 체중(HAES)

'내 몸이 원하는 건강한 체중'을 의미하는 'Health at Every Size(약자 HAES)는 1960년대 미국에서 처음 등장한 건강 운동으로, 살빼기보다 중요한 건강한 생활습관을 강조한다. 식이 억제 다이어트는 단기 효과가 있을지언정 장기적으로는 살을 뺄 수 없으며, 습관적인 다이어트는 결국 영구적으로 건강을 손상시킨다는 주장을 여러 실례와 과학적 논증으로 밝히고 있다.

최초의 주장은 루 루더백이 《새터데이 이브닝 포스트》에 '더 많은 사람들이 뚱뚱해져야 한다!More People Should Be Fat!'라는 기사를 쓰면서 시작됐다. 루더백은 살 때문에 정신적, 육체적으로 스트레스를 받는 '마른 뚱뚱한 사람들'이 너무 많다면서, 강박적인 살빼기 시도는 일시적 효과만 줄뿐 육체적, 정신적으로 몸을 망가뜨리며, 오히려 잘 먹는 것이 건강한 체중을 유지하고 정신적인 충만감까지 준다고 주장했다. 이후 1982년 밥 슈워츠의 《다이어트는 효과 없어Diets Don't Work》, 몰리 그로저의 《식이 자각 트레이닝Eating Awareness Training》, 윌리엄 베넷과 조엘 그린의 《다이어터의 딜레마The Dieter's Dilemma》, 자넷 폴리비와 피터 허먼의 《다이어트 습관을 끊어라Breaking the Diet Habit》 등의 저서가 이어지며 심신을 해치는 다이어트에서 벗어나 건강한 삶으로 돌아갈 것을 촉구했다.

자는 실험 연구를 지원해줄 자금과 인적 자원을 끌어다 주었다.

솔직히 말하면, 스턴 박사는 처음에 이 작업을 망설였다. 그녀는 참여하는 여성들에게 다이어트와 체중 감량에 대한 희망을 주지 못한다면 결국 그들에게 해를 끼치는 거라고 우려했다. 스턴은 HAES 프로그램에 매우 회의적이었고, 3개월 뒤에 설문조사를 포함해 혈액검사, 체중 등 참가 여성들의 진행 상태를 체크해야 한다고 주장했다. 그녀는 기존 다이어트 그룹과 HAES 그룹의 건강 악화가 관찰된다면, 즉시 연구를 중단해야 한다고 요구했다. 나는 그 요구를 받아들였다.

관피아 연구비를 받다

다이어트 산업은 약 590억 달러 시장으로, 웨이트 워처스*를 위시한 다이어트 보조제 회사와 제약회사, 식품업체, 의사, 출판사까지도 그 범위에 포함할 수 있다. 건강을 위해 체중을 감량해야 한다는 논리를 펴는 연구 자료를 읽을 때에는 꼭 한 가지를 의심해야 한다. 누가 그 연구에 돈줄을 대고 있는가? 돈은 종종 연구 결과에 목줄이 달린 회사가 댄다. 기업의 연구 자금을 받고 발표한 연구 결과는, 기업의 돈줄 없이 수행된 연구보다 해당 기업에 유리한 결과를 내놓는다.[207]

> *웨이트 워처스Weight Watchers : 다이어트 프로그램과 제품을 판매하는 기업. 과체중 여성인 진 니데치가 비슷한 고민을 가진 사람들과의 소모임으로 출발한 후 '체중 감시자'란 뜻의 웨이트 워처스를 설립했다. 웨이트 워처스는 음식 종류를 제한하지는 않고 고칼로리 음식은 적게, 저칼로리 음식은 많이 먹도록 권장한다. 다이어트 부작용을 방지하기 위해 신장, 체중, 연령을 고려해 프로그램을 설계해준다.

이러한 이해관계를 둘러싼 자가당착적 모습은 매우 걱정스럽다. 그런 이유로 나는 민간 기업으로부터 연구 자금을 받지 않겠다는 확고한 방침을 세웠다. 물론 이 연구에 돈을 댈 기업도 없을 테지만. 체중 걱정 없이 생활방식의 변화만으로도 더 건강해지는 모습을 보여준다면, 혹은 건강에서 체중이 '전부이거나 궁극적인 것'이 아니라는 사실을 증명한다면, 이는 곧 돈벌이와는 상관없다는 뜻일 테니 말이다.

결국 나는 소액의 공동 기금인 공적 자금에 한정했다. 생활 문제나 정부 일, 기타 일들에서 자금 수령자 요건은 연구의 질적 수준이 아니라 당시의 안건과 관련 정책에 따라 결정되기 마련이다. 의회에서도 미국인이 살을 빼야 한다는 인식이 널리 퍼져 있기에, 여기에 식품영양 관련 자금의 상당액이 흘러들고 있다는 사실은 모순이 아닐 수 없다. 더구나 보조금 신청을 검토하는 위원회 자리에 앉아 있는 많은(실은 '모두'이지 않을까?) 연구원들은 기업의 급여 지불 명단에 올라 있는 사람들이다. 나의 연구 동료들은 콜로라도 대학과 피츠버그 대학, 컬럼비아 대학 출신 연구원 집단을 가리켜 우스갯소리로 '비만 마피아'라고 부른다. 이들에겐 국립보건원 기금을 관리할 수 있는 권한이 있다.

나는 HAES 연구를 위해 국립보건원에서 보조금 약 10만 달러를 받았다. 나의 공동 연구원들은 넓은 아량으로 기타 지원금을 받아 우리에게 헤쳐나갈 힘을 주었다. 나는 우수한 제안서 덕분에 보조금을 따냈다고 믿고 싶다. 하지만 백 퍼센트 그렇다고 믿을 만큼 순진하지도 않다. 솔직히 말하면 주요 연구원 명단에서 내 이름을 빼고 스턴 박사의 이름을 넣은 것이 주효했다고 본다. 정부 마피아들과 그녀의 관계가 괜찮았기 때문이다.

아우성치며 몰려드는 여성 지원자들

이제 여성들을 모을 준비가 되었다. 적어도 70명이 필요했다. 이는 통계학적으로 유의미한 결과를 낼 수 있는 인원이다. 30~45세의 백인 여성으로 16 사이즈(한국의 88 사이즈—옮긴이)를 입는 비흡연자여야 했다. 성별과 인종도 비슷할 필요가 있었는데, 백인 여성을 모집하면 더 나은 참여를 이끌어낼 거라고 생각했다.

일반적인 방법으로 모집했다. 신문과 라디오, 방송국 등에 보도자료를 뿌렸다. 지역 단체들과 접촉하고 캘리포니아 데이비스 시 주변과 캠퍼스에 구인 전단을 붙였다. 동시에 언론 인터뷰도 했다. 내가 체중 감량 프로그램으로 홍보한 일도 없었는데 사람들은 살빼기 실험으로 여겼다. 사실 우리는 HAES에 대해 모호하게 설명했다. 건강 증진 연구를 하면서 건장한 여성들을 모아놓고 그것 말고 뭘 하겠는가?

곧 실험에 참여하겠다는 여성들의 간청이 봇물을 이루었다. 여성들은 살빼기를 위해 벌였던 전쟁 같은 경험담들을 들려주었다. 그들은 명망 있는 대학에서 실시하는 실험에 참여하려고 필사적이었다. 46세 여성에겐 나이가 너무 많아서 참여할 수 없다고 거절하자, 우리가 마지막 희망이라면서 울음을 터뜨렸다. 이튿날에는 그녀의 담당 의사, 영양사, 사회복지사가 내게 전화를 걸어 모집 기준을 바꾸라고 나를 압박하기까지 했다. 그렇지만 그녀를 받아들일 수 없었다.

첫 기준에 통과한 82명이 안내 미팅에 참석했다. 우리는 프로그램을 설명하고 질의 응답 시간을 가졌다. 전원이 동의서에 서명을 했다.

우리는 체중과 신체 치수를 재고 나서 그들의 치수가 비만의 의학적 정의(체질량지수 30 이상)에 맞는지 확인했다. 하지만 최대 체질량지수 45를 초과하지 않도록 한계를 그었다. 건강 상태도 조사했다.

　신분을 확인했을 때 몇몇 여성이 나이를 속인 사실을 발견하고 우리는 적잖이 놀랐다. 이 여성들의 절박한 심정이 다른 일에서도 드러났다. 한 참가자는 편도 두 시간의 통근도 기꺼이 감수하겠다고 했다. 체중이 그들 삶에 어떤 영향을 미치는지에 대한 그들의 이야기는 나를 고통스럽게 했다. 한 참가자는 자기 회사 사장이 살을 빼지 않으면 접수원 자리에서 해고하겠다며 위협했다고 털어놓았다. 다른 여성은 피트니스 클럽에서 직장을 잃을 처지에 있다고 했고, 한 여성의 남편은 살 빼지 않으면 이혼하겠다고 으름장을 놓았다고 한다.

　큰 몸 안에 갇혀 사는 일이 얼마나 고통스러운지, 그들의 이야기는 꼬리에 꼬리를 물었다. 이 여성들은 수많은 다이어트와 운동 프로그램들을 시도해왔다. 그리고 흠씬 두들겨 맞은 듯한, 헤어나기 힘든 실패감으로 괴로워했다.

　연구 기준에 부합한 78명이 연구 실험에 등록했고, 컴퓨터가 무작위로 그들을 HAES 그룹과 기존 다이어트 그룹으로 나눴다. 두 그룹을 다시 4개의 소그룹으로 나눴다. 9~10명으로 구성된 소그룹은 6개월 동안 매주 만났으며, 개인적 특성에 맞는 돌봄 지원을 받았다. 그다음 6개월을 '후속 관찰 기간'으로 정하고 매달 만남을 가졌다.

　기존 다이어트 그룹에는 기존 다이어트와 그들 몸에 대한 태도 등 기존의 메시지를 그대로 제공했다. 그들은 지방과 칼로리를 적정 수준으로 섭취할 것을 배웠고, 매일 식사 일지를 써서 식단을 감시하고 매주 체중을 재도록 했다. 걷거나 다른 운동에 참여하도록 했다. 또 지방 함유량을 계산하고 식품 라벨을 읽고 구입하는 방법을 배웠다. 운동의 이점과 성공 다이어트를 위한 행동 전략도 익혔다. 이런 노력을 통해 체중을 점차 줄여나갈 것을 권고받았다.

　HAES 그룹은 이 책의 원고 초안에 따라 HAES 프로그램을 실천하도록 지원을 받았다. 처음 모임에서는 자신의 몸과 자아를 수용하고 가능한 한 체중과 별개로 충만한 삶을 누리는 데 초점을 맞추었다. 음식이나 행동, 다른 생활방식의 선택 등에 대한 이야기를 하기 전에 자존감 같은 감정들을 체중에서 분리해내는 작업이었다.

　기존의 다이어트 그룹은 숙련된 전문가가 이끌었고, 나는 HAES 그룹을 이끌었다. 모든 참가 여성들은 열정, 지식, 리더십 능력 평가에서 두 리더에게 동일하게 높은 점수를 주었다. 이것으로 리더의 자질이 연구 결과에 영향을 미치지 않았다는 사실을 밝혀둔다.

고통스러운 다이어트에서 벗어나다

결과는 어땠을까? (두둥…… 북을 쳐주세요.)

　HAES가 기존 다이어트 그룹보다 훨씬 나은 결과를 보여주었다. 중요한 결과 중 하나는 여성들이 더는 음식 문제로 씨름하지 않게 된 사실이었다. 식이 억제 다이어트에서 벗어나 본능에 충실한, 억제되지 않은 식습관으로 돌아가서 자기가 먹고 싶은 것을 원할 때 원하는 만큼 먹을 수 있었다.

　기존 다이어트 프로그램을 실행한 여성들은 어땠을까? 그들은 계속 식이를 억제하는 상태로 있었다. 그것이야말로 다이어트가 우리에게 종용하는 목표다. 그렇다면 건강에 미치는 결과는 어땠을까? 다이어트를 한 사람들의 건강은 결코 좋지 못했다. 처음에는 약간의 체중 감소와 건강 개선 효과를 보이긴 했지만 계속 유지되지 못했다. 결국 처음과 같은 사이즈로 돌아갔으며, 1년을 견딘 궁핍과 몸에 대한 감시는 결국 헛수고였다.

기존 다이어트 그룹과 달리 HAES 그룹은 바람직한 방향으로 나아갔다. HAES 그룹은 나쁜 LDL* 콜레스테롤 수치와 혈압 수치가 현저하게 감소되었고, 그들이 활동하는 데 쓴 에너지는 4배에 달했다. 따라서 몸에 활력을 느끼면서 자기 몸을 유쾌하게 즐길 수 있게 되었다고 말했다. 몸에 대한 이미지와 자존감에서도 주목할 만한 발전을 보였다.

HAES 그룹 여성들 사이에서 개선된 변수들, 즉 혈압, LDL, 활동성 수준, 우울증 등은 기존 다이어트 그룹에서는 그대로 머물거나 더 악화되었다. 주목할 만한 사실은, 기존 다이어트 그룹의 절반가량이 실험 도중 낙오되었다는 점이다. HAES 그룹에선 8% 이하가 낙오되었다. 결국 여성들은 다이어트를 시도하면서도 다이어트 상태를 유지하고 싶어 하지 않는다는 걸 방증하는 것이다.

*LDL (low density lipoprotein, 저밀도 지방단백질) : 간에서 생산된 초저밀도 지방단백질 (VLDL)이 관내에서 분해되어 만들어지는 단백질. 간이나 장의 콜레스테롤을 혈액을 통해 조직으로 운반하는 역할을 하며, 조직세포에서 세포막, 호르몬을 합성 또는 저장한다. LDL은 세포막에 있는 수용체와 결합하여 세포 내로 운반되며 리소좀에서 가수분해 되는데, 수용체에 이상이 생기면 선천성 고콜레스테롤 혈증을 유발하게 된다. 콜레스테롤을 많이 함유하고 있어 혈액 내에 증가하게 되면 동맥경화와 심장병 위험이 높아진다.

다이어트라는 죽음의 관에 마지막 못질을 해야겠다. HAES 그룹 여성들의 자존감이 크게 향상된 것에 비해, 다이어트를 시도한 여성들의 자존감은 크게 곤두박질쳤다. 이는 새삼스러운 일이 아니다. 더 행복한 사람들은 자신이 더 힘을 갖게 되었다고 느끼게 되고, 더 나은 선택을 하게 마련이기 때문이다.

사실 우리는 이렇게 될 줄 알았다. 실험 중간 단계에 "이 프로그램이 자신에 대해 더 기분 좋게 느끼도록 도와주었다"라는 항목에서 HAES 그룹의 93%가 '동의한다' 혹은 '강하게 동의한다'라고 답했다. 반면 기존의 다이어트 그룹에선 51%만이 '동의한다'라고 답했다.

살빼기를 포기한다는 것

여러분은 이렇게 물을 것이다. "HAES 여성들은 살이 빠졌나요?" 대답은 "아니요"다. 과학적으로 주목할 만큼 빠지지는 않았다. 하지만 기존 다이어트를 실험한 여성들 역시 살이 빠지지 않았는데, 다이어트 초기엔 살이 빠졌지만 시간이 지나면서 다시 과거 몸무게로 돌아갔다. 다이어트 전보다 건강은 더 나빠졌다. 처음부터 갖고 있었던 실패감과 자책감 같은 감정도 더 악화되었다.

이런 반문도 할 수 있을 것이다. "HAES 그룹이 살을 빼지 못했다면 뭐하러 애쓰는가?" 하지만 여기서 중요한 것은, 이 책에서 내내 보여주려고 한 것처럼, 체중계의 뜬구름 같은 숫자가 아니다. 그것은 HAES 여성들이 얻은 것과 똑같은 결론에 이르게 하는데, 이는 살을 빼는 것이 생각했던 것만큼 의미 있는 일은 아니라는 깨달음이다.

　HAES 참여 여성들은 살빼기에 쏟은 관심 뒤에 자신들이 추구하는 뭔가가 숨어 있음을 발견했다. 즉 스스로가 더 나아지고자 하는 것이다. 더 많은 활력과 더 좋은 건강을 찾으려는 욕구, 다른 사람을 위해서가 아니라 스스로에게 매력적인 사람이 되고자 하는 욕구다. 체중 감량에 대한 관심이 멀어지면서 되찾은 건 바로 그것이다.

　하지만 이런 의문이 들 것이다. "더 잘 먹고 더 많이 운동하는 것으로 살이 빠질 리 만무하지 않은가? 이는 체중 감량 비법이 될 수 없지 않은가?" 여전히 그렇게 생각한다면 1장을 다시 읽을 것을 권한다. 우리 몸은 체중이 '빠지게 될' 춘궁기를 대비해 지방(체중)을 유지하도록 설계되어 있다. 우리 몸은 이 같은 체중을 쉽게 포기하지 않는다.

　다이어트와 운동요법을 지속한다 해도 장기 체중 감소에서는 초라한 성적을 낸다. 가장 낙관적인 과학자들도 다이어터들 대다수가 다시 살이 찐다는 사실을 안다. 렙틴의 두 가지 역할을 기억하는가? 렙틴은 체중 감량을 막는 데에는 대단히 적극적이지만 체중이 불어날 때에는 아주 느긋하다. 건강한 습관을 가진다 해도 HAES 여성들 역시 살이 빠지지 않은 이유가 여기에 있다. 물론 HAES에서 했던 것처럼 일상생활을 더 철저하게 실행한다면 장기적으로도 살을 뺄 수 있을지 모른다. 이런 장기 과제를 수행하는 데 따르는 어려움과 비용을 감안할 때 우리는 정말 결과를 확신할 수 없다. 나는 이 여성들이 더 건강해졌고 스스로를 더 나은 사람으로 느끼게 되었다는 것이야말로 가장 중요한 이점이라고 생각한다.

　내 아들의 생일 파티에서 한 엄마는 폭식하는 아들이 건강한 식습관을 가질 수 있도록 도와달라고 내게 조언을 구했다. 잠시 후 나는 그녀의 아들과 대면했다.

"케이크를 더 먹고 싶어요."

아이는 많은 양을 먹고도 곧 이렇게 청했다. 첫 번째 케이크 조각이 얼마 남아 있지 않았을 때였다.

"너는 왜 자꾸 먹고 싶어지는 것 같니?" 내가 물었다.

그는 나를 바라보며 놀란 듯 말했다.

"그게 무슨 말씀이세요? 정말 맛있으니까요."

"첫 번째 조각을 먹었을 때 느낌이 어땠니?" 나는 또 물었다.

아이는 이상하다는 듯이 나를 빤히 쳐다보았다.

"기분이 좋아졌어요, 행복해요."

"그래서 그것이 정말 네가 느끼고 싶은 진짜 행복인 것 같아?"

"거짓말이라고 생각하세요? 아줌마는 내가 케이크를 못 먹게 하려고 그러는 거예요?"

"아니야. 네가 원한다면 정말 그렇겠지." 나는 내가 한 말의 뜻을 알려주려고 케이크를 자르면서 말했다. "네가 그걸 먹고 싶다면 진짜로 그런 건지, 네가 알기를 바라서 그런 거야."

아이는 잠시 생각에 잠기더니 놀란 목소리로 말했다. "아마도 트램펄린 위에서 뛰는 걸 더 좋아하는지도 모르겠네요."

아이가 오후의 남은 시간을 온통 노는 데 몰두해 있는 동안, 음식이 아이의 머릿속에 다시 떠올랐는지는 잘 모르겠다. 이는 매우 단순한 문제다. 우리가 스스로를 돌보거나 정말 원하는 것을 얻으면 과식은 사라진다.

살빼기 강요 사회

8

외모 중심 사회에서 나를 지키는 방법

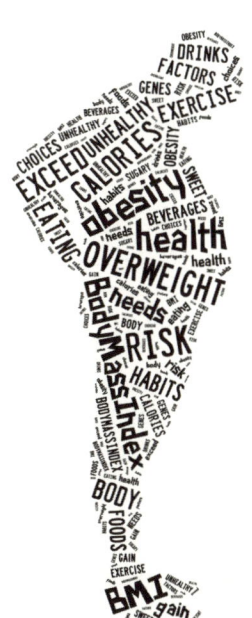

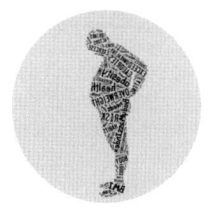

외모에 별문제가 없는데도 사람들, 특히 여성들은 자기 몸에 수치심을 갖는다. 그것은 갑자기 만들어진 게 아니다. 우리 문화는 계속해서 내가 누구이고, 내 외모가 어떤 식으로든 결코 괜찮지 않다는 메시지를 보낸다. 여러분은 이런 말을 얼마나 많이 들었는가?

"얼굴은 참 예쁜데 살만 좀 빼면 되겠다." "네가 혼자인 건 네 탓이야. 살을 빼면 남자들도 널 봐줄 텐데." "살 좀 빼, 이 아가씨야! 자존심도 없니?" "진정 날 사랑한다면 당신이 살을 빼겠지."

누군가가 여러분에게 "중요한 건 너의 내면이야"라고 말한다면 교양 있는 척하는 거라고 생각하리라. 물론 입 밖에 내지 않은 속말은 여러분 외모가 그다지 예쁘지 않다는 사실을 말하는 걸 테고.

우리는 스스로 수치심을 겹겹이 쌓아 올린다. 우리 연구에 참여한 한 여성은, 자신이 포크를 입으로 가져갈 때마다 가족들에게 돼지처럼 꿀꿀 소리를 내어 달라고 부탁했다고 한다. 그 상황에서 느끼는 수치심과 역겨움이 다이어트에 도움을 줄 거라고 생각한 것이다. 결과는 어땠을까? 가족들과의 식사에서는 엄청난 자기통제력을 보여줬지만 잠시 잃었던 칼로리를 복구하려는 폭식으로 이어졌고, 가족들과 식사하는 것도 두려워졌다고 한다.

이런 극단적인 상황이 아닐지라도 체중이 얼마든 간에 우리 내부에선 자신이 돼지 같다는 느낌을 갖는다. 문화적 표준에 부응하는 충분히 마른 체형이 될 때까지 나 자신은 물론 그 누구도 나를 좋아해 줄 리 만무하기 때문이다. 우리 문화는 다이어트와 몸에 대한 증오를 당연하게 받아들인다. 이런 불쾌한 메시지를 무의식적으로 흡수한다. 그리하여 우리 몸과 음식에 대한 불편한 태도를 드러내거나 직면하는 대신 체중을 바꾸려고 노력한다. 이 악순환을 끊고 치유하려면 자기 몸의 가치를 알 필요가 있다. 오직 여러분만이 그 가치를 소유하고 그 가치와 함께 살아가야 함을 알아야 한다. 이 장은 여러분에게 필요한 방법들을 제공하고, 어떤 사이즈의 청바지를 입든 여러분의 몸과 자아의식을 되찾을 수 있도록 도울 것이다.

몸에 대한 불만은 자기혐오를 키운다

이 장을 읽는 것이 내키지 않는다면 여러분만 그런 게 아니다. 많은 사람이 자기 몸을 받아들이게 되면 자기만족에 빠져, 늘 혐오했던 몸에 영원히 '갇히게' 되는 건 아닌지 걱정한다. 자기 몸을 혐오하는 것이야 말로 몸을 변화시킬 수 있는 핵심 동기라고 믿는 것이다.

이런 염려는 근거가 없을뿐더러 변화를 끌어내는 능력을 방해한다. 변화는 자신을 인정하고 돌보는 데서 나온다. 비록 몸이 완벽하지 않더라도 처음으로 자신의 몸과 긍정적인 관계 맺기를 배워가면서 여러분은 변화를 만들어내는 능력을 키울 수 있다.

무엇을 먹을까, 운동을 얼마나 할까, 담배를 끊을까, 걷기를 실천할까 따위의 문제들을 결정할 때, 자신을 사랑하는 사람이 더 나은 선택을 하지 않겠는가? 하지만 자기 자신과 몸을 싫어하면 자기파괴적 행동을 하게 된다. 과체중에 대한 '처벌'로 운동을 한다면 어떻게 활기차게 사는 법을 배울 수 있을까? 미워하는 몸을 바꾸기 위해 샐러드를 먹는다면 어떻게 채소의 신선함을 온전히 즐길 수 있을까? 자기 몸을 미워하는 것이 변화를 위한 효과적인 동기라면 어떻게 이처럼 무거운 사람이 세상에 많을 수 있는가?

날씬함에 대한 욕망

날씬한 몸이 삶의 모든 문제를 해결해주리라는 믿음은 너무 안일하다. 그건 아니다. 자기 수용을 넓혀가고 체중의 위력을 무력화하면 삶을 개선하는 데 많은 것을 얻을 수 있다.

여러분이 더 날씬해지면 생길 거라고 믿는 이점을 한번 생각해보라. 자신의 생각을 공란에 채워보라. 내가 날씬해지면 _____ _____.

다음은 HAES 참여 여성들이 응답한 것이다

- 내가 날씬해지면 남들에게 더 매력적이 될 것이다.
- 내가 날씬해지면 <u>특별한 누군가가 나를 사랑할 것이다</u>.
- 내가 날씬해지면 <u>나도 성적 욕구를 가질 것이다</u>.
- 내가 날씬해지면 <u>늘 바라던 직장을 얻게 될 것이다</u>.
- 내가 날씬해지면 <u>고교 동창회에 나가 내가 얼마나 성공했는지를 보여줄 수 있다</u>.

이러한 환상적인 기대가 날씬한 몸과 연결된 정도는, 내가 갈망하는 날씬함을 절대 갖지 못할 거라는 생각이 얼마나 무서운지를 짐작게 한다. 결코 내가 원하는 '나'가 되지 못한다는 의미이니 감량 욕구를 놓아버리는 것이 고통스러운 건 당연하다. 자기 몸을 받아들인다는 건 단지 몸의 문제로만 끝나지 않는다. 그것은 있는 그대로 자신을 받아들이라는 것이지, 상상 속에나 존재하는 인물이 될 때까지 참고 견디라는 말이 아니다. 뚱뚱하든 날씬하든 진실은 여러분이 결코 록스타가 아니라는 점이다. 여러분이 원하는 직업을 얻지 못하거나 아버지의 자랑이 되지 못할지도 모른다. 하지만 그것은 몸무게 때문은 아니다. 날씬함의 환상에 몰두해 있는 동안 여러분은 실제로 자신을 직면할 기회와, 자신이 정말 되고 싶어 하는 사람이 되고자 하는 기회를 스스로 봉쇄한다.

관리되지 않은 몸에 대한 분노가 향하는 곳은 특정한 타인의 몸을 평가하는 유해한 문화가 아닌, 바로 나 자신이다. 많은 사람은 분노의 초점을 분노해야 할 곳에 두지 않고 자기 자신을 수치스럽게 여긴다. 낙인을 제거하지 않고 살과 싸우려 한다. 생각해보라. 여러분이라면 검은 피부 때문에 차별받는 사람에게 피부를 희게 바꾸라고 권유하겠는가? 아니면 외모에 대한 편견에 맞서 싸우는 이들을 지지하겠는가?

앞 장에서 알게 되었듯이 여러분이 통제할 수 있는 것은 체중이 아니다. 여러분이 통제할 수 있는 것은 바로 여러분의 '삶의 방식'이다.

외모에 대한 나의 편견 정도는?

우리 삶에서 무의식적으로 받아들여져 믿음으로 굳어진 사회적, 문화적 편견들을 인정하면서 한번 시작해보자.

- 살찐 사람은 게으르다.
- 살찐 사람들은 자기통제력이 없다.
- 겉모습이 중요하다.
- 뚱뚱하면 아무도 나를 사랑해주지 않을 것이다.

이렇듯 유해한 메시지를 여러분이 얼마나 내면화해왔는지 생각해보라. 얼마나 자주 다음과 같은 행동을 하는지, 각 질문에 '전혀 그렇지 않다', '때로 그렇다', '꽤 그렇다', 혹은 '종종 그렇다'로 답하라.

1. 내 체중을 부정적으로 말한 적이 있는가?
2. 누군가가 내가 살빼기를 원할 거라고 지레 생각한 적이 있는가?
3. 다른 누군가의 체중에 대해 부정적인 말을 한 적이 있는가?

4. 누군가에게 살을 빼라고 권한 적이 있는가?
5. 살을 뺀 누군가에게 잘하고 있다고 평가한 적이 있는가?
6. 살찐 것이 나쁘다고 생각하는가?
7. 몸무게 때문에 누군가를 못마땅하게 여긴 일이 있는가?
8. 뚱뚱한 사람에 대한 농담을 듣고 웃은 적이 있는가?
9. 뚱뚱한 사람의 외모를 칭찬한 일이 있는가?
10. 뚱뚱한 사람의 성격을 칭찬한 일이 있는가?
11. 지방(비만)에 대한 근거 없는 소리에 반론을 편 일이 있는가?

1번에서 8번까지는 이로울 게 없는 유해한 문화적 메시지인 반면, 9번에서 11번까지는 외모와 별개로 자신의 삶을 살아가는 태도를 반영한다. 여러분이 어떻게 답했는지를 돌아보면 부정적인 문화적 믿음들을 내면화하거나 전달하는 사람인지 스스로 확인할 수 있다. 누구도 이런 문제를 피해가기 어렵다. 이런 인식을 통해 여러분의 사고방식에 숨어 있는 문제들을 인식해보자. 이 문제들을 이성적으로 판단하면 그것들이 왜 해로운지를 더 확실하게 알게 된다.

유해한 메시지들을 들었을 때 여러분이 달리 반응할 수 있는지 생각해보라. "넌 살만 빼면 훨씬 예뻐 보일 텐데." 이런 목소리가 들린다면 이런 응답은 어떤가?[381] "오, 아니야. 나처럼 사랑스러운 사람이 왜소한 몸 안에 갇혀 있는 건 어울리지 않지." "내 인격은 풍요로워서 작은 틀 속에선 굶주린다고."

내가 좋아하는 대답은 이것이다. "나를 사랑하기 위해 나를 더 작게 줄이라고?"

평생을 몸매 감시자로 살 건가?

우리 문화는 '날씬함'만이 허용될 수 있는 몸매이자 사이즈라고 단정한다. 그런 목소리가 과도하게 크다. 그래서 사회의 가치 체계와 별개로 자기만의 가치를 창조하지 않으면 자기 사이즈를 인정하기가 쉽지 않다. 여러분의 가치 체계가 없다면 자기 자신을 쉬이 부정하게 되리라.

외모에서 자신의 가치를 창조한다는 말은, 무엇이 중요한 것인지, 있는 그대로의 아름다움은 어떤 것인지를 스스로 결정한다는 것을 의미한다. 그것은 또한 나의 욕망을 사회적 기대치와 별개로 떼어놓는 것을 의미한다. 요즘 대부분의 사람들은 사회의 기대에 맞추며 사는 것을 자신의 가치로 생각한다. 남들이 여러분에게 무엇을 입고 먹고 듣는지를 명령한다. 그들은 올봄에는 배기팬츠를 입어야 하고, 치아씨가 미용에 좋으며, 레이디 가가의 음악을 들어야 한다고 말한다.

하지만 입는 것이든, 먹는 것이든, 듣는 것이든 여러분은 그것들이 어떤 느낌으로 다가오는지에 집중해야 한다. HAES 프로그램을 시작하기 전에 새라는 여성은 아이스크림을 살찌는 식품, 건강에 해로운 것으로 연상했다. 그녀 스스로 내면화한 '뚱보 감시자'의 목소리였던 셈이다. 그녀는 아이스크림의 달콤함을 사랑했지만 건강한 마음으로 즐기지 못했다. HAES 프로그램을 마친 뒤, 새라는 그 목소리들이 사라진 걸 알았다. 적당량을 먹고 나면 자연스럽게 먹는 것을 멈출 수 있었다. 과거에 아이스크림은 죄책감이었고 먹어도 만족감을 느낄 수 없었지만, 그런 느낌이 바뀌었다. 문화적 편견의 위력과 타인의 평가에 대한 두려움 앞에서 나한테 올바른 결정을 내리는 건 일종의 도

전이다. 차별 상황에 놓이거나 들려오는 소리들에 역부족을 느낀다면 스스로에게 휴식을 주자. 마음속 깊이 들어가면, 자신이 괜찮은지를 알 수 있는 유일한 사람이라는 걸 알게 된다.

살빼기 강요 사회에서 살아가기

'너는 바뀌어야 돼'라는 폭격에 시달리다 보면 몸과 새로운 생활습관을 받아들이기 힘들어진다. 당신의 여정을 무력화할지도 모르는 이러한 문화적 편견들에 어떻게 맞설 수 있을까? 가장 현실적인 대응은 자신만의 방어 능력을 단단하게 만드는 것이다.

하룻밤 새에 다이어트 습관을 버리거나 자신의 몸무게를 받아들이는 열린 마음에 이르지는 못한다. 이 책을 읽고 다이어트가 해롭다는 걸 깨닫고 더 나은 방법이 있다는 사실을 알기까지는 오랜 시간이 걸릴 것이다. 그리고 이 여정의 어디쯤에서 완전히 수긍하기 힘들지도 모른다.

몸무게와 다이어트에 대해 사람들 모두가 한결같이 잘못된 메시지를 받아왔다. 그래서 내가 아닌 다른 사람이 살을 빼라고 권하는 게 그리 놀라운 일도 아니다. 이런 권유가 진심으로 남을 돕는 거라고 믿는다는 사실 또한 놀랍지 않다. 도우려는 욕구는 뭔가를 시작하기에 최적임을 인식하자. 아마 여러분의 친구와 가족, 의사들도 자기들이 타인에 준 고통을 인식하기 어려울 것이다. 그들이 자기가 한 말이나 충고가 지닌 파괴성을 알게 되면 기꺼이 이전과 다르게 행동할 것이다.

사회적 지지는 이 여정에 매우 도움이 된다. 친구와 가족은 우리를 곤경에 빠지지 않게 해준다. 만약 그들이 당신에게 어려운 시간을 준다면 당신의 과정은 그만큼 더 어려워질 것이다. 여러분은 누군가의 생각을 바꿀 힘이 없고, 사람들에게 여러분의 관점으로 세상을 보게 만들기도 힘들 것이다. 여러분이 할 수 있는 건 오로지 여러분의 진실을 말하는 것이다.

내면의 소리 듣기: 나는 뚱뚱한 걸 바라는가?

자신에게 한번 물어보라. "나는 내가 뚱뚱해지길 바랄까?" 빅 사이즈인 어떤 사람들은 내심 그렇게 바라기도 한다. 내가 처음 이런 말을 하자 주변 사람들은 말도 안 되는 소리라고 했다. 살 공포증 문화에서 누가 살찌는 걸 좋아하겠느냐는 반응이다. 하지만 다음과 같은 상상을 하면서 여러분의 의심을 잠시 멈춰보라.

여러분은 지금 어느 파티에 참석해 있다. 자신이 걸친 옷에 주목해보라. 자신의 몸을 어떻게 느끼는지, 자신이 다른 사람과 어떻게 만나고 있는지 상상해보라. 다시 파티 장면을 그려보는데, 이번에는 이상적인 몸매를 가졌을 때의 자신을 상상하면서 앞의 행동을 반복해보라.

내 연구에 참여한 여성들에게 이 두 가지 상황을 상상해보고 결과를 말하라고 했을 때 놀라운 대답이 나왔다. 두 가지 상황을 같은 사람이 겪었지만 '몸매'는 파티 참여의 질과 다른 사람과의 교류, 자신들이 어떻게 느끼는지에 완전히 다른 느낌을 주었고 다른 역할을 했다. 많은 여성들은 뚱뚱함을 자기방어 수단으로 사용하기도 한다. 나서지 않고 뒤로 숨는 것이다. 자신이 성적 대상이 되거나 다른 여자들과 경쟁하거나, 또는 평가되는 것을 피할 수 있다.

많은 이들이 자신의 사이즈에 대해 이 같은 이중 감정을 느낀다. 이런 경험은 사회적 맥락에서 만들어진 것이다. 우리 중 일부에게(확실히 모두는 아니다) 과식과 비만이 되는 것은, 우리에게 짐 지워진 사회적 기대에 대항하는 무의식적 반란일 수도 있다.

내 연구에 참여했던 몇몇 여성은 이렇게 말했다. 파티에서 사람들이 다른 여자들을 평가하는 동안, 자신의 뚱뚱함이 외모 평가에서 벗어날 수 있게 해주었다고. 마치 뚱뚱함이 이렇게 말하는 것 같았다. "나는 어떠어떠해야 하는 사람이 아니야. 나의 본모습을 받아들여줘." 이는 다른 사람에게서 평가당하고 있지 않다는 안도감이었다.

내 연구에서 몇몇 여성은 살찌는 것을 모성과 연결했다. 엄마가 된다는 것은 다른 이들의 욕구를 최우선으로 여긴다는 것을 의미했다. 자신의 욕구를 채울 여유를 만들지 못했거나 그 욕구 자체도 생각지 못하는 경우다. 뚱뚱함을 양육자이자 돌보미의 역할에 충실한 신체적 증거로 보고, 성적 역할에서 이미 멀어진 징표라고도 보았다. 뚱뚱함은 어머니가 되어가는 자연스러운 모습인 것이다.

이런 상상 훈련을 남성에게도 권해보았다. 그는 어릴 적 성적으로 학대받은 기억을 떠올렸다. 그의 몸무게가 불어나기 시작했다. 마치 성적으로 학대한 사람이 자신에게 접근하지 못하도록 매력을 없애는 것처럼 말이다. 그는 자기 체중이 지금도 여전히 방어막이 되고 있다고 생각했다. '과체중' 상태를 유지하면 다른 사람들이 그를 덜 주목할 것이기 때문이다. 같은 직장에 다니는 한 여성이 그에게 추파를 던지자 그 시선이 매우 불편했고, 그는 마구 먹어대기 시작했다. 또 어떤 남자는 큰 덩치 덕분에 자신이 더 중요한 사람으로 보인다고 했다. 몸집이 커서 사람들 눈에 더 잘 띄고 그만큼 존재감도 커진다는 논리다.

이들 이야기가 혹시 당신의 이야기가 아닌가? 그렇다면 당신은 과연 뚱뚱함의 어떤 이점들을 방어기제로 사용해왔는지를 생각해보라. 그렇게 하지 않으면 건강한 생활습관을 기르지 못하도록 계속 스스로를 방해할 것이다. 체중 문제를 의지력이 요구되는 식이 및 운동 문제로 인식하는 한, 우리 자신이 고안해낸 방어기제임을 깨닫기 전까지는 한 걸음도 나아갈 수 없다.

또 일부는 자기 탓으로 돌리기도 한다. 그것을 반복해서 들어왔기

의사가 수치심을 줄 때

살찐 사람들은 의사를 만났을 때의 공포 스토리를 종종 전한다. 정말이지 의사들은 체중 편견에 관한 한 최악의 범죄자들이다.[382] 설문조사에 따르면 과체중자 대부분이 의사들로부터 수치심을 느꼈다. 그 결과는 어땠을까? 살찐 사람들이 의학적 치료를 피하거나 미루는 결과로 이어졌다.

사람들은 몸 사이즈와 상관없이 동등한 치료를 받을 가치가 있다. "당신의 문제는 체중 탓"이라거나 "살만 빠지면 문제가 해결될 것"이라는 근거 없는 말을 귀에 담을 필요가 없다.

몸을 책임지는 건 나라는 사실을 기억하자. 진료실에서 체중계 위에 올라서는 행위가 타당하지 않다고 생각하면 그 과정을 건너뛸 수 있다. 혹은 의사의 진단이 돈벌이로 느껴진다면 등을 돌려 나오라. 의사에게 맞서는 건 어려운 일이다. 하지만 의사가 체중 문제로 당신을 차별하면 안 된다는 생각을 확고히 갖고 있으면 당당한 입장을 취하기가 훨씬 쉽다.

때문이다. 알다시피 "뚱뚱한 사람은 친밀감을 두려워하기 때문에 뚱뚱하다"와 같이 우리는 소수의 문제를 다수의 뚱뚱한 사람들에게 일반화한다. 하지만 사람들의 믿음과 반대로, 뚱뚱한 사람들의 성적 만족감은 날씬한 사람들과 비교해 크게 다르지 않다.[383]

"내가 꼭 뚱뚱해야 할까?"라는 물음에 답하기 위해 다음 훈련을 해보라. 가족 모임, 스포츠 행사, 애인과의 시간, 성적인 것 등 다양한 상황에서 다양한 체중을 가진 자신을 상상하라. 자기 몸무게의 긍정적인 면들에 주목하고, 각 상황에서 다음 질문을 스스로 던져보라.

- 살이 쪄서 이로운 점이 있는가? 있다면 무엇인가?
- 내가 더 날씬하다면 나 자신에 대하여 어떻게 표현하겠는가?
- '이상적' 사이즈가 된다면 어떤 부정적인 점이 있을까?
- 나와 '이상적' 사이즈를 연결한다면 어떤 두려움이 있는가?
- 사이즈 때문에 내 성격의 어떤 점을 참고 있는가?
- 만약 몸무게를 걱정하지 않는다면 그런 상황을 어떻게 표현하겠는가?

어떤 방식으로 체중을 방어기제로 이용하고 있는지를 깨닫게 되면, 그때부터 우리는 더 이상 체중에 의존하지 않고 우리 자신을 이롭게 하며 방어하는 주체적인 방법을 모색할 수 있다.

예컨대 뚱뚱함을 성적 무관심의 구실로 이용하고 있다면 성에 대한 두려움의 근원을 알아야 한다. 그 이유를 알아야 자신의 몸을 구실로 이용하지 않고 정말로 자신이 성에 무관심한지 아닌지를 알아내고 몸에 대해 주체적인 선택을 할 수 있다. 또 여러분은 성적으로 더 활발해지고 스스로 그어놓은 한계를 넘고 싶다는 걸 깨닫고 행동할 수도 있다.

자기 받아들이기

이제 다음 단계로 갈 차례다. 여러분의 체중, 외모, 남들이 하는 말과 상관없이 '자신을 받아들이는' 단계다. 몸은 여러분의 핵심 자아를 말해주지 않는다. 당신은 육체 이상으로 다른 많은 중요한 것들의 총화다. 여러분 몸에 몸의 가치보다 더 큰 권력을 주지 말라. 몸이 여러분을 정의할 수 없다. 그 대신 외모를 분수에 맞게 적당한 위치에 두고, 몸을 포장하는 것 이상으로 몸을 존중하는 가치 체계를 가꾸라. 몸은 여러분을 보호하는 곳이기에 가치 있다.

6장에서 나온 이야기를 다시 살펴보자. 우리는 많은 이들이 사들이는, 문화적으로 정의된 미의 기준을 습득했다. 이런 문화적 메시지들을 내면화하며 미의 기준을 수용했던 방식을 좀 더 자각하자. 그다음에 여러분에게 선택권이 있음을 인식하자. 자신이 미의 기준을 선택할 수 있다. 이런 새로운 생각을 여러분 몸을 바라보는 방법에 적용하라. 전문가들은 이런 시각을 '운동감각kinesthesia'(자기 몸의 운동이나 위치를 느끼는 감각)이라고 부른다. 이는 그저 여러분이 자신의 몸을 '어떻게 의식하고 느끼는가'에 집중하는 것이다. 따라서 나에 대한 남의 인식보다 자신의 자존감에서 더 큰 영향을 받는다. 오직 여러분만이 이것을 바꿀 힘을 갖고 있다.

사람들은 자기 몸을 바꿔서 어떻게 보여야 할지에 초점을 맞춘다. 살을 빼고 굶어서라도 말이다. 건강한 몸 이미지에 가까워지려면 이와 정반대로 해야 한다. 즉, 우리의 마음을 변화시켜 실제 몸에 감사하게 하는 것이다.

다음 훈련은 신체 이미지를 바꾸는 좋은 방법이다. 공개된 장소의 분주한 거리를 걷거나, 상점 안을 걸어보라. 그 순간 내 몸이 어떻게 느껴지는지를 보라. 몸이 어떻게 여러분을 지탱하고 있는가? 어깨가 처져 있는가? 반듯이 하고 있나? 눈은 아래를 향하고 있는가? 침착하게 수평을 향하는가? 어떤 사람하고 눈을 맞추고 있는가? 표정은 어떤가? 미소 짓고 있나? 찡그리고 있나? 거울 속의 자신을 보지 말고, 당신 마음속 자신을 바라보라.

여러분이 처진 어깨를 하고 고개를 숙이고 걷는다면? 자신을 가까이할 가치가 없고, 스스로 존중하지 않으며, 세상으로부터 숨으려고 하는 사람이라고 말하는 것이다. 하지만 당당한 자세와 평온한 미소를 유지하고 사람들과 시선을 마주친다면, 자신을 알아둘 가치가 있고, 자신에게 편안히 만족하는 사람임을 말하는 것이다.

그런 다음 자신이 몸 이상의 존재라는 것을 인식하자. 자신에 대해, 자신이 좋아하는 모든 것에 대해 목록을 만들어보라. 자신의 웨이브 머리를 좋아한다면 그것을 적으라. 그런 다음 살아가면서 이룬 성공을 목록으로 만들라. 사회가 말하는 성공이 아닌, 자신이 느끼는 성공을 떠올리라. 예로 4년 동안 빚을 지지 않고 대학을 졸업한 것, 좋아하는 직업을 가진 것을 적으라. 거실에서 혼자 그림을 그렸던 시간은 어떨까? 공터에 작은 나무를 심은 일도 괜찮다.

하루에 한 번 목록을 앞에 놓고 새 목록을 만들라. 당신이 오늘 이룬 성공과 지금의 당신을 좋아하게 만든 새로운 발견들을. 하루에 한두 가지밖에 추가하지 못하더라도 이런 훈련은 자신을 스스로 일깨우고 자기수용을 향해 나아갈 수 있는 힘을 준다. 일단 체중에서 벗어나 자신의 강점을 믿게 되면 걷기를 다시 시도해보라. 이번에는 진짜 여러분의 모습으로 걸어라. 나 스스로 지탱하는 느낌이 어떤가?

자기 부정에서 빠져나오기

이들 훈련은 반드시 결과를 얻게 한다. 그것은 부정적인 자기 대화와 싸워 스스로를 보호하는 것이다. 뇌는 여러분이 무슨 생각을 하는지 알아채고 이 생각들을 기억 속에 각인한다. 결국 이 생각들은 자기만족적 예언이 되는데, 이는 스포츠 심리학자가 선수들에게 퍼팅에 성공하고, 결승선을 통과하고, 우승을 거머쥐는 상상 훈련을 시키는 이유다. 긍정적인 자기 자신을 반복해서 상상하면 정신의 근육이 튼튼해져서 그 모습을 현실로 만든다.

목록을 작성하는 동안 나 자신에 대해 부정적인 생각이 스며든다면, 온종일이라도 그 생각들을 휴지 조각으로 둘둘 싸서 던져버리는 상상을 해보라.

생각의 전환: 앗싸! 저울

또 다른 유용한 훈련은 삶을 새로운 방식으로 볼 수 있도록 부정적인 생각을 재구성하는 것이다. 예로 "난 운동이 싫어"라는 생각을 재구성해보라. 45분 걷기를 운동으로 생각하는 대신, 자기 몸에 주는 휴식이라고 생각하라. 그러면 더 즐겁게 할 수 있다. 운동을 살 빼는 수단으로 보지 말라. 이따금은 스스로에게 아무리 많은 말을 해도, 의지로 바꿀 수 있다고 주문을 걸어도, 전혀 나아지지 않는 경우도 있다. 이런 경우라면 포기하고, 그저 '마치' 언젠가 바랐던 그 모습이 된 것처럼 행동해보라. 이런 상상을 많이 할수록, 여러분의 태도가 스스로를 한계 짓고 있었다는 점을 더 잘 깨닫게 된다.

생각을 재구성하는 또 다른 요령이 있는데, 이것은 HAES 참가자들 사이에서 매우 효과가 있었다. 예술가이자 저술가, 활동가인 매럴린 완*은 우리에게 '앗싸! 저울Yay! Scale'을 제공해주었다. 저울 위에 그녀는 숫자 대신 칭찬을 써놓았다. "괜찮아", "멋져!"라고. 체중계에 올라 눈금이 올라가게 두라. "오, 근사한데!"라는 말을 듣게 된다. 내일 올라가면 눈금이 "핫한걸!"에 가 있다. 한마디 칭찬이 체중계의 숫자보다 훨씬 더 자신감 있는 하루를 시작하게 해줄 것이다.

> *매럴린 완 : 미국의 칼럼니스트이자 비만 차별에 반대하는 활동가. 스탠퍼드 대학에서 언어학을 공부하고, 같은 대학에서 근대 사상과 문학 석사학위를 마쳤다. 과체중이라는 이유로 건강보험 혜택을 못 받게 되자 활동가로 변신했다 그녀는 자신을 '똥보 자신감fat pride' 커뮤니티 회원으로 소개한다. 뚱뚱한 사람들에 대한 의료 서비스와 건강보험 차별, 기업들의 반비만 시각과 뚱뚱한 사람들을 돈벌이 대상으로 삼는 사회의 부조리에 대해 글을 쓰며 왕성하게 활동하고 있다. 지은 책은 《뚱뚱하다고! 그게 어때서? 당신 사이즈 때문에 사과할 필요 없다니까》.

몸과 함께 현재를 살기

살을 빼면 스스로에게 늘 약속하는 그 휴가는 언제 갈 건가? 살을 빼서 옷을 사 입겠다고 약속하지 말고 지금 바로 나가서 입으면 기분 좋을 옷을 구입하라. 이런 행동은 오늘 당신이 가진 몸으로 이 순간을 살게 해준다. 이는 명상, 요가, 무술 등 많은 정신 수련법에서 지지하는 이른바 '현존성現存性'이다. 충만한 의식을 갖고 현재를 사는 것, 이것이 여러분 몸에 실재하는 본질적인 요소다. 만약 여러분이 지금 몸이 가지고 있는 실재성, 즉 현존성을 자각한다면 어떻게 느끼고 스스로 무엇을 원하는지에 집중할 수 있다. 이런 태도는 인생에서 보다 앞으로 나아갈 수 있게 해준다.

편견에 맞서기

자기애는 혁명적인 행동이다. 뚱뚱하든 말랐든 자기 몸에 만족하는 사람은, 우리를 희생시키면서 우리가 받아들여지려면 자신들의 제품을 쓰라고 말하는 산업들로부터 권력을 빼앗는다. 그리하여 여러분의 새로운 정체성을 단단하게 만들고 다른 사람들에게 더 쉬운 길을 열어주는 데 도움이 될 또 다른 조치를 취할 수도 있다.

우리 사회에서 큰 몸집은 말할 것도 없고 어떤 몸으로도 당당하게 살기 어려운 것은 사회적 지지가 충분하지 않고 덩치 큰 사람들을 위한 역할 모델이 없기 때문이다. 모든 사이즈의 사람들에게는 어려운 길이지만, 우리가 문화적 이상으로부터 멀어질수록 우리를 약화시키는 문화적 메시지는 더 또렷해진다. 여러분의 사이즈가 세상과 관계없다고 말하려는 게 아니다. 자기 몸에 큰 감사를 할 때조차도 많은 이들이 문화적 이미지들과, "넌 괜찮지 않아"라고 계속 말하는 친구와 가족에 대항해 힘겨운 싸움을 지속해나가야 하리라.

더 많은 사람들이 큰 몸집으로도 당당하게 사는 법을 배우고, 사회가 덩치 큰 사람들에 대한 미움과 차별을 그만둘 때, 따라서 문화도 우리를 수용해줄 것이다. 아프리카계 미국인들을 받아들이기 위해 그들 피부를 희게 하라고 권유할 텐가?

머지않은 미래에 우리 모두가 인간 다양성의 멋진 스펙트럼의 한 부분으로 뚱뚱한 사람을 바라보면서, 그들이 살을 빼리라 기대하진 않을 거라고 난 굳게 믿는다.

몸에 대한 차별은 인종 차별과 같은 것

당신이 타인에게 받아들여지기를 원하는 것처럼 당신이 타인을 받아들이는 것 역시 중요하다. 몸 크기 때문에 차별당한다면 피부색이나 인종, 성적 지향, 혹은 다른 특성으로 차별당하는 것과 다를 바 없다. 열린 마음과 차별받는 타인을 공감하는 마음을 기르는 것은 여러분 자신의 입장을 지지하고 공감할 수 있게 해준다. 뚱뚱하다는 건 히스패닉이나 레즈비언처럼 단지 다른 것이다. 다양성이야말로 세상을 아주 재미있는 곳으로 만들어준다. 문화적 다양성을 찬미하는 방법을 배우는 것처럼 우리는 몸 크기의 다양성을 찬미할 수 있다.

허기와 폭식 다루기

9

건강한 식습관과 자기 돌봄

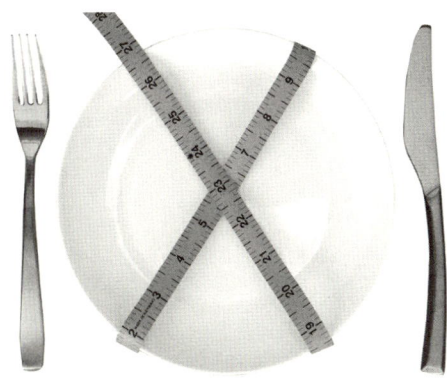

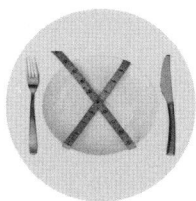

다이어트는 유혹적이다. 날씬한 몸매와 행복을 약속하며 우리에게 희망을 준다. 하지만 지금쯤 여러분은 다이어트가 약속을 지키지 않는다는 사실을 알았을 것이다. "다이어트는…효과가…없다." 핵심은 이것이다. 당신이 어떤 것을 먹어야 한다는 다른 누군가의 생각에 통제권을 넘겨주는 어떤 방법도 실패할 수밖에 없다.

다이어트에 대해 생각할 때 나는 지인 여성들이 떠오르곤 한다. 한번은 그들이 수많은 음식이 차려진 뷔페 식당에 서 있는 걸 보았다. 한 여성이 온갖 음식에 홀린 표정으로 이렇게 말했다. "아, 진짜 이러면 안 되는데." 또 다른 여성이 말했다. "아, 참기 힘들어. 정말 미치겠네." 그들은 딱하게 구경만 했다.

이 여성들이 식욕과의 싸움을 계속해야 한다고 다이어트의 메시지는 말한다. "네가 원하는 것 말고, 들은 말대로 행동해." "좀 참으라고." 뭘 먹어야 할지 결정하는 외면적인 다이어트 절차를 강조하는 어떤 체계도 취약하고 효과가 없을뿐더러 불만과 폭식, 몸의 주기적 저항을 가져올 뿐이다.

우리는 만족감을 주는 음식을 선택하는 능력을 본능적으로 갖고 있다. 다이어트를 하지 않아도 건강을 향상시키고 건강한 체중을 얻을 수 있는 선택이 가능하다. 그러면 어떤 다이어트보다 체중을 관리하는 데 훨씬 더 효과적이라는 사실을 발견하게 될 것이다. 자신의 욕구에 몰입하는 것이 실제로 건강한 체중을 얻고 유지하도록 돕는다. 여러분의 몸은 좋다, 나쁘다 등의 다이어트 언어를 모른다. 몸은 단지 그 순간에 뭘 원하고 뭐가 필요한지를 알 뿐이다. 여러분은 초콜릿 케이크나 피자 한 조각은 참을 수 있다. 이를 의지력과 통제력이라고 부른다. 하지만 이는 장기적인 문제에 대한 임시 대응책일 뿐이다. 눈을 질끈 감고 "저 아이스크림 먹지 않을 거야"라고 말하는 대신, 이 장은 여러분 몸에서 지금까지와는 다른 메시지를 듣는 방법을 알려준다.

먹는 방법 1 맛있는 음식을 먹어라

믿기 어렵다. 맛있는 음식을 먹는 것이 건강 체중을 유지하기 위한 처방이란 말인가? 왜냐하면 감각적 만족이야말로 우리 자신을 돌보는 데 필요한 가장 중요한 생물학적 보상이기 때문이다. 원하는 음식을 먹고 참 기쁨을 경험할 때 비로소 우리는 만족과 안정감을 느낀다. 그러면 배가 부를 때 멈출 수 있다. 기분 좋게 해준다는 말을 하려는 게 아니다. 먹고 싶은 신체적 욕구가 있을 때 즐거운 음식을 먹는 것은 직감적으로 먹는 사람들에게 계속되는 과식을 유발하지 않는다. 하지만 그 반대의 경우, 즉 갈망하는 음식을 피하면 만족감을 찾는 끝없는 생리적 욕구로 더 많이 먹게 되는 상황에 처하게 된다.[384]

감자튀김이 먹고 싶거든 주의 깊게 먹고 그것이 당신을 만족시키는지 느껴보라. 그것이 구운 감자로 대신하는 것보다 훨씬 낫다. 구운 감자를 먹는다면 채워지지 않는 만족감을 찾아 계속 먹게 되면서 결국 폭식을 부른다. 자기가 좋아하는 음식을 고르는 데 전념해야 한다.

먹는 방법 2   먹을 때 집중하라

한 실험에서 연구자들은 건강한 대학생 24명이 먹는 동안에 소화하는 과정을 추적 관찰했다.[385] 영화 상영 전 식사를 하는 경우와, 이후 영화를 보면서 식사하는 경우를 비교 관찰했다. 영화를 보면서 먹으면 소화관 활동이 느리고 전반적으로 소화력이 떨어졌다.

실제로 식사에 대한 신체 반응의 무려 30~40%가 뇌상 소화* 단계에서 일어난다고 많은 연구 결과가 밝힌다. 음식을 눈으로 보고 냄새 맡고 맛보는 데 쓰는 단계를 적절히 표현한 말이다.[386] 침과 소화효소를 방출하고, 혈액을 소화관으로 보내고, 위와 장 근육들을 수축시키는 등 매우 폭넓은 소화활동이 진행된다. 연구가 알려주듯 음식에 집

*뇌상 소화 : 뇌 단계의 소화 작용. 음식을 먹지 않고도 냄새를 맡거나 음식을 생각하면 조건 반사적으로 뇌의 미주신경이 활성화되면서 펩시노겐, HCl, 히스타민, 가스트린 등이 분비되는 단계로서 소화 과정에 포함된다.

중하지 않으면 이 과정이 제대로 작동하지 않는다. 즉 대사 작용이 효과적으로 이루어지지 않고 몸에 필요한 영양소를 얻기 힘들다. 또한 먹기를 멈추는 신호를 내보내는 데 필요한 수많은 화학적 메시지들을 놓친다. 그리고 칼로리들은 계속 쌓인다.

여기서 먹을 때 '집중'하라는 말의 중요성을 이해하지 못하겠다면 숙고해볼 또 다른 연구가 있다. 연구 참가자들은 처음에 편하게 이완된 상태에서 미네랄 음료를 마셨다.[387] 그들은 미네랄과 염화나트륨을 완전히 흡수했다. 그런 다음 스트레스 상황에 노출시켰다. 즉 음료수를 마시는 동안 다른 두 사람이 양쪽 귀에다 대고 동시에 시끄럽게 말을 했다. 그러자 그들의 몸은 미네랄을 하나도 흡수하지 못했다. 100%를 흡수하다가 0%로 떨어졌다! 부주의한 행동이 영양소 흡수 능력을 완전히 바꿔버린 것이다.

여러분은 얼마나 자주 텔레비전을 보면서, 혹은 운전이나 독서를 하면서 먹고 있는가? 차 안에서 좌회전하는 동안 햄버거를 우적우적 씹고 있다면 얼마나 포만감을 느꼈나? 따라서 지금부터는 의식을 갖고 먹어라. 텔레비전을 끄고, 신문을 치우고, 듣기 좋은 음악을 틀어놓고, 근사하게 상을 차린 뒤, 앉아서 식사를 즐기자.

먹는 방법 3 배고플 때 먹어라

맛을 즐기는 법을 알아둘 필요가 있다. 어떨 때 먹어야 할까? 먹어야겠다고 생각이 들 때? 어떤 불편한 감정을 달래고 싶을 때? 배가 고플 때 먹기를 시작해야 한다. 배고플 때 감각이 더 예민하고, 좋은 음식의 맛과 냄새를 더 잘 느끼게 해준다.[388]

이런 연습을 해보자. 저녁식사 직후 초콜릿 한 조각을 먹어라. 어떤 맛이 나는지, 어떤 기분이 드는지 등 느끼는 감각들을 노트에 적어라. 다음번엔 저녁식사 전에 초콜릿 한 조각을 먹어라. 마찬가지로 노트에 적어라. 어떤 초콜릿 맛이 더 좋은가? 그런데 맛있는 음식에 대한 평가는 배고플 때만이 아니라 적당한 양을 먹었을 때 가능하다.

HAES 참가자들이 제일 좋아했던 다른 연습을 해보자. 이번에는 초콜릿 트러플을 먹어보자. 조금만 야금야금 먹어보라. 입안에 초콜릿 조각을 담고 눈을 감고서 혀끝에 닿는 달콤쌉쌀한 맛을 느껴보라. 작은 조각이 완전히 사라지면 또 한 입을 먹어보라. 그리고 또 한 입. 천천히 먹으면서 그 맛의 느낌에 집중해보라.

HAES 참가자들은 처음 몇 입을 먹은 뒤 처음에 느꼈던 초콜릿 트러플의 맛이 점차 없어지는 걸 느꼈다. 여전히 맛이 있긴 하지만 아주 좋은 건 아니었다. 이런 변화를 과학 용어로 부정적인 '감각의 전도alliesthesia'*[389]라고 말한다. 즉, 일단 칼로리 요구량이 충족되면 미뢰가 반복적으로 노출되면서 둔감해지고 자연스럽게 덜 먹도록 유도하는 자연의 방식이다. 다시 말해, 최고로 즐거울 때 먹기에 몰입하면 훨씬 적은 양으로도 만족감을 느낄 수 있다. 또한 감정적으로 더 안정

*감각의 전도 : 자극이 주어졌을 때 '반응의 변화'를 말한다. 처음엔 좋았다가 좀 지나면 나빠지거나, 그 반대 현상도 있을 수 있다. 몸 상태에 따라 쾌감일 때도 불쾌감일 때도 있으며, 배고픈 사람은 배부른 사람보다 음식이 더 간절하고 중요해지는 것처럼 사람마다, 그리고 상황과 조건에 따라 가변적이다.

되고 건강한 혈당 조절이 가능하다. 하지만 수년간 몸의 배고픔과 배부름 신호들을 무시하면서 보냈다면 그 신호들을 감지하기가 어렵다. 몸 내부에서 미세하게 조절되는 방식이기 때문이다.

먼저 다른 사람이 배고픔이나 배부름을 어떻게 정의하는지는 잊어버려야 한다. 많은 사람은 위가 꼬르륵거리기 시작할 때 배고프다고 말한다. 나는 그때가 되면 배고파서 무척 힘든 지경이 된다. 몸은 공황 상태에 이르고 폭식으로 직행하기도 한다. 그러면 잉여 음식을 미래의 결핍에 대비하기 위해 지방으로 모아두게 된다. 이런 필사적인 상황은 내가 좋은 음식을 선택할 수 있게 해주지 못할 것이다. 그러니 더 이른 단계에서 허기를 잡는 게 낫다.

충분히 먹었다는 걸 어떻게 알까? 힌트: '배부름' 신호는 배가 터질 듯해서 허리띠를 끌러야 할 지경이 되기 훨씬 전에 일어난다.

어떤 상태가 '배고픔'이고 '배부름'인지를 감지하는 감각을 기르기 위해, 나의 경험들과 HAES 참여자들의 합동 결과물인 다음의 도표 체중계를 확인하라. 우리 모두는 배고픔과 배부름을 다르게 느낀다. 배고픔과 배부름이 어떻게 분명하게 나타났는지 느껴졌을 때를 출발점으로 하라.

다음 도표에서 제시한 느낌들을 탐색해보라. HAES 참가자들은 이 장에서 일지 쓰기와 다른 훈련들이 도움이 된다는 걸 알았다. 연구가 끝날 무렵에는 테스트에서 여성들의 '내부 감각 수용 인식interoceptive awareness'(몸 내부에서 생성되는 미세한 감각을 감지하는 것—옮긴이)이 극적으로 증가했음을 드러냈다. 내부 감각 수용 인식이란 몸의 감각에 더 민감해진 상태를 말한다. 다시 말해, 배고픔과 배부름을 훨씬 더 능숙하게 감지하게 되는 것이다.

① 식사 일지를 쓰자

일지는 배고픔과 배부름 신호를 알아내는 데 도움을 주고, 여러분의 섭식과 몸 상태, 생각, 기분들 간의 패턴을 알게 해준다. 이 패턴들은 최종적으로 몸의 배고픔과 만족감이 어떻게 드러나는지 보여준다.

식사 일지의 내용이 나쁜 감정을 떠올리게 한다면 두려움을 떨쳐라. 여러분이 지레 지쳐 쓰러지게 만들고 먹는 것의 양과 질을 통제하

	배고픔, 배부름 단계
1	제대로 생각을 정리할 수 없고 미쳐 날뛸 것 같은 기분이다. 먹어야 한다고 생각하지만 무엇을 먹어야 할지, 그리고 나 자신을 돌보는 방법이 무엇인지 결정하는 것에 무능함을 느낀다. 그냥 드러누워서 아무것도 안 하고 싶다.
2	에너지가 완전 바닥이고, 쉽게 화나고 짜증스럽고 불안하다. 사람들에게 괜히 잔소리를 해댄다. 집중하는 데 어려움이 있다. 배 속에선 꾸르륵 소리가 나고 공복감을 느낀다.
3	음식 생각에 사로잡혀 있는 것 같다. 에너지가 떨어지기 시작한다. 약한 집중력이 지속된다. 약간 불안하다. 가벼운 공복감을 느끼고 있지만 불편하지는 않다.
4	음식에 대해 생각하기 시작한다. 몸이 가볍다. 에너지가 충만하다.
5	편안하다. 에너지가 충만하다.
6	위가 약간 무거운 느낌이 든다. 조금 피곤하다.
7	약간의 포만감이 느껴지고 몸이 무겁다. 무기력하고 졸리다. 대체로 에너지가 떨어져 있는 상태다.
8	배가 부르고 몸이 무겁다. 무기력하고 에너지가 매우 떨어져 있는 상태다.
9	몸이 불편하고 배가 터질 것 같다. 피곤하다. 자고 싶다.
10	정말 찌릿하게 아프다. 배 터지도록 먹었다. 그저 눕고 싶다.

9. 허기와 폭식 다루기

기 위해 사용되는 수많은 다이어트 프로그램과 식사 일지는 다르다. 여러분이 해야 할 일은 판단하지 않는 조사관이 되는 것이다. 목표는 내가 먹는 음식의 양과 질, 그리고 타이밍이 진정으로 만족감을 주는지를 탐색하는 것이다.

② **식사 일지에 표를 그려보자**

배고픔, 배부름 일지는 다음에 제시된 바와 같다. 이 표를 한 부 복사해서 갖고 다니고, 한 부는 부엌에 붙여두기를 권한다.

 밥을 먹기 전에 얼마나 배고픈지를 표시하는 단계에 X 표시를 하라. 기분과 생각, 몸의 감각 등을 적어라. 배고픔이나 식욕 단계와 관련해 두드러지는 느낌이 있다면 뭐든 적어라. 에너지 수준은 어느 정도인가? 어떤 육체적 느낌을 갖고 있는가? 정신은 집중하고 있는가, 흐트러져 있는가? 기분이 좋은가, 슬픈가? 이들 중 어떤 것이 배고픔이나 식욕과 관련되어 있는지 모르겠다면 그것들을 어쨌든 써라. 먹은 뒤에 얼마나 배가 부른지, 단계에 X 표시를 하고 기분과 생각, 신체적 감각 등을 다시 표현하라. X들을 연결하는 선을 하나 그려라. 그러면 여러분의 배고픔 단계가 식사 전과 후에 얼마나 변했는지 볼 수 있다.

 일지를 쓰는 것에 저항감이 드는가? 하지만 자기 내면을 정확히 알고 이를 확인하는 것은 극히 필요한 일이다. 여러분이 상황을 그저 되는대로 내버려 둔다면 무슨 일이 일어날지 예측할 수 없다. 의식의 흐름을 적는 일은 여러분의 내부 센서를 돌아다니면서 의식을 찾을 수 있는 훌륭한 전략이다.

 일지를 쓰면 배고픔의 경험인 일상적인 감정들을 알아내는 데 도움이 된다. 일지를 쓰지 않으면 어떤 특정한 감각이 계속 나타난다는 사실을 알아채지 못한다.

예로 한 여성은 운전을 하면서 식당에서 흘러나오는 음식 냄새에 매우 큰 유혹을 느끼면 바로 먹고자 했다는 사실을 일지를 통해 알게 되었다. 그녀는 배고픔 신호가 특히 후각에 의해 매우 강렬해진다는 사실을 깨달았다. 그때부터 그녀는 코에 의지해 밥때가 언제인지를 말했다.

③ 식사 일지 분석하기

자신만이 언제, 얼마나 먹을지 결정할 수 있다. 이 일지의 목적은 무엇이 가장 만족스러운지 알아내는 것이다. 다음 과제는 자신의 패턴을 알아보는 것이다.

		먹기와 연관된 기분, 생각, 몸의 감각, 감정 일지										
날짜 시간	음식	배고픔, 배부름 단계									식사 전의 느낌, 기분, 생각, 몸의 감각	식사 후의 느낌, 기분, 생각, 몸의 감각, 기타 덧붙일 말
		1	2	3	4	5	6	7	8	9	10		

1. 배가 고플 땐 어떤 느낌이 들고, 그 느낌은 어떤 식으로 발전하는가?
2. 배가 부를 땐 어떤 느낌이 들고, 그 느낌은 어떤 식으로 발전하는가?
3. 어느 정도 배고플 때 먹는 게 가장 좋은가? 상황에 따라 다른가?
4. 어느 정도 배부를 때 가장 만족스러운가? 상황에 따라 다른가?

다음은 자신의 특징을 알 수 있는 유형들이다. 여러분이 어디에 해당하는지 확인해보라.

"한 번도 허기를 느껴보지 못한 것 같아요" 이 유형에는 두 가지가 있다. 아마 배고프기 전에 먹어서 배고파질 틈을 주지 않았을 것이다. 실험에서 한 여성은 내게 이렇게 말했다. "배고픔을 '느낄' 때까지 기다리면 몸이 터질 때까지 먹어댈 것 같아요." 이런 느낌은 당연하다. 오랫동안 자기 몸을 신뢰할 수 없었기 때문이다. 하지만 배가 고파지는 마법 같은 건 없다는 점을 알아야 한다. 몸은 연료가 필요하다. 허기진 감각은 연료를 달라는 자기만의 방식이다. 그래야 몸은 만족을 느낄 것이고, 당신이 그 사실을 잘 알도록 해줄 것이다. 만약 욕구를 참지도, 배고픔을 느끼도록 내버려 두지도 않으면 스스로를 만족시키는 법을 알 수 없다.

여러분이 자신의 배고픔을 다룰 수 있는 유일한 방법은 다룰 수 있음을 스스로에게 증명하는 것이다. '미래의 허기'를 위해 먹지 말고 각 식사의 간격을 두고 기다려라. 당신이 습관의 노예라면 평소 식사 시간을 뒤로 늦추라. 그래서 보통 아침에 일어나자마자 아침을 먹는다면 식사를 한 시간쯤 미루고, 그것이 어떻게 느껴지는지 살피라.

또 다른 이유는 여러분이 슬슬 배고파지고 있는데 심리적 장애가 허기를 가로막는 것이다. 이를테면 식욕이 너무 커서 조절할 수 없을까 봐 두려운 것이다. 그래서 식욕을 부정한다. 매우 흔한 경우는, 여러분이 음식과 살찌는 것을 너무 강하게 연결해서 스스로 허기를 허락하지 않는 것이다.

내 실험에서 한 여성은 아침 첫 먹을거리였던 크루아상이 배고픔, 배부름 단계에서 9였음을 깨달았다. 그녀는 크루아상 한 개로 배가 부르다는 사실이 비정상이라고 생각하게 되었고, 크루아상이 살을 찌게 할 거라고 짐작했음을 알아냈다. 모든 판단을 중지하고 그녀는 몸으로 확인해보았다. 그래서 크루아상 한 개는 작은 만족감을 주는 간식 정도라는 것을 알게 되었다. 크루아상은 두 시간을 견디게 해주었다. 그녀는 크루아상이 점심시간까지 견디기에는 충분히 채워주지 못한다는 것을 발견했고, 그러자 크루아상이 아침으로는 덜 매력적이 되었다.

"어지러움을 느끼고, 추위에 민감하고, 피곤하고, 울적한 느낌이 들고, 잘 못 자고 집중이 안 돼요" 만약 이런 증상을 보인다면 자신을 너무 배고프게 방치하고 있는 것이다. 이는 허기라기보다 굶주림이라고 해야 더 맞다. 하루에 일어나는 몸의 감각들에 좀 더 주의를 기울이자. 특히 식사하고 3~4시간 후를 잘 지켜보라.

"**심한 허기와 과식 사이를 왔다 갔다 해요**" 아주 흔한 유형이다. 배가 심하게 고프면(배고픔·배부름 단계에서 1~3을 가리킴) 그 뒤에는 과식이(배고픔·배부름 단계에서 9~10을 가리킴) 따랐다. 이는 당연한 생물학적 현상이다. 너무 오래 굶어 혈당이 내려가면 식사할 때 대량의 인슐린이 분비되고, 굶주린 세포들이 에너지를 급하게 먹어치운다. 배부름 센서는 작동을 멈춘 채 화학 신호들은 몸을 채우기 위해 막대한 양을 먹으라고 부추긴다. 하지만 더 빠른 속도로 에너지를 연소하지 못하기 때문에 많은 양이 몸에 쌓이고 만다. 또한 빨리 에너지를 얻으려고 필사적이 되기 쉽다. 그래서 (혈액 속으로 빠르게 들어갈 수 있게 해주는) 고혈당 음식과 (지방 같은) 고칼로리 음식을 갈망한다. 당신은 계속 건강한 음식과 멀어지게 된다. 혈당이 낮으면 기분이 우울해지고 찌뿌듯하고 대체로 언짢아진다.

"**아무리 많이 먹어도 포만감을 못 느껴요**" 먹으면 배고픔이 사라져야 한다. 아니라면 육체적 허기라기보다 감정적 허기 때문에 먹고 있는 것이다. 이때의 음식은 당신의 '진짜' 허기를 채우는 게 아니다.

어쩌면 여러분은 '먹지 않으면서 먹고 있는지도' 모른다. 먹고 있는 동안 주의가 산만해지게 내버려 두면서 포만 신호에 주의를 기울이지 못하는 것이다. 앞서 내가 한 말을 떠올려보라. "당신의 의식은 지금 여기에 있어야 하고 음식 맛을 직접 느껴야 한다." 텔레비전 앞에서 먹거나 운전 중에 먹는다면 음식 맛을 제대로 느끼지 못할 것이다. 또한 직장에서 스트레스를 주는 회의에 참석한 동안에도, 집에서 가족과 티격태격하고 있을 때에도 먹고 있어서는 안 된다. 포만 센서가 충분히 활성화되려면 음식이 많은 수준에서 당신을 만족시켜야 한다.

또한 어쩌면 포만 리스트엔 없는 음식들을 먹고 있을 가능성도 있다. 그래서 포만을 쉽게 주는 음식을 충분히 얻고 있지 못한 것이다.

"늘 과식해서 배가 불러 있어요" 만성적인 과식은 굉장히 흔하다. 많은 사람들이 감정적 식사로 과식에 이른다. 어떤 이는 위가 채워지는 시간과 배부름 메시지가 뇌에 도착하는 시간의 차이가 커서 과식이 유발되기도 한다. 배부름 신호를 느끼기 전에는 식사 속도를 늦추지 않는 것이다. 배부름 신호를 감지했을 때는 이미 너무 먹어버린 다음이다. 미국인의 평균 식사 시간은 20분이 채 되지 않는다. 어떤 음식은 포만 신호가 오기까지 1시간이 필요한데도 말이다.

과거에 음식을 접했던 경험은 그 음식이 들어가는 순간 이상으로 포만감에 어떤 영향을 미칠지를 예측하게 해준다. 일례로 내 개인적인 이야기를 통해 본다면, 보통 부리토 한 개는 적어도 먹는 순간에는 쉽게 잘 넘어간다. 하지만 30분 후에는 뭔가 더부룩하고 너무 많이 먹은 느낌이 들면서 속이 불편했다. 이 경험은 내게 깨달음을 주었다. 다음번에 부리토를 먹게 되면 4분의 3만 먹고 멈춰라. 특별히 배부른 느낌이 들지 않더라도 말이다. 반 시간 지나면 나의 컨디션은 최상이 된다.

그러니 먹고 있는 동안 세심하게 확인하면서 배부름 신호가 뇌에 도착할 때까지 먹는 양을 줄여보라. 이 방법이 혼란을 준다면 다음과 같이 해보라.

- 지금 여기에 의식을 집중하라. 맛이 주는 모든 느낌을 음미하라. 의식을 식탁으로 데려오기 위해 나는 식사 전 묵념을 한다.
- 만족감을 주는 음식을 골라라. 고섬유질과 단백질, 수분 등을 함유한 음식들은 위를 가득 채워주고 포만 센서들을 활성화한다.
- 천천히 먹어라. 씹고 있는 동안에 수저를 내려놓고 물로 목도 축이면서 음식을 잘 씹어라.
- 처음에는 적은 양으로 시작하라. 그러고 나서 스스로에게 원상복귀를 허용하면서 식탁에서 음식을 치워라. 그런데도 여전히 배가 고프면 음식을 좀 더 가져오라.
- 식탁에서 벗어나라. 혹은 식사 후에는 음식을 놓고 미적거리지 말고 접시를 치워라. 그러면 '생각 없이 먹는 일'을 줄일 수 있다.

여기에다 몇 가지 다른 요령을 소개하겠다. 다이어트와 매우 유사하다고는 하지만 그 맥락을 잘 생각해보길 바란다. 이 요령들은 배부름을 느끼도록 해주고, 충족되면 그만 먹도록 도와준다. 이는 칼로리를 줄이려 애쓰기보다 여러분을 매우 다른 지점으로 데려간다.

작은 접시에 담아 먹어라 이런 속임수에 속아 넘어가리라 생각지는 않지만, 내 파트너가 접시를 바꾸자 나는 더 적게 먹게 되었고 그만큼 만족스러웠다. 이 제안은 많은 연구에서 효과가 입증된 방법이다. 큰 용기에 음식을 담거나 몇 접시를 더 내놓으면 작은 용기에 먹을 때보다 음식을 더 먹게 된다.[390, 391, 392, 393]

한 실험에서 영화를 보러 가는 사람들에게 무료로 팝콘을 제공했다. 일부는 중간 사이즈를 받았고 다른 사람은 큰 사이즈를 받았다.[392] 5일이나 묵은 것이었지만 사람들은 어쨌든 그것을 먹었고, 흥미롭게도 큰 사이즈를 받은 사람이 중간 사이즈를 받은 사람들보다 평균 50%를 더 먹었다. 더 흥미로운 점은, 큰 사이즈를 받은 사람들은 용기 크기가 그들이 먹는 양에 영향을 미치지 않았다고 말했다는 것이다. 그들은 단지 맛있어서(오래된 퀴퀴한 냄새가 났는데도!) 먹은 게 아니라 외부 요인, 즉 용기의 크기 때문에 많이 먹은 것이다.

칼로리는 적게, 음식의 양은 늘려라 많은 연구에 따르면, 사람들은 끼니 때마다 같은 칼로리가 아니라 같은 양의 음식을 먹는다.[394, 395] 이해되는 이야기다. 배가 부른 것이야말로 몸이 음식으로 에너지를 흡수한다는, 간단하지만 확실한 신호이기 때문이다. 또한 음식이 들어가서 위장이 늘어나면 신경들이 민감하게 반응해 식욕 감퇴 메커니즘을 작동시킨다.

한 연구에서 햄버거를 즐겨 먹는 참가자들에게 햄버거 반 개를 주

경고!

여러분이 기존 다이어트 방식에 길들여져 있다면, '몸이 배고픔을 느껴야 한다'라는 이 책의 규칙이 또 다른 다이어트를 부추기는 것이라고 할지도 모르겠다. 여기서의 규칙은 몸이 필요로 하는 것과 그 밖에 다른 욕구에 굶주려 있지는 않은지 확인하기 위한 과정이다. 가혹해야 할 이유는 없다. 때로 배고픔 외에 다른 이유로 먹는 것은 정상이고 인간적인 건강한 측면이다. 이런 선택에서 더 중요한 것은 여러분의 자각이다.

었다.³⁹⁴ 참가자들은 먹고도 배가 고프다고 말했다. 다음번엔 플러피번 빵에 양배추와 토마토를 추가해 먼젓번과 같은 칼로리를 주었다. 이번에는 배가 부르다고 말했다. 왜 그럴까? 연구자들은 포만감을 느끼게 해줄 거라고 생각되는 음식량에 대한 시각적 신호를 받으면 같은 양을 먹어도 실제로 더 배부르게 느낀다고 보았다.

끼니마다 더 적은 칼로리를 먹는 것은 궁극적으론 체중 통제 방법으로 성공적이지 않다. 사람들은 앞으로 먹을 음식으로 이를 보충하려고 하기 때문이다. 여기서의 핵심은, 배가 부른 느낌이 없어 멈추기가 어렵다면 음식량을 늘려 먹는 것이 유효하다는 점이다. 캔디, 쿠키, 칩처럼 에너지가 높은 음식들이 아니라 채소, 과일, 죽, 스튜 등 수분 함량이 높은 음식들을 주로 먹으면 칼로리를 크게 증가시키지 않고도 음식량을 늘릴 수 있다.

④ 나의 상태 종합해보기

배고픔과 배부름이 어떻게 느껴졌는지 탐색했으니 이제 기존 체중계를 버리고 자신의 체중계를 만들 시간이다. 다음에 제시하는 표에 여러분 자신의 경험을 채워보라.

⑤ 음식 종류와 양 선택하기

음식을 먹어야 할 최고의 배고픔 신호가 언제인지 어떻게 알겠는가? 오직 자신만이 언제쯤이 고통 없는 상태인지 알아챌 수 있다. 내 경우, 평소 근무일에는 4단계를 유지하고, 3단계로 떨어지는 일이 흔하지만 3단계로 완전히 굳어지기 전에 4단계에서 배고픔 신호를 잡기 위해 애쓴다. 늘 3단계를 알아챌 수 있는 건 아니다. 특히 주의가 산만할 때 그렇다. 그래서 기분이 언짢아지기 전에 즉시 음식을 먹을 수 있도록 늘 간식을 곁에 둔다. 너무 배가 고프면 내 옆에 뭐가 있든 많이 먹기 쉽다. 먹을 걸 준비하지 않으면, 여러분의 선택지가 되는 음식은 보통 영양이 불량하고 불만족스러운 것이 될 수 있다.

그렇다면 먹기를 멈춰야 할 최상의 배부름 신호는 언제인가? 그것은 여러분만이 판단할 수 있다. 나의 경우는 상황에 따라 다르다. 주중에 5단계를 넘지 않으면 에너지가 충만하고 생산적인 상태가 된다. 그래서 하루에 다양한 음식을 조금씩 자주 여러 번 먹으면서 배고픔, 배부름 신호를 느끼는 시간이 아주 짧아졌다. 흔히 권장되는 하루 세 끼로 나는 활동적이 될 수 없었다. 식사 간격이 길어지면 충분한 양을 먹게 되는데, 이러면 오히려 무기력해졌다.

배고픔과 배부름 체중계
1
2
3
4
5
6
7
8
9
10

먹는 방법 4 감정적으로 먹지 말라

2장에서 말한 대로 많은 사람들이 통제해야 할 필요라고 생각하는 '먹는' 문제가 실은 '감정적' 문제다. 먹으려는 충동의 밑바닥에 있는 커다란 문제는 '자기 돌봄'이다. 만약 감정적 결핍을 적절한 방법으로 충족할 수 있다면 감정적 허기 때문에 먹으려는 충동은 사라진다. 여러분이 충족에 이르도록 돕는 6단계 방법이 있다. 이들 단계로 실행할 때 인내심을 갖고 스스로에게 관대해져라.

① 식욕에 감사하라

수년, 수십 년 동안 당신은 배고픔이 아닌 다른 이유들로 먹어왔다. 자기 몸을 돌보는 것의 중요성을 깨닫고, 음식이나 다른 비슷한 방법이 없었다면 삶이 너무 견디기 어려워서 당신이 망가졌을 수도 있었음을 인정하자. 그러므로 당신의 식욕 충동이 좋은 것이었음을 인정하자. 이는 결핍이 있었음을 당신에게 말한 것이다. 그리하여 지금 이곳으로, 마침내 자신을 돌볼 수 있게 당신을 인도한 것이다.

② 먹기 전에 질문을 하라

과자 봉지를 뜯기 전에 먼저 물어보자. "내가 이것에서 다른 무엇을 찾고 있는 건 아닐까?" "이 욕구를 충족하려면 뭐가 필요할까?" 엄마에게 화가 났다고 말해야 하기 때문이라면, 먹는 것 말고 욕구를 해소할 다른 방법은 없을까? 엄마에게 드리지 않더라도 편지를 써보는 건 어떨까? 아니면 아파트 단지를 활기차게 한 바퀴 걷다 보면 나아지지 않을까? 샌드백을 치면서 화풀이를 해보면?

가령 약속을 기다리는 동안 지루하고 불만스러워서 초콜릿 포장을 뜯으려 한다고 해보자. 그럴 때 친구에게 전화해서 조용히 수다를 떨면 어떨까? 혹은 책을 읽는다면? 기다리게 하는 사람에게 '내 시간은 소중하니 5분 이상은 기다리지 않겠다'라고 딱 잘라 말할 수도 있다.

③ 조용히 앉아서 먹어라

배고프지도 않은데 음식에 손을 뻗고 있거든 다른 방으로 가서 조용히 앉아보자. 당신이 경험하고 있는 그 감정들이 밀려오는 대로 놔두라. 당신이 겪고 있는 그 감정의 이름을 확인하려고 시도해보라. 그것을 단어로 옮길 수 있는가? 아래 목록 중에서 골라보라.

여기에 분명히 없는 단어가 무엇인지 주목하라. 바로 '뚱뚱하다'라는 단어다. '뚱뚱하다'는 감정이 아니다. 또한 '좋다'와 '나쁘다'라는 단어도 여기에 없다. 이 단어들은 모두 감정에 대한 평가일 뿐, 감정이란 있는 그대로를 의미한다. 만약 이 단어들이 머릿속에 떠오르면

행복하다	화난다	슬프다	마음이 아프다	두렵다	다른 감정들
흡족하다	불쾌하다	우울하다	외롭다	불안하다	외롭다
평화롭다	속이 쓰리다	심란하다	당혹스럽다	걱정된다	질투 난다
편안하다	짜증 난다	절망적이다	수치스럽다	겁이 난다	지겹다
쾌활하다	혐오스럽다	서글프다	죄의식이 든다	초조하다	
기쁘다	불만스럽다	암담하다	바보 같다	무섭다	
흥분된다	분노한다	비참하다	창피하다	끔찍하다	
만족스럽다				쩔쩔맨다	

그 단어 뒤에 숨은 감정을 알아내려고 해보라.

당신이 몸에서 어떻게 느껴지는지 그 느낌을 바꾸려 하지 말고 감정 그대로 느껴라. 어떤 기억이나 연상이 떠오르는가? 특별한 대화가 떠오르는가? 그리고 당신이 배울 수 있는 것을 보라. 여러 번에 걸쳐 단지 그런 감정들을 확인하는 것만으로도 감정의 격렬함이 사라진다. 이 모든 감정을 진지하게 받아들이면, 당신이 누구인지에 대한 중요한 정보를 얻을 수 있다.

HAES 실험에 참여한 한 여성의 삶을 살펴보자. 그녀는 데이터 입력하는 일을 했다. 하루 종일 앉아서 컴퓨터 프로그램에 정보를 입력했다. 일할 때는 점심만 먹고 집에 오면 먹고 또 먹었다. 하지만 왜 그런지 알지 못했다. 조용히 앉아서 자신을 냉장고로 이끄는 감정을 느껴보라고 요청했을 때 그녀는 자신의 지루한 삶과 일로부터 정신을 돌리기 위해 먹고 있다는 사실을 깨달았다. 실제로 그녀가 지루함을 참기 힘들다는 것을 깨달았다. 자신을 이해하게 되자 그녀는 일을 그만두고 학교로 돌아갔다. 지금은 좀 더 만족스러운 일을 갖기 위해 공부를 하는 중이다.

④ 자기 감정들을 느껴보라

마음속에서 감정의 정체를 확인했다면 다음에 그런 감정이 들면 음식으로 달래는 대신 그 감정들을 느끼려 해보라. 다음과 같은 방법이다.

- 일기에 적기
- 친구들과 수다 떨기

- 감정을 몸으로 발산하기. 예를 들면 달리기, 비명 지르기 등
- 심리 상담 받기

불안한 감정이라는 것은 당신이 뭔가를 하지 않아야 한다는 의미이기도 하다. 단지 앉아서 그 감정들을 푸는 방법을 알아낼 때까지 가만히 앉아 있으면 된다. 치유의 중요한 요소는 음식으로 그 불편을 회피하는 것이 아니라 불편을 인정하는 것이다.

⑤ 당신 삶에서 가장 중요한 자신을 돌보라
아래 목록에서 한 가지를 골라 그것을 해보라.

- 목욕이나 사우나를 하거나 뜨거운 욕조에 앉아보라.
- 자신에게 선물을 사주어라.(쇼핑 테라피!)
- 향수를 뿌리거나 향초를 조금 태워보라.
- 정원을 손질하라.
- 담요 안에서 웅크리고 앉아 좋은 책이나 자신의 일기를 보라.
- 시시껄렁한 잡지나 소설을 읽어보라.
- 십자말풀이, 직소 퍼즐, 혹은 스도쿠를 맞혀보라.
- 친구에게 전화를 걸어보라.
- 옷장이나 서랍을 정리하라.(놀랍도록 상쾌해진다!)
- 심호흡과 명상을 하라.
- 꽤 근사한 음악을 틀어놓고 춤을 춰라.

나이 들수록 우리는 즐거움을 찾는 데 둔감해진다. 나의 이런 깨달음은 최근 참석한 한 파티에서 분명해졌다. 어른도 아이도 모두 아이스크림에 온통 빠져 있었다. 아이스크림은 내 아들이 좋아하는 음식 목록에서 상위를 차지한다. 하지만 친구가 와서 수영장에 가자고 하자 아들은 반쯤 먹은 아이스크림을 놓고 풀장에 뛰어들었다. 또 다른 즐거움의 원천이 있었기에 아이스크림은 더는 흥미를 끌지 않았다.

음식은 즐거움의 놀라운 원천이다. 하지만 그것이 당신 인생에서 유일한 즐거움의 원천이라면 당신을 곤란하게 만들 것이다. 음식 말고 다른 것에서 즐거움을 찾는다면 양분의 원천으로서의 근원적 역할을 다한 것이다. 여전히 당신에게 기쁨과 재미를 제공하면서.

⑥ 스스로에게 연민을 가져라

과식을 하게 된다면 그 당연한 귀결은 자신에 대한 비난을 멈추는 것이다. 과식은 일어나게 마련이다. 때로 당신은 비난이라는 감정을 처리하기 위해 먹을지도 모른다. 이것은 이런 감정 조절 방식을 의식적으로 결정했던 당신 안의 누군가가 그렇게 만든 것이다. '의식적'이라는 말에 주목하길 바란다. 만약 그 감정의 정체를 확인하고 이번에도 그 감정을 처리하기 위해 먹기로 했다면 당신은 나아진 것이다.

자신에 대한 평가를 멈추라. 당신이 몸과 몸무게에 대해 느끼는 절망감은 역효과를 낳는다. 그것은 먹고 싶은 음식을 입에 가져갈 자격이 없으며, 따라서 '과체중'에 대한 처벌로서 음식을 스스로 박탈해야 한다고 느끼게 한다. 이 모든 것은 매우 강력한 보복적인 식욕을 야기하고 '직관적인 섭식자 intuitive eater'가 되는 걸 막는다.

리얼 푸드와 함께 하는 삶

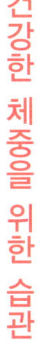

⑩ 건강한 체중을 위한 습관

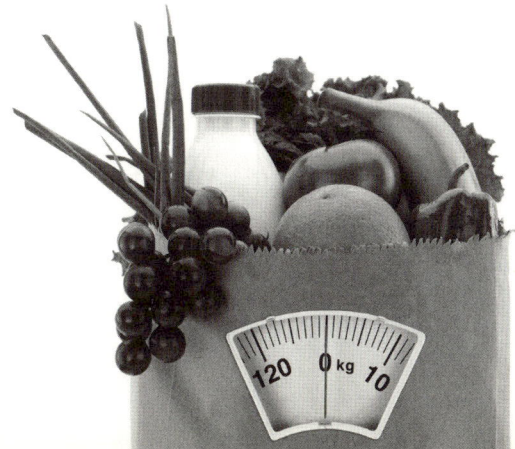

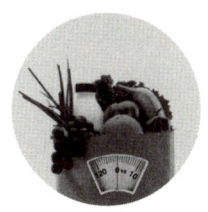

건강한 체중은 건강한 습관에서 온다

우리는 거친 세상에 살고 있다. 많은 사람이 더 건강하고 날씬한 몸을 가지길 원하면서도 나쁜 습관은 바꾸려 들지 않는다. 어떤 습관은 고도 비만을 일으킨다. 건강을 관리해주는 의사들은 운동과 영양은 단지 개인의 선택 문제라고 주장하지만, 그렇지 않다. 우리의 선택은 생물학적 영향 탓이기도 하지만, 앉아서 일하고 정주하는 생활방식으로 지탱되며, 영양가 낮은 음식을 먹는 문화적 환경 안에서 살아가고 있다는 사실에 기반한다. 이런 환경에서 남과 다른 방식을 선택하려면 수동적으로 사는 것보다 훨씬 많은 노력이 필요하다. 더구나 사회적 불평등은 저소득층들에게 더 큰 어려움을 안긴다.

이 책이 강조하는 것은 몸이 이끄는 곳으로 가라는 것이다. 먹고 싶은 것을 먹고, 먹고 싶을 때 먹고, 또 충만한 식사 경험에 집중하라는 것이다. 하지만 전문가들은 이런 행동이 '포기'를 뜻하며, 결국 무분별한 식사와 게으름, 더 살찌는 결과를 낳을 거라고 주장한다.

여러분도 알다시피 내 연구는 이런 우려가 노파심임을 밝혀냈다. 자기 증오와 몸에 대한 수치심이 불러오는 음식 중독이나 체중 강박을 버리고, 몸이 이끄는 대로 따르는 것이야말로 확실히 건강을 더 나아지게 하는 결과임을 분명히 확인했다.[1, 2, 3]

과거에는 목표가 날씬해지는 것이었으리라. 이는 영양 풍부하고, 맛있고, 만족스러운 식사를 하는 능력을 퇴화시켰다. 또한 운동을 과체중에 대한 속죄 행위로 여겼기 때문에 몸을 움직여 즐기는 능력을 무력화했다. 이제 날씬함 대신 건강과 행복을 이루기 위한 신체 운동과 영양 섭취, 스트레스 해소 요령을 통합하는 기술을 보여주려고 한다. 나의 전략은 당신에 맞는 몸무게를 얻고 유지할 수 있도록 돕는 것이다. 그럼 몸을 움직이는 것부터 시작해보자.

몸을 움직일 땐 재미있게 하라

건강한 생활습관에서 신체 활동이 가장 중요하다는 건 의심의 여지가 없다. 신체 활동, 쉽게 말해 '움직임'은 체중 조절과 건강에 관여하는 호르몬 및 신경전달물질에 매우 큰 변화를 가져온다. 또한 배고픔과 배부름 신호가 더 민감하게 느껴지도록 해준다.

하지만 여러분이 피트니스 클럽에 가거나 아파트 단지를 뛸 필요가 있다고 생각한다면 내게 몇 가지 좋은 아이디어가 있다. 거실에서 청소기를 돌리는 것이 어떤 사람에게는 격한 에어로빅만큼, 혹은 그보다 더 도움이 될 수 있다.[396, 397, 398, 399, 400, 401] 이를 '활동친화형 생활'이라고 한다. 운동을 하나의 일상으로 만들어 더 많은 움직임을 유도하는 것이다. 엘리베이터 대신 계단으로 오르고, 낙엽 모으는 기계를 쓰는 대신 직접 낙엽을 쓸고, 가까운 주차장에 가려고 헤매는 대신 먼 곳에 차를 대는 것이다.

여러 연구들은 달리기나 에어로빅, 근력 강화 운동처럼 오랜 시간이 걸리는 지속적인 운동 대신 매일 짧은 육체적 운동을 꾸준히 하는 게 더 쉽고 효과적이라는 사실을 보여준다.[402, 403] 지금까지 2년 또는 그 이상 활동친화형 생활 패턴을 유지해온 사람들의 성공 사례가 이를 입증한다.[3, 400, 404]

운동이 흥미를 주지 못한다면 일상생활에 운동을 접목하는 방법을 찾자. 큰 스케줄 변화 없이도 운동을 할 수 있는 창의적인 방법이 좋다.

- 편한 워킹화를 신거나 항상 갖고 다녀라. 기다려야 하는 시간에는 언제든, 혹은 몇 분이라도 여유가 생기면 산책을 하자.
- 목적지에서 멀리 주차하고 되도록 많이 걷자.
- 승강기 대신 계단을 이용하자.
- 일할 때 한 시간마다 일어나서 스트레칭을 하고 몸을 움직이자.
- 버스나 지하철을 타고 한 정거장 전에서 내리자.
- 남은 활력으로 집 청소를 하자. 옷소매를 걷어붙이고 음악 볼륨을 높이고 비트에 맞춰 진공청소기를 돌리며 댄스 스텝을 밟자.
- 친구, 동료와의 커피 타임을 함께 걷는 시간으로 바꾸자.

사교 활동을 늘리고 활동적인 모임을 계획해보자. 물론 피트니스 클럽에 등록하거나 에어로빅, 실내 자전거 타기, 춤, 복싱 등의 운동교실에 참여할 수도 있다. 어떤 피트니스 클럽은 혁신적이어서 모든 사이즈의 고객을 즐겁게 해준다. 하지만 여전히 뚱뚱한 사람들이나 운동을 좋아하지 않는 사람들에겐 불친절한 환경이다.

걷는 것을 잊지 말라. 삶의 최고 즐거움이 될 수 있다. 걷기를 그다지 즐기지 않는다면 정신을 흩트리지 말고 주변의 것들에 집중하라. 공기 냄새를 맡고, 풍경에 주목하고, 건축물의 세밀함을 뜯어보라. 자신을 둘러싼 주변 환경에 귀 기울일 때 흥미와 관심을 가질 수 있는 많은 것들을 발견하게 된다. 걷기는 일상의 요구들로부터의 즐거운 탈출이자 다른 누군가와 시간을 보내는 느긋한 방법임을 깨닫게 해줄 것이다.

내게 산책을 즐기는 열쇠는 내가 실제로 등장하는지 확인하는 것이다. 이게 무슨 소리냐고? 만약 정신이 산만해지면 내가 해야 하는 것, 혹은 할 수 있는 것에 대해 생각하거나 걷는 일이 허드렛일이 된다. 하지만 진정 '현재'를 살도록 허용할 때 다른 잡념과 의무를 내버려 두는 것은 큰 위안이다. 이런 나의 태도 때문인지 걷기는 하루 중 숨을 돌릴 수 있는 반가운 시간이다.

운동이 싫거나 꺼려지는 경우

"닥치고 운동!" 이런 방식이 모든 사람에게 효과가 있는 건 아니다. 운동에 대한 태도는 각기 다르다. 어떤 사람은 운동에서 재미를 발견하지만, 또 어떤 사람은 운동을 '일'로 생각한다. 어떤 사람은 움직이기를 좋아하지만, 또 어떤 사람은 스스로를 몰아붙이며 한다. 이런 차이에는 생물학적 이유가 있다. 예로 어떤 사람은 운동으로 더 많은 엔도르핀을 만들어내기에 기분이 더 좋아지는 결과를 얻는다.

당신이 운동을 좋아하지 않는 이유를 생각해보자.

몸에 대한 굴욕감 운동교실에서 체중이나 몸 때문에 창피나 조롱을 당한 기억을 갖고 있거나, 운동에 소질이 없다는 자기 인식이 있을 것이다. 우리 대부분은 어린 시절의 공포를 아직도 갖고 있다. 그래서 운동을 체중과 몸에 대한 처벌과 연결한다.

당신의 몸 크기나 신체 능력이 '운동하라, 말라' 결정할 권리는 없다. 스스로에게 상기시키자. 한 사람의 성인으로서 당신은 스스로를

몸을 움직여 얻을 수 있는 것들

- 나를 위한 시간. 몸을 움직이면 나를 짓누르는 감정을 내려놓을 수 있다.
- 기분이 나아지고 에너지도 생긴다.
- 전반적으로 자유로운 느낌. 움직이는 감각 외에 모든 걸 잊을 수 있다.
- 온전한 느낌. 운동은 나라는 존재가 뇌 이상이라는 것을 알려준다.
- 내 몸이 할 수 있다는 것에 대한 경외감. 운동을 하면 내 몸이 어떻게 보이는지, 몸이 어떤 기능을 하는지 등 몸에 대한 관심을 사라지게 한다.
- 도전. 스스로 도전 목표를 세우고 그를 향해 노력하는 것의 즐거움을 준다. 성취감과 뿌듯함은 덤.
- 실외 활동 시간은 내 주변 환경과 연결된 느낌을 준다.
- 자발성. 내가 움직이는 것은 그렇게 하고 싶기 때문이다. 내가 원하는 걸 한다는 충만감이 생긴다.
- 좀 더 편안한 잠.

---

10. 리얼 푸드와 함께하는 삶

선택할 수 있다.

남들이 비웃을까 봐 날씬한 사람들은 몸집 큰 사람들을 무시하거나 비판할 권리가 있는 것처럼 행동하기도 한다. 아니면 당신은 타인이 실제로는 어떤 지적도 안 했는데 자기를 평가하거나 불쾌한 생각을 할까 봐 두려움을 갖고 있다. 몸집 큰 사람들은 종종 조직화된 운동이나 피트니스 클럽에서 함부로 대접받곤 한다. 운동 강사나 코치들이 '동기부여'를 한답시고 체중 폄하 발언을 하거나 부적절한 운동을 배정하기도 한다. 당신은 누구 못지않게 몸을 움직이고 몸에 좋은 느낌을 가질 권리를 가지고 있다. '체중'을 갖고 운운하는 사람의 편견에 귀 기울일 필요 없다.

추해 보이지는 않을까? 남과 자신을 비교하면서 기준 미달이라고 느끼는가? 운동복이 너무 몸매를 드러내는 것 같은가? 운동할 때 뱃살이 출렁이는 모습이 혐오스러운가? 당신이 매력 없다든가 체중 때문에 몸이 굼뜨다고 말하는 문화적 편견에 도전하는 것에는 용기가 필요하다. 이런 두려움이 있다면 운동할 만한 안전한 환경을 마련하는 것도 좋다. 집 거실에서 DVD를 보면서 하거나 친구 셋과 함께 운동 교실에서도 할 수 있을 것이다.

몸이 운동에 적응할 수 있을까? 운동을 하면 할수록 지구력이 생긴다. 하루에 10분밖에 못 걸었다면 이튿날에는 12분 걸을 수 있을 것이다. 몇 달 안에는 하루 45분 동안 걷게 되고 발걸음은 더욱 빨라질 것이다. 당신은 누구와도 경쟁하는 것이 아니다.

다칠까 봐 두려워 이런 두려움이 있다면 천천히 하면 된다. 간단한 준비운동과 진정 운동을 운동 과정에 넣어라. 근육이 많이 땅기고 통증이 느껴진다면 하루 쉬거나 운동량을 약간 줄이자. 몸을 움직여서 생기는 위험보다 움직이지 않아서 생기는 문제들이 훨씬 더 큰 위험을 부른다는 사실을 잊지 말자.

육체적 한계가 있을 때 체중을 지탱하는 운동이 불편하거나 불가능하다면 좀 더 창의적일 필요가 있다. 수영장이나 고정된 실내 자전거, 침대나 의자에서 할 수 있는 운동을 시도하라. 특별한 운동이 어렵다면 자신에 맞는 적합한 일상 운동이 있게 마련이다. 휠체어 에어로빅 같은 방법도 있다. 몸집이 큰 사람들은 몸을 받쳐주는 물이 있으면 몸무게로 인한 한계가 쉽게 사라진다.

남이 좋다는 식품에 솔깃하지 말자

식품영양에 관한 한, 건강을 지탱하고 이상적인 설정체중을 유지하려면 어느 정도는 지침을 이용해야 한다. 과거엔 할 수 있는 유일한 선택권이 영양이었기 때문에 우리 안의 조절 장치에 몸을 내맡겨도 쉽게 영양가 있는 식단을 선택했다. 그러나 현대 가공식품은 우리 입맛을 프로그램화해서 우리가 좋아하는 맛에서 영양분을 벗겨내는 아주 바보 같은 일을 해왔다. 또한 우리에게 필요한 미량 영양소에 대한 갈망도 갖지 못하게 했다. 예로 우리는 아연 수치가 낮은데도 아연이 풍부한 식품을 갈망하지 않는다. 다양한 음식을 섭취하려는 생물학적 충동은 대개 인간에게 필요한 영양소를 얻어 몸을 지키려는 자연의 방식이다.

4장에서 경고했듯이 많은 저영양소 식품은 영양소 섭취 법칙을 만드는 체중 조절 시스템을 작동시키지 못한다. 음식 욕구가 충분한 영양 섭취를 보장하지 못하기 때문에, 건강 유지에 필요한 영양을 확보하려면 다소 의식적인 노력이 필요하다. 따라서 최고의 영양을 위한 조언이 있는데, 그것은 바로 "진짜 음식의 다양성을 즐겨라, 그중 최고는 채소!"다. 이 문장을 이 책의 조언과 결합해보라.

먹는 것을 즐겨라 그런 만큼 더 만족감을 느낀다.

진짜 음식을 먹어라 진짜 음식은 자연에서 나는 것이지, 상자나 깡통, 비닐봉지에서 오는 것이 아니다. 가공식품은 보통 필수 영양소들이 제거되고 과도한 소금과 설탕, 지방, 합성 화학물질이 첨가되어 있다. 식품은 농장에서 식탁으로 더 빨리, 중간 단계를 최소화해야 영양소가 더 풍부하다. 그래야 체중 조절 시스템이 더 활발하게 가동한다. 흑백논리에 갇히기보다 이런 충고를 받아들일 때 균형감각이 유지된다. "반드시 고영양, 무가공 자연식품만을 고집할 필요는 없다." 거시적으로 생각하고 먹을 음식의 범위를 스스로 허락하라. 자연식품 섭취에 초점을 맞추면 자연스레 가공식품과 멀어지게 된다.

식물성 식품을 먹어라 식물은 양분을 공급해주는 영양소들로 꽉 차 있다. 육류와 유제품도 중요한 영양소를 제공하지만 채소가 더 이롭다. 채소가 기본이 되는 음식을 먹을수록 동물성 식품을 덜 먹게 된다. 제2차 세계대전 시기에 미국에서 육류 및 유제품 배급이 제한되자 사람들은 식물성 식품을 더 많이 먹었고 심장병 발병률이 일시적으로 곤두박질쳤다. 과일과 채소, 통곡류 함량이 많은 식단을 먹는 사람이 당뇨병, 심장 질환 같은 '풍요의 질병'에 걸릴 확률이 극히 낮다.

채식주의자가 되라는 게 아니다. 인간은 잡식동물이기에 폭넓은 음식을 먹고 양분을 얻을 능력이 있다. 동물성 식품을 좋아할 수도 있고, 또 채식주의자로 살 수도 있다. 동물성 음식을 적절하게 먹는 것이 핵심이지, 피하는 것이 능사가 아니다.

다양하게 먹어라 종류, 색깔, 씹히는 느낌, 맛이 유사한 식품은 유사한 영양소가 밀집되어 있을 가능성이 크다. 다양한 식품을 섭취하면 풍부한 영양소를 얻을 수 있다. 생생한 색과 진한 향기를 지닌 식품을 구하라. 대개 이런 식품들은 그에 상응하는 영양 밀도를 갖고 있으며, 칼로리 축적을 막으면서 더 많은 영양소를 제공한다. 식물성 식단을 주 메뉴로 하고 나머지는 자신이 좋아하는 식품으로 보충하자.

이런 조언이 너무 단순해 보일지도 모르겠다. 뉴스에 나오는 하루 영양 권장량, 슈퍼푸드*에 대한 끊임없는 속설들, 고탄수화물 대 저탄수화물 식사, 좋은 탄수화물과 나쁜 탄수화물, 저지방과 무지방 식사에 관한 골치 아픈 논쟁들을 고려할 때 말이다. 공포감 조성과 혼란이 다이어트 산업에 봉사하고 있다는 사실을 기억하라. 식품산업도 마찬가지다. 식품은 기본적으로 식품일 뿐이다. 각 식품이 전체적인 웰빙이나 건강을 현저하게 변화시키는 일은 거의 드물다. 각 식품보다는 전체 식사 방식에 주의를 기울이는 편이 더 낫다. 당신의 몸은 좋은 영양을 선택할 수 있는 지침을 주는 바로미터다. 결국 당신은 당신이 아는 가장 훌륭한 영양학자다.

*슈퍼푸드 : 브로콜리, 콩, 토마토 등, 체내 활성산소와 콜레스테롤을 제거해주고 몸에 필요한 영양소를 많이 함유한 건강 식품.

휴식과 잠자기

정신 건강과 수면 습관은 체중 조절과 건강에 관여하는 신경전달물질과 호르몬에 중대한 영향을 미친다. 스트레스를 받으면 코르티솔이라는 호르몬이 방출된다. 코르티솔은 식욕을 일으키고, 빠른 에너지를 얻기 위해 당분이 높은 많은 양의 음식을 당기게 만든다. 어떻게 해야 잘 자고 스트레스 안 받고 살 수 있을까?

충분한 잠

충분한 잠을 위한 최고 전략은 몸이 이끄는 대로 놔두는 것이다. 자연스러운 몸의 리듬에 따라 깨어나지 않고, 자명종이 몸을 침대 밖으로 끌어내고 있다면 충분히 자고 있지 못한 것이다. 보통 6~8시간의 밤 수면이 필요한데, 자신이 충분한 휴식을 취하고 있는지 확신할 수 없다면 15분 더 일찍 잠자리에 들어 충분한 휴식을 취한 상태로 기상하는지를 살펴보라. 즉 스스로의 힘으로 깨어나는지, 휴식이 된 느낌이 드는지를 살피라. 잠들기 어렵거나 자면서 자주 뒤척인다면 스트레스 관리에 대한 다음 이야기에 주의를 기울이라.

스트레스 관리

스트레스가 나쁜 것만은 아니다. 승진을 하거나 새집을 사거나 아기가 생기면 스트레스를 받지만 이는 긍정적으로 작용한다. 스트레스 없는 완전한 환경은 없다. 또한 이를 원해서도 안 된다. 스트레스는 지루한 삶에 활력소가 될 수도 있다. 그 대신 스트레스 관리법을 배워서 신체 및 정신 건강에 미치는 부정적 영향을 최소화할 수 있다. 내가 아는 가장 좋은 방법은 '마음 챙김mindfulness'으로 알려진 명상법이다.

명상이 뉴에이지 지지자들의 전유물은 아니다. 명상은 바로 지금 이 순간을 체험하도록 설계된 훈련이다. 향초를 피우거나 가부좌를 할 필요도 없다. 명상은 수많은 질환의 치유 효과가 증명되면서 주류 의학계에서 상당히 수용되고 있다. 명상은 혈압을 내리고, 수면의 질을 향상시키며, 통증을 경감하고, 자기 인식 수준을 높여준다. 화가 끓어오를 때도 감정을 차분하게 변화시킨다.

주위가 조용한 장소를 찾아 앉거나 편안하게 누워라. 생각을 밖으로 내보내는 시도를 하고 호흡에 집중하라. 몸 안에 들어왔다 나가는 공기 움직임을 느낌으로 알아채 보라. 어떤 생각이 머릿속에서 튀어나오면 단지 그것을 인지한 뒤 그냥 두어라.

명상 훈련은 간단하다. 오로지 의식을 지금 이 순간으로 불러오면 된다. 명상 훈련이 익숙해지면 일상생활에서 알아차림, 즉 마음 챙김을 잘할 수 있다. 즉 몸의 신호를 잘 들을 수 있는 자극에 대한 감수성이 커져 충분히 맛을 느끼고 음식을 즐길 수 있다. 살빼기라는 힘든 목표와 날씬함을 곧 행복이라고 믿는 환상 좇기에서 한발 물러나 당신의 여정에서 당신을 도울 것이다. 처음에는 명상 훈련이 어렵다. 한 생각이 다음 생각으로 이어지고, 또 그다음으로 이어지는 식으로 꼬리를 문다. 지금 이 순간에 집중할 때까지는 시간이 걸린다. 이런 경험이 시사하는 바는 매우 크다. 즉 생각 하나하나를 진지하게 받아들일 필요가 없다는 것을 깨닫는 과정이다. 생각은 단지 한순간의 것이며, 마음은 곧 다른 무언가로 옮겨가 이리저리 떠도는 것이다.

가족을 위한 건강한 먹기

어릴 때 좋은 습관을 들이면 자기 감각을 신뢰하면서 자라는 데 도움이 된다. 아이는 주변에 보이는 것을 흉내 내면서 배운다. 연구에 따르면, 자기가 무엇을, 얼마나 먹는지에 대해 아이와 함께 책임을 공유하는 것이 가장 효과적이다.[405] 즐길 수 있는 음식을 제공하고, 먹을 때 유쾌한 기분을 돋워 식사 분위기를 조성하는 것은 엄마가 할 일이다. 아이가 할 일은 자기가 먹고 싶은지, 얼마나 먹을지를 결정하는 것이다. 그러면 시간이 갈수록 아이의 식품 노출에 대해 덜 통제해도 된다. 확실한 방법은 아이 스스로 몸을 존중하도록 해주고, 자기 몸을 잘 돌보면서 좋은 선택을 하도록 방법을 알려주는 것이다.

아이들은 성인과는 약간 다른 영양상의 필요가 있긴 하지만 다음 문구는 또한 아이들의 건강한 성장을 뒷받침해주는 주옥 같은 지침이다. 즉 "진짜 음식의 다양성을 즐겨라, 그중 최고는 채소!"

단백질 섭취가 부족한 경우는 매우 드물다. 아이들은 성장기인 만큼 어른보다 더 많은 단백질이 필요하지만 거의 모든 비가공 식물성 식품들, 즉 채소, 콩, 곡물, 견과류, 씨앗류에는 건강한 성장을 뒷받침해줄 만한 적정한 단백질이 함유되어 있다. 육류와 유제품은 분명 건강식의 하나가 될 수 있지만 성인보다 더 필요한 것도 아니다.

아이들은 대개 가공식품이 주는 강한 맛에 어른보다 쉽게 사로잡힌다. 아이 식단을 가공식품 위주로 차리면 성인이 되었을 때 미묘하고 폭넓은 맛을 음미하고 느끼는 능력이 무뎌진다.

어릴 적부터 다양한 자연식품을 접하게 하면 패스트푸드와 가공식품에 덜 흥미를 느끼게 된다. 아이들이 건강한 균형을 이룰 가능성이 더 크다는 말이다. 아이들이 좋아하는 음식을 선택하고 미각을 계발하도록 다채로운 음식을 제공하라. 정크푸드를 금할 필요는 없다. 사탕, 과자, 아이스크림 같은 음식을 다만 절도 있게 주자. 아이들이 느끼는 '박탈감'은 '금지' 음식에 더 사로잡히게 한다.[406]

한 사례가 있다. 당시 6세였던 아들과 아들 친구가 놀고 난 뒤 나는 청소를 하다가 빈 과자 봉지를 발견했다. 아들은 찬장에서 봉지를 꺼내어 과자 두 개를 먹었다고 했다. "과자 때문에 놀이를 망쳤어요. 미구엘은 계속 과자만 먹고, 레고 블록을 쌓으려 하지 않았어요."

미구엘의 집에서는 과자가 금지 품목이었다. 미구엘의 박탈감은 적정선을 그어주는 배려 없이 방치된 듯했다. 내 아들은 항상 과자를 먹을 수 있다는 사실을 이미 알기에 과자를 즐겁게 먹고 멈출 줄도 알았다. 그 때문에 과자 때문에 산만해지는 일은 없었다. 연구에 따르면

녹색 채소엔 단백질이 많이 들어 있다

많은 녹색 채소들이 에너지의 50% 이상을 단백질에서 흡수하고, 육류 및 유제품보다 칼로리당 더 많은 단백질이 들어 있다는 사실을 아는가? 감자와 같은 저단백 식물성 식품도 에너지의 10%를 단백질에서 흡수한다는 사실을 아는가? 흰 빵과 같은 저단백질 곡류 가공품도 12%를 단백질에서 얻는다. 어린이를 위한 권장 식단은 몸무게를 기초로 하지만 총 에너지의 약 12~15%를 단백질에서 얻어야 하는 것으로 이해된다. 따라서 이 같은 저단백 공급원들조차 상당한 단백질 효과에 기여하는 셈이다. 아이들이 전반적으로 다양한 음식을 먹고 충분한 칼로리를 섭취한다면 발육 요건에 맞는 충분한 단백질을 먹고 있는 것이다.

특정 음식을 금지하는 부모는 실제로 과체중아를 두기 쉽다.[407] 부모가 간섭하거나 통제하면 아이들은 오히려 절제력을 잃는다. 아이에게 채소를 다 먹으면 후식을 주겠다고 하거나, 접시를 깨끗이 비우라고 격려하는 것 또한 좋지 않은 식습관을 키우는 데 일조한다.[408]

아이들이 과일과 채소를 먹게 하는 가장 확실한 예측 변수는 뭘까? 그것은 아이들이 좋아하든 싫어하든 식욕을 끌기 위해 들이는 양육자의 정성이다. 그러면 다소 인내가 필요할지라도 결과를 얻게 된다. 어린 아이들은 종종 새로운 음식 맛보기를 망설인다.[409] 이러한 경계심은 정상이다. 이런 반응을 과학적으로 말하면 '네오포비아', 즉 '새로운 것에 대한 두려움'이다. 아이에게 새 음식을 먹으라고 압박하면 역효과를 불러올 수 있다.[410]

여럿이 함께하는 식사는 건강식 이상으로 많은 이점이 있다.[411] 연구 결과에 따르면, 가족이 더 자주 함께 식사할수록, 아이들이 담배를 피우고 술을 마시고 마약을 하고 우울증에 빠지고 식이장애를 키우거나 자살을 생각하는 일이 감소한다. 또 학교생활을 더 원만히 하고, 첫 섹스를 늦게 하며, 채소를 더 쉽게 먹는다.[412, 413] 또한 아이들을 음식 준비에 참여시켜보라. 지역 농장을 방문하거나 함께 장을 보고, 요리하고, 식사 계획 짜기 등도 고려해보자. 아이들 스스로 재배하면서 농장에서 부엌으로, 그리고 식탁으로 식품과 함께하는 과정을 지원하는 학교들은 아이들에게 놀라운 변화를 이끌어낸다.[414]

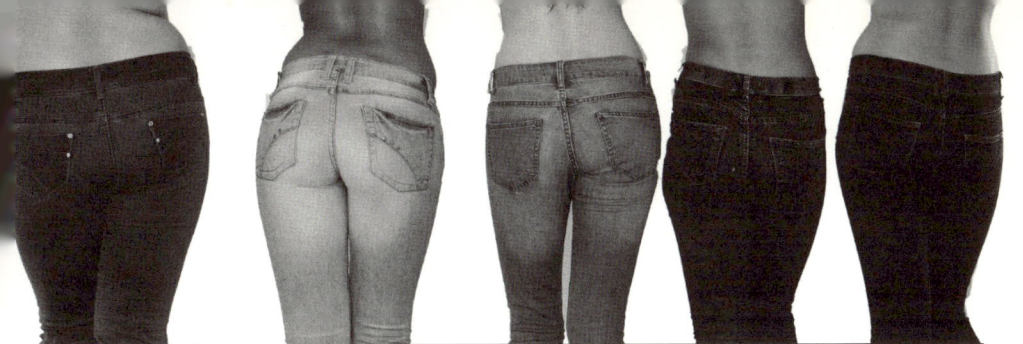

⑪ 건강한 체중을 위한 바른 지식

나의 체중을 되찾으라

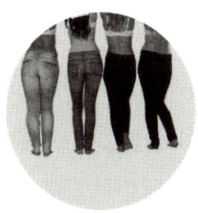

만일 초콜릿 하겐다즈만큼이나 브로콜리가 좋아진다면? 맥도날드 프렌치프라이 냄새가 운동화 구린내처럼 느껴진다면? 말도 안 되는 소리라고? 천만에. 식품산업이 인공감미료를 첨가해 고지방, 고염도, 고당도 식품을 좋아하도록 우리의 미뢰를 조작했듯이, 우리도 우리 입맛을 '조작'해 원래대로 돌려놓을 수 있다. 과일, 채소, 통곡물, 콩류 등 신선한 양질의 식품을 좋아하도록 다시 훈련할 수 있다.

이제부터는 미각과 관련한 최신 연구 결과들을 바탕으로 그동안 왜곡되고 잃어버린 미각을 되살릴 방법을 이야기해보겠다.

먹는 즐거움이 왜 중요할까?

햇볕의 온기가 식지 않은, 밭에서 갓 따 온 딸기를 먹는다고 상상해보

라. 입술에 닿기도 전에 그 붉은색 농익은 향내가 눈과 코를 사로잡고, 이어 한 입 베어 물면 살짝 신맛 도는 달콤함이 미뢰를 압도한다. 부드러운 과육과 점점이 박힌 씨들이 목을 간질이며 넘어갈 때는 처음의 강렬한 향미는 점점 옅어지지만 결코 그에 뒤지지 않는 또 다른 감미로운 맛의 향연이 펼쳐진다. 아, 맛있다! 그러면 이튿날 우리의 발걸음은 다시 딸기밭으로 향하고, 빨갛게 익은 딸기들을 보는 순간 그 황홀한 맛에 대한 기대감으로 입안에 저절로 침이 고인다.

이것이 바로 우리 몸을 제대로 대접할 때 우리 몸이 화답하는 방식이다. 잘 익은 과일은 매력적인 외모와 향내로 우리의 감각을 자극하며 한 입 베어 물라고 충동질하고, 베어 무는 순간 우리 몸에선 행복 호르몬들과 신경전달물질들이 봇물처럼 쏟아져 나온다.

이런 쾌락 경험은 도파민이라는 호르몬 방출로 이어지고, 도파민은 뇌세포들을 추적하여 그 쾌락이 어떻게 얻어졌는지 기억한다. 맛, 냄새뿐만 아니라 성 경험 역시 그런 식으로 기억되며, 이러한 기억은 지속적인 쾌락 경험을 갈망하게 한다.

즐거움이야말로 먹는 일에 매우 중대한 요소다. 그러니까 열심히 먹도록 부추기는 보상 시스템이 우리 몸에 설계되어 있는 건 놀라운 일도 아니다. 심지어 일부 과학자들은 우리 몸에서 자연적으로 아편제가 생성되는 것은 음식물 섭취를 자극하기 위해서라고, 고통 완화는 부수적 기능일 뿐이라고 말한다.[415]

쾌락은 또 다른 보상도 선물한다. 음식이 먹음직스럽게 느껴질수록 우리 몸이 더 많은 영양소를 흡수한다는 사실이다. 한 연구팀이 각각 스웨덴 여성들과 태국 여성들로 구성된 두 그룹에게 칠리 페이스트,

피시 소스, 코코넛 크림을 넣은 채소 요리들과 쌀밥으로 이루어진 태국 전통 음식을 먹게 했더니,[416] 그 음식들을 더 좋아한 태국 여성들이 스웨덴 여성들보다 철분 흡수율이 50% 더 높았다. 음식 차림새도 중요하다. 음식물을 한데 섞어 낯선 죽처럼 만들어 차려냈더니 태국 여성들의 철분 흡수율이 무려 70%나 떨어졌다.

쾌락 경험과 차림새가 중요하다는 증거는 더 있다. 미네소타 대학의 자원자들에게 6개월 동안 반기아半飢餓 식이요법*을 실시했더니 저마다 독특한 방식으로 식사를 했다. 평소에는 몇 분 만에 식사를 끝내던 사람이 음식물을 아주 잘게 잘라서 접시 위에 가지런히 놓고는 한 숟가락 떠먹을 때마다 200번씩 씹으면서 몇 시간에 걸쳐 식사를 하는 등 소량의 음식물을 먹는 즐거움을 최대한 길게 늘이기 위해 갖은 방법들을 강구했다.

먹는 즐거움이 필요한 영양분 섭취를 돕는다는, 그리고 즐거움의 부재가 신경증적 행동들을 유발한다는 사실은, 박탈과 자기부정이라는 낡은 다이어트 가치관을 버려도 전혀 문제 되지 않는다는 사실을 더욱 확고히 한다. 결국 먹어봐야 안다. 맛있게 먹으면 건강하고 튼튼해지고 면역력과 방어력도 커질 것이요, 죄책감을 수북이 곁들여 먹는다면 그 음식의 영양분을 온전히 섭취하지 못할 것이다.

과학자들은 이러한 연관성을 뒷받침하는 다른 생화학 물질들을 추적했다. 가령 콜레시스토키닌이라는 화학물질은 음식물 대사를 돕고,

---

* **반기아 식이요법** : 살을 빼기 위해 일반 칼로리의 3분의 2, 혹은 그 이상을 줄여 먹는 극한 다이어트 요법. 체중 감소 효과는 크지만 기초대사량 결핍에 따른 대사 이상, 체지방량 감소에 따른 활동 능력 저하, 장기의 기능 이상, 극심한 피로감을 유발한다.

멈추어야 할 때를 알려주고, 따라서 기분 좋은 식사를 하도록 돕는다. 또한 단백질이나 지방이 들어오면 소화기관을 자극해 소화 작용을 돕는다. 또 시상하부로 이동해 쾌락 중추가 활성화되기 전에 식욕을 잠재운다. 그러니까 여기서 섭식, 그리고 섭식 쾌락이 몸의 포만 반응과 밀접한 관련을 맺고 있음을 분명히 알 수 있다.

미각은 조상에게서 물려받는다

왜 어떤 사람은 브뤼셀 스프라우트*를 좋아하고 어떤 사람은 싫어할까? 왜 어떤 사람에겐 쓰게 느껴지고 어떤 사람에겐 달게 느껴질까? 그 이유 중 하나가 바로 유전자다. 부모가 아무리 참고 기다려주고 가르치고 타이르고 으르고 강요해도 그 채소 볶음 냄새엔 절대 침이 고이지 않는 아이들(혹은 어른들)이 있다.

미각 유전자의 영향력을 가르칠 때 나는 학생들에게 6-n-프로필티오우라실6-n-propylthiouracil(줄여서 PROP로 부름—옮긴이)이라는 약물을 적신 여과지를 나누어주고 그 여과지를 혀 위에 올려놓게 한다. 그러면 학생들의 약 4분의 1은 몹시 역겨워하고, 또 다른 4분의 1은 그냥 물에 적신 종이를 핥는 느낌일 뿐 아무 맛도 안 난다고 한다. 그리고 나머지 절반은 약간 쓴맛이 느껴진다고 한다.

그러면 학생들은 여과지의 맛을 둘러싼 설전을 벌인 후, 모두 똑같

---

*브뤼셀 스프라우트 : 벨기에의 브뤼셀에서 처음 재배되다가 서구에 폭넓게 보급된 방울양배추로 비타민 A, C의 함량이 높다.

은 약물에 담근 검사 띠를 받은 이 테스트가 속임수가 아닌지 의심한다. PROP는 쓴맛이 나는 물질이지만, 특정한 유전자 구조를 지닌 사람들만 그 맛을 느낄 수 있다. 강한 쓴맛을 느끼는 사람들은 'PROP 초미각자'라고 부르며 미각 유전자가 두 개고, 중간 정도의 쓴맛을 느끼는 사람들은 'PROP 미각자'라고 부르며 미각 유전자가 하나다. 그리고 그 맛을 전혀 느끼지 못하는 사람들은 'PROP 비미각자'다. PROP는 쓴맛뿐 아니라 전반적인 미각 감수성의 확실한 표지 역할을 하므로 과학 실험에서 자주 쓰인다.

꼭 검사 띠를 이용해 유전적 기질을 파악할 필요는 없다. 다음 물음들도 유용한 판단 도구가 될 수 있다.

- (크림과 설탕을 넣지 않은) 블랙커피가 더 좋은가?
- 자몽을 좋아하는가?
- 양배추와 브뤼셀 스프라우트를 좋아하는가?

세 물음에 모두 확실히 '그렇다'라고 답한 사람은 과학 용어로 '비미각자'에 해당하며, 이런 사람은 어떤 식품의 압도적인 쓴맛이나 강렬한 맛을 감지하지 못한다. 그래서 향이 강한 치즈나 진한 샐러드드레싱도 문제없이 먹는다. 이런 유형은 다양한 맛을 즐길 수 있고 입맛의 폭을 넓혀나가기가 쉽다. 또 특별히 좋아하지는 않더라도 생리적으로 십자화과 채소(브로콜리, 양배추, 케일 배추 등—옮긴이) 같은 몸에 좋은 음식을 즐길 수 있다. 하지만 점점 더 강렬한 맛을 찾게 되고, 따라서 가공식품이나 단것에 끌리기 쉽다.

위 물음에 모두 절대 '아니다'라고 답한 사람은 '초미각자'에 해당하며 맛에 매우 민감하다. 적은 양으로도 충분해서 극단적인 맛을 좋아하지 않고 상대적으로 입맛이 까다롭다. 커피를 마시려면 크림과 설탕을 잔뜩 넣어 쓴맛을 감춰야 한다. 또 사탕, 초콜릿 따위의 단맛과 일부 술의 쓴맛에도 매우 민감한데, 이는 식욕 감소의 원인이 되기도 한다. 브뤼셀 스프라우트나 콜리플라워 같은 몸에 좋은 채소도 쓴맛이 느껴져 거부할 수 있다.

마지막으로 '그렇다'와 '아니다'라는 답이 섞여 나온다면 '미각' 유전자가 한 개뿐인 사람일 것이며, 극단적이진 않지만 그래도 맛에 민감할 것이다. 어떤 유형의 미각도 생래적으로 좋거나 나쁘지 않다. 그래도 자신의 미각을 알면 전략적 섭식 계획 수립에 도움이 될 것이다.

미각자, 초미각자 쓴맛 때문에 많은 종류의 채소들을 멀리하기 쉽다. 싫어하는 음식이라고 제쳐두지 말고, 이것저것 다양하게 일단 한번 먹어보라. 모든 채소가 전부 끔찍하지 않다는 사실을 알게 될 것이다. 가령 당근이나 빨간 피망이나 비트나 고구마나 깍지완두나 껍질콩 따위는 그렇게 역겨운 맛은 아닐 것이며, 어쩌면 꽤 달콤하니 맛있다는 생각이 들지도 모른다. 채소의 쓴맛을 줄여주는 방법이 있는데, 레몬즙 같은 신맛을 첨가하거나 채소를 구워 먹는 방법도 시도할 만하다. 소금을 살짝 뿌린 다음 부드러워질 때까지 오븐에 구우면 된다. 굽는 과정에서 채소의 단맛이 나온다.

비미각자 아마 다양한 종류의 신선한 채소를 즐기겠지만, 전반적으로 무차별적인 식성이라 과식 위험이 높다. 음식마다 미묘하게 다른 고유한 맛들을 알아차리려 노력해보고, 정말로 자신의 입맛에 맞는 음식을 골라 먹는 편이 좋다. 부정적인 '감각의 전도'(251쪽 참조)에 대한 감수성을 키워라. 아무리 좋아하는 맛이라도 짧은 기간 내에 섭취량을 늘리면 그 맛을 덜 좋아하게 된다는 사실을 기억하라. 앞에서 소개한 초콜릿 트러플 테스트가 좋은 예다.

맛 경험은 미각을 바꾼다

미각 유전자는 특정한 맛을 느끼는 우리의 감수성에 영향을 미친다. 그렇다고 해서 우리가 선호하는 미각들이 정해져 있는 건 아니다. 사실 유전자보다는 음식에 대한 과거 경험이 욕망의 향방에 훨씬 더 강한 영향을 미친다. 즉, 우리의 감각은 익숙한 것에 적응한다. 같은 맛을 반복적으로 먹으면 맛 수용체가 있는 세포들이 많아지고, 상대적으로 덜 먹는 맛들에 반응하는 세포들은 적게 만들어진다.

역시 5장에서 얘기했지만, 그래서 많은 사람들이 가공식품에 '중독'된다. 우리는 그동안 가공식품의 강한 화학조미료 맛에 익숙해져 '진짜' 식품의 미묘하고 복잡한 맛을 음미할 수 있는 능력을 잃었다. 우리는 진짜 라즈베리보다 라즈베리 '향'에, 진짜의 미묘한 맛이 아닌 사워크림과 양파 '맛'에 더 익숙하다.

중국 음식을 먹고 자란 사람들에게 향이 강한 영국 치즈인 스틸턴 치즈를 먹게 하자 전부 역겨워한 것도 바로 그 때문이다. 또 고급 치즈 애호가들에게 '천 년 된 알'이라고 하는 중국의 삭힌 오리알을 먹게 하자 그들 역시 화장실로 달려갔다.[417] 사실 두 그룹은 모두 강하고 새로운 맛을 즐기는 성향이었지만, 그들의 미뢰는 익숙지 않은 맛에 바로 적응하지 못했다.

하지만 우리 인간은 충분한 시간만 주어진다면 거의 모든 것의 맛을 좋아할 수 있는 놀라운 능력을 지녔다. 연구에 따르면 어린아이[418]나 어른[419]이 새로운 음식을 받아들이기까지는 10회 내지 20회 정도의 노출이 필요하다고 하니, 열린 마음으로 참을성 있게 기다리자.

왜 달콤함에서 헤어나지 못할까?

가장 많은 사람이 좋아하는 맛이 바로 단맛이다. 이는 진화론적으로 충분한 이유가 있다. 식량이 귀한 시절, 초기 인류는 바로 에너지를 얻을 수 있는 음식을 찾을 수밖에 없었다. 그 요구에 딱 맞아떨어지는 달콤한 과일에는 다른 좋은 영양분들도 많았다. 물론 오늘날에는 식량이, 특히 달콤한 식량은 풍족한 수준 이상이며, 더구나 우리가 좋아하는 그 달콤한 맛들에는 대부분 다른 유익한 영양분들이 빠져 있다. 또 유전적으로 달콤함에 끌리는 성향도 영양이 풍부한 식사를 하려는 노력을 방해한다.

진화론적으로 당 섭취가 생존에 유리했다는 사실은 단맛을 느끼는 미뢰들이 왜 가장 많은 양의 음식이 머무는 혀의 앞쪽과 가운데에 몰려 있는지, 왜 미뢰들 가운데 단맛 미뢰들이 가장 널리 퍼져 있는지를 설명해준다. 그 미뢰들은 활성화되는 순간 재빨리 뇌에 반응을 전달하여 쾌감을 자극한다. 달콤함을 즐겨라. 하지만 향수를 뿌리고 몇 분이 지나면 그 향에 우리 코가 익숙해지듯, 우리의 미뢰들도 금세 달콤함에 적응한다. 그러면 민감도가 떨어지고, 활성화에 따른 이전의 '보상' 수준에 도달하기 위해 더 큰 달콤함을 요구한다.

이것이 바로 9장에서 얘기한 '먹는 방법 1. 맛있는 음식을 먹어라'를 뒷받침하는 논리의 일부다. 우리 몸은 처음 먹는 몇 입을 가장 맛있게 느끼도록 설계되었다. 그리고 어느 정도 칼로리를 섭취하면 뇌의 보상 시스템 작용이 둔화된다. 그런데 안타깝게도 사람들 대부분은 그 신호를 무시하고, 심지어 쾌감을 전혀 얻지 못하는데도 계속 먹는다. 이때 잠깐만 자신의 몸에 집중해보라. 이제 그만 먹으라며 옆구리를 쿡쿡 찌르는 몸의 신호를 느낄 수 있을 것이다.

많은 사람이 단것 같은 고탄수화물 식품에 끌리는 또 다른 이유도 있다. 탄수화물은 뇌 신경전달물질인 필수아미노산 트립토판의 이동을 촉진하는 한편, 트립토판은 뇌에서 세로토닌으로 전환된다. 세로토닌은 기분을 안정시키고 우울증 위험을 줄여주는 강력한 호르몬이다. 이런 이유로 탄수화물 갈망이 정서적 안정을 얻으려는 욕망을 반영한다고 주장하는 학자도 있다. 트립토판은 단백질이 풍부한 칠면조 같은 식품에 들어 있으며, 트립토판은 다른 아미노산들과 뇌로 들어가기 위해 경쟁을 벌인다. 그런데 탄수화물이 인슐린 분비를 촉발하고, 인슐린은 다른 아미노산들을 혈류에서 밀어내면 트립토판만 남는다. 경쟁이 사라지면 트립토판은 뇌로 항해할 수 있다. 좀 더 건강한 탄수화물로 바꾸어도 세로토닌 효과는 여전히 유효하다. '과도한 당'이 유발하는 속 빈 칼로리와 고혈당 탄수화물이 없을 뿐.

지방의 유혹

우리 몸은 유전적으로 지방을 갈구하도록 프로그래밍되어 있다. 적은 양으로 많은 칼로리를 얻을 수 있기 때문이다. 확실한 연구 결과가 나오진 않았지만, 우리에겐 지방 맛을 인식하는 미각 수용체가 없는 듯 보인다. 우리를 유혹하는 것은 지방이 주는 그 질감과 '입안의 느낌'이다.

지방은 또 약간의 진정 작용을 하는 것으로 보인다. 일부 주장에 따르면, 지방과 같은 고칼로리 식품을 섭취하면 부신에서 분비되는 스트레스 호르몬이 줄고, 이로써 마음이 진정되는 효과가 나타난다. 이런 주장이 사실이라면 아이스크림을 위로 식품으로 여기는 사람들의 생각이 지극히 당연해 보인다.

웅변적인 주장들이 많지만 지방은 흔히 알려진 그런 괴물이 아니다. 물론 칼로리는 높지만 유익한 점들도 많다. 가령 지방은 포만감을 느끼게 한다. 저지방, 무지방, 고설탕 간식의 경우, 먹고 나서도 여전히 식욕이 남아 있는 것이 바로 그 때문이다. 또한 식단에 어느 정도의 지방이 포함되어 있을 때 채소와 같은 특정 식품의 영양분들이 우리 몸에 더 많이 흡수되며, 이는 아마 우리가 생물학적으로 지방을 갈망할 수밖에 없는 또 다른 이유일 것이다.

한 연구팀이 무지방 샐러드를 먹은 참가자들과 (단일불포화지방이 풍부한) 아보카도 반쪽을 넣은 샐러드를 먹은 참가자들을 비교하는 실험을 했더니, 아보카도를 함께 먹은 참가자들이 샐러드 채소에서 흡수한 카로티노이드(각종 질병들로부터 보호해주는 강력한 식물성 화학물질)가 무지방 샐러드 섭취자들보다 10배 정도 더 많았다.[420] 또 토마토 살사 소스에 아보카도를 넣어도 특히 심장 질환, 전립선암의 위험률을 현저히 낮춰주는 또 다른 중요한 식물성 화학물질인 라이코펜 흡수량이 4배 이상 증가했다. 무지방 드레싱으로 샐러드를 먹은 사람들과 전통적인 드레싱으로 먹은 사람들을 비교한 다른 연구들도 비슷한 결과를 보여주었다.[421] 지방은 또 맛 분자들을 이동시켜 음식에 풍미를 더한다. 양파는 물로 익힐 때보다 기름에 볶을 때 풍미가 살아나는데, 이는 기름이 양파의 맛 분자들을 표면으로 끌어내어 우리의 오감에 쉽게 도달하게 해주기 때문이다. 또 지방을 이용하면 고온 요리가 가능하고(튀김을 생각해보라) 거부하기 힘든 바삭한 식감을 준다.

식이지방의 열쇠는 회피가 아니라 중용이다. 저지방 열풍에 휘둘리지 말라. (포화지방과 콜레스테롤을 포함한) 식이지방(을 포함한 체지방)과 심장병과 암의 강력한 연관성을 증명하는 연구는 거의 없다. 한때 저지방 식이를 권장했던 주요 기관인 하버드 공중보건대학의 연구자들이 주장하듯 "그간 저지방 캠페인의 주장들이 과학적 근거가 거의 없었다는 인식이 점점 높아가고 있다."[422]

천국의 맛: 당 + 지방

좋다. 그래서 우리는 당에 끌릴 수밖에 없었고 지방에 끌릴 수밖에 없었다. 이 둘을 합치면 총합은 부분보다 크다. 실제로 연구 결과들은 지방과 당을 50 대 50으로 섞었을 때 행복 물질 엔도르핀 방출을 최고로 자극한다는 사실을 보여준다.[423] 고급 초콜릿을 만드는 황금 비율 역시 지방과 당의 50 대 50 비율을 지킨다고 한다. 초콜릿이 세상에서 제일 먹고 싶은 식품의 자리를 어떻게 굳건히 시킬 수 있었는지 이해가 간다.[424, 425] 그래서 초콜릿과 약을 먹는 것이 별반 다르지 않다. 초콜릿에는 카페인과 그 비슷한 각성 작용을 하는 테오브로민이라는 성분이 들어 있을 뿐만 아니라, 아편과 같은 작용을 하는 페닐에틸아민도 있다. 이 세 가지 화학물질이 힘을 모아 한 여성을 월경 전 피로 및 감정 기복에서 구출해 정상에 가깝게 돌려놓는다.

여성의 몸은 생리 직전 에스트로겐 수치가 급격히 떨어지고, 이는 전형적인 생리전증후군인 수분 정체, 신경질, 침울함, 식탐으로 이어진다. 한 가지 해결 방법은 이런 증상을 줄이는 식품을 섭취하는 것이다. 고지방 식품은 에스트로겐 수치를 높이고 저지방 음식과 섬유질은 낮춘다. 그래서 고지방, 저섬유질 식이를 하는 사람은 평상시 높은 에스트로겐 수치를 보이지만, 에스트로겐 수치가 하락할 경우엔 그 하락 폭이 가파르다. 반면 저지방, 고섬유질 식단은 에스트로겐 수치를 낮게 유지시키며, 따라서 월경 전 하락이 일어나도 그렇게 심하지 않다. 덕분에 식탐을 비롯한 월경전증후군 증상들이 적게 나타난다.[426]

건강한 미각으로 바꿀 수 있다

음식을 어떻게 느끼느냐 역시 음식 맛을 결정하는 데 큰 역할을 한다. 많은 연구 결과를 보면, 당신의 생각과 선입견, 태도, 음식을 소비하는 환경 같은 것들이 실제로 음식 맛을 바꿀 수 있다. 맛 성분이 똑같아도

칙칙한 색의 음식보다 밝은 색의 음식이 더 맛있다는 평가를 받는다. 이 사실을 식품 제조업자들이 모를 리 없다. 사실 자연 상태의 버터는 거의 노란빛을 띠지 않지만 맛있게 보이려고 노란 물을 들인다.

한 실험에서 연구자들은 참가자들에게 특별 조명을 설치한 방에서 스테이크와 프렌치프라이를 먹게 했다. 음식은 보통의 빛깔을 띠고 있었다. 그런데 알고 보니 스테이크는 파란색, 프렌치프라이는 녹색이었고, 이 사실을 들은 참가자 중 일부는 배탈을 일으켰다.[189]

이처럼 색은 우리의 미뢰를 속여 실제로는 같은 맛을 달리 느끼도록 할 수 있다. 한 실험에서는 연구자들이 양을 달리해서 당도와 색깔이 서로 다른 오렌지 주스를 만들어 참가자들에게 마시게 했더니 당도가 다른 오렌지 주스가 아닌, 색이 다른 오렌지 주스에서 맛의 차이를 더 크게 느꼈다.[427] 브랜드 홍보 역시 차이를 만들어낸다. 당근을 맥도날드 포장지에 싸서 아이들에게 주면 평범한 포장지로 싸서 준 당근보다 더 맛있다는 반응을 보인다.[428]

문화와 태도는 우리의 입맛에 중요한 영향을 미친다. 설탕조림 메뚜기의 진미는 아마 멕시코 밖에서는 높은 평가를 받지 못할 것이며, 불개미 케이크 역시 라이베리아에서만큼 가치를 인정받지 못할 것이다. 곁들여 먹는 음식에 따라서도 음식 맛은 달라진다. 와인을 마시기 전에 치즈 한 조각을 먹으면 와인 맛이 순해진다. 치즈의 지방과 단백질 분자들이 미각 수용체 세포들을 코팅해서 신맛이 나는 와인 분자들이 그 수용체 세포들과 결합할 수 없기 때문이다.

풍미를 더하는 글루탐산나트륨MSG은 요리에 흔히 쓰이는 화학물질이다. 이것은 미각 수용체들을 자극하기 때문에, 어떤 특정한 맛이 약해도 수용체가 충분히 활성화된다. 즉, 음식 원래의 맛이 더 좋아지기에 질 낮은 재료의 맛도 저렴한 비용으로 향상시킬 수 있다.

결론은 이렇다. 더 적극적이고 다양한 방식으로 음식을 섭취해볼 필요가 있다. 어쩌면 올바른 방법으로 요리해본 적이 없어서 채소를 싫어하는지도 모르고, 잘못된 선입관 때문에 특정 음식을 싫어하는지도 모르며, 궁합이 맞지 않는 음식을 먹고 있는지도 모르기 때문이다.

식단을 바꾸면 그 새로운 식단에 적응하기 위해 결국 입맛도 바뀐다. 가령 음식이 짜지면 우리의 입맛도 더 짠 음식을 선호하게 된다.[429] 미뢰들이 고염분에 적응하면서 짠맛이 들어와야 활성화되기 때문이다. 하지만 미뢰의 수명은 겨우 3주 정도뿐이다. 따라서 저염도 식단으로 바꾸면, 3주 후엔 식사 때마다 소금통을 찾는 일이 더 이상 없을 것이다. 그때 예전에 좋아했던 아주 짠 음식을 먹어보라. 더 이상 맛있게 느껴지지 않을 것이다.[429, 430, 431] 연구자들은 고당도 고지방 식단에도 이런 방식이 통한다는 사실을 보여준다.[432]

이렇듯 식단을 바꾸면 우리의 미뢰를 바꿀 수 있다. 그뿐 아니라 고당도 고지방 음식을 다량 섭취하면 식욕과 보상과 관련한 뇌 신경화학물질들이 바뀌기 때문에,[201, 202] 그런 음식의 섭취를 줄이면 뇌가 그런 식단에 적응하게 되고 또 그런 식이 방식을 좋아하게 될 것이다.

육류, 많이 먹을 필요 없다

개인의 건강을 고려해서든 환경을 생각해서든, 육류 섭취를 줄여야 하는 이유는 매우 많고 확고하다. 게다가 그리 어려운 일도 아니다. 가령 신체적 금단 증상이 없다. 초조함도 피로감도 없다. 먹고 싶은 강렬한 욕구가 생길 수 있지만, 괜찮다. 먹고 싶으면 먹어도 괜찮다.

그런데 육류 섭취를 줄이는 일과 관련해 몇 가지 생각해볼 거리가 있다. 제일 먼저 이 사실부터 짚고 넘어가자. 단백질 섭취가 부족해질지도 모른다는 우려는 불필요하다. 지금까지 우리는 육류야말로 절대 빠뜨려서는 안 될 단백질원이라고 배워왔지만, 사실은 그렇지 않다. 식물에도 단백질이 풍부하게 들어 있다. 사실 칼로리 대 칼로리로 따지면 많은 식물성 식품이 동물성 식품보다 단백질 함량이 높다. 게다가 대부분의 미국인들은, 그리고 한국인들도 어쨌든 권장량(성인 권장량은 하루 55~70g 정도다) 이상의 단백질을 섭취한다. 매 끼니를 고당도 간식으로 때우지 않는다면 단백질은 걱정할 문제가 아니다. 필수아미노산 섭취의 문제도 식단의 메뉴가 조금만 더 다양해져도 자연스럽게 해결될 것이므로 걱정할 필요가 없다.

그저 비율을 약간만 바꿔보라. 반찬 수를 늘리고 육류 비중을 줄이라. 채소와 곡물과 콩을 요리하는 새로운 요리법들을 배워보라. 일주일에 하루 저녁씩 육류 없는 식사를 준비해보는 건 어떤가?

음식 중독에서 벗어나기

초콜릿 중독, 햄버거 중독, 튀김 중독, 라면 중독 등 달콤함과 매콤함, 고소함과 감칠맛에 사로잡혀 중독을 호소하는 이들이 많다. '음식 중독'이라는 실체가 존재하느냐는 과학계에서도 뜨거운 논쟁거리다.

설탕을 예로 들어보자. 쥐를 대상으로 한 실험 결과들에 따르면, 설탕은 체내 아편물질 분비를 촉진하고,[433, 434] 아편물질이 분비되면 기분이 좋아진다. 그러면서 설탕 섭취 욕구가 커진다. 사람들이 코카인에 중독되는 메커니즘도 똑같다. 설탕이나 코카인 공급을 중단하면 불안과 다른 금단 증상들을 보인다.[435]

고지방 식품 실험에서도 비슷한 아편 반응이 나온다. 록펠러 대학 연구자들은 고지방 식품을 규칙적으로 섭취할 경우 빠른 시간 안에 우리 몸의 호르몬 시스템이 수정되면서 더 많은 지방을 갈망하게 된다는 사실을 밝혀냈다. 또 아이들이 고지방 식품과 가까이하면 기호에 영향을 미쳐 항상 비슷한 식단을 찾게 된다는 사실도 밝혀냈다.

또 다른 연구자들은 쥐들에게 일주일을 주기로 5일 동안은 일반 식단을 제공하고, 이틀은 고지방, 고당도 가공식품을 제공하는 실험을 했다.[436] 시간이 지나면서 쥐들은 가공식품을 더 좋아하게 되었고, 일반 식단으로 돌아갈 때마다 불안감을 보이고, 때로 섭식을 거부하기도 했다. 반면 가공식품이 제공되면 불안은 가라앉았으나 섭취량이 실험 전보다 늘었다. 그리고 두 달 후 쥐들의 뇌를 검사했더니, 어떤 뇌 화학물질의 유전자 수가 증가하면서 스트레스 호르몬인 코르티솔의 분비량이 증가했다. 이 같은 뇌의 변화는 알코올 같은 중독성 물질을 끊었을 때도 관찰된다.

그렇다면 그런 식품들이 중독 물질이라는 얘기일까? 중독의 정신의학적 정의가 느슨하다면 중독자로 분류될 사람들도 있겠지만, 나는 좀 조심스러운 입장이다. 그러한 반응은 우리 뇌 속에 어떤 생존 행위들을 강화하도록 설계된 쾌락 경로들이 존재함을 보여줄 뿐이다. 섭식 행위도 그중 하나이며, 섹스도 마찬가지다.

물론 '중독'이라는 말의 사용이 적절치 않은 경우들도 존재한다. 아이스크림을 먹는 사람과 헤로인 주사를 맞는 사람에 대한 우려의 수준이 결코 같을 수 없다. 하지만 연구 결과에 따르면 뚱뚱한 사람들은 대체로 '행복' 호르몬인 도파민 수용체가 적은데, 이는 쾌락 신호가 접속하고 마법을 행할 공간이 적다는 의미다.[437] 아마 그런 사람들은 쾌락 중추들을 자극하기 위해 최대한 많이 먹을 것이며, 그 결과 살이 찌게 되고, 다른 사람들은 일상에서 대수롭지 않게 느끼는 그런 만족감을 끊임없이 추구할 것이다. 만일 이런 특성이 유전자에서 비롯된다면, 알코올 중독과 약물 남용과 강박적 음식물 섭취가 왜 집안 내력으로 나타나는 경우가 많은지 이해가 갈 것이다. 쾌락을 경험하는 능력이 적은 사람들은 쾌락을 주는 것들에 취약해지기 쉽다.

물론 다른 식의 설명도 가능하다. 아마 과식이 반복되면서 뇌 속의 부착 지점의 수가 적어지기 때문일지도 모른다.

똑같은 황홀한 맛을 선사하는 대안 식품들을 찾아보라. 설탕을 먹으면 기분이 좋아진다면 농익은 복숭아나 꿀에 절인 사과, 기름에 볶은 양파의 달콤함은 어떤가? 짠 음식을 좋아하면 흑후추, 마늘, 카레, 쿠민, 바질 같은 자극적인 양념을 넣어보라.

순간의 즐거움에 도취되지 말고 음식 전체의 경험에 주의를 기울이자. 가령 일요일 점심마다 모든 가족이 함께 나누는 점심이 너무 맛있어서 과식하게 되고, 그러면 피곤하고 나른해져서 즐거운 활동도 마다하게 된다면 우리는 음식물 섭취를 조절하게 될 것이다. 이런 조절은 장기적으로 훨씬 효과적인 다이어트 전략이기도 하다.

먹는 것의 의미

오늘날 많은 이들에게 가공식품은 맛도 끝내줄뿐더러, 광란의 질주를 벌이는 삶에 없어서는 안 될 필수품으로 자리매김했다. 현대 사회의 극심한 생존 경쟁에서 헤어나기 어렵다면, 음식의 문제를 넘어 더 큰 문제들을 먼저 생각해보자. 휘몰아치듯 질주하는 이런 '패스트' 라이프가 정말로 나에게 유의미한가? 어쩌면 조금만 삶의 속도를 늦춰도 더 편안한 밤잠을 이룰지 모를 일이다. 좋은 음식과 영양이 은행 계좌의 잔액보다 더 중요해지고, 평면 TV의 크기와 자동차 브랜드가 아닌 공동체와 자연에서 기쁨을 얻는 그런 슬로 라이프!

앞서 말했지만, 지배 문화의 가치들을 수동적으로 받아들이지 말고 적극적으로 자신의 가치관을 선택하고 세워가자. 기존의 가치들에 도전하고 식품에 대해 더 많은 것들을 알게 되면, 그때는 비로소 대중 시장의 최소 공통분모를 따라가는 입맛이 아닌, 음식과 즐거움을 존중하는 입맛으로 바뀔 것이다.

내가 가르치는 학생들에게서도 늘 이런 변화를 목격한다. 학기 초에 학생들에게 특정 음식을 선호하는 이유를 나열해보라고 하면, '음식 맛'이 첫째이고, 두 번째는 대개 '다이어트에 도움이 될까 봐'다. 강의에서는 이 책에서 얘기한 내용들을 가르치고, 우리의 식품 선택이 사회와 환경에 미치는 영향들을 강조한다. 강좌가 끝날 무렵 다시 조사를 해보면 그동안 학생들의 식단과 입맛이 극적으로 변화했음을 알 수 있다. 학생들은 이전보다 더 건강한 음식을 좋아하게 되었다고 말한다. 흥미로운 점은 변화의 근원이 체중이나 건강에 대한 우려가 아닌, 높아진 사회의식, 환경의식이 무엇보다 큰 역할을 했다고 평가한다. 그 새로운 인식은 식생활 변화의 강력한 동기가 된다.

가공식품을 먹을 때 우리는 그 식품에 딸린 가치들을 함께 먹는 것이다. 그 가치는 바로, 음식은 빠르고 싸고 간편해야 하며, 어디서 어떻게 만들어지는지 중요하지 않다는 생각이다. 그런데 우리가 어떤 식품을 고르느냐는 정말 중요한 문제다. 개인의 건강과 행복을 위해서든, 아니면 더 넓게 이 사회와 지구를 위해서든 정말 중요한 문제다.

마트나 패스트푸드점의 식품들에 전혀 관심을 두지 않으면 식품 선택의 중요성을 이해하기 힘들다. 99센트짜리 버거가 어떻게 내 입에 들어오는지 생각할 일도 없고, 슈퍼마켓에서 파는 육류와 농산물이 수질 오염이나 지구 온난화와 어떤 관계인지도 생각하지 않는다. 포장된 소시지를 사면서 돼지의 삶의 조건이나 도살장 노동자들의 작업환경을 생각지 않고, 우리 몸에서 조용히 발병하고 있을지 모를 만성 질환들도 인식하지 못한다. 그 영향력이 눈에 보이지 않으니까.

그런데 사실 우리의 식품 선택 이면에는 드라마틱한 이야기가 숨어있다. 지구 온난화든, 환경 오염이든, 동물 복지든, 식품 안전이든, 사회 정의든, 아니면 다른 많은 문제든, 이들 가운데 어느 하나라도 더 많이 알수록 오늘날 패스트푸드 문화의 맛은 떨어진다. 건강을 지켜주면서 건강한 체중 조절을 도와주는 식품 선택은 또한 사랑과 존중이 가득한 지속 가능한 세상을 뒷받침해준다. 지구와 우리 인간에게 좋으면 분명 나에게도 좋다. 과거 일부 운동가들은 변화를 일으키기 위해 '수치와 비난' 접근법을 썼다(일부 단체는 여전히 그런 방법을 쓴다). 하지만 죄책감은 지속적인 변화를 이끌어내지 못한다.

그렇다면 이제 어떻게 살 것인가? 어김없이 대형 마트로 출근해 포장된 간편 식품들을 쓸어 담을 것인가? 간편 식품들은 익숙해진 강렬한 한 방의 맛을 선사할 것이지만, 먹을 때마다 화학조미료 입맛은 강화되고 동시에 농산물에 대한 무관심도 더 커질 것이다.

아니면 지역의 생산자 시장을 여유롭게 돌아보며 현지 농부들이나 이웃들과 이야기를 나누고 유용한 계절 식품 정보를 나눌 것인가? 그러다 보면 아삭아삭한 백다다기오이나 샐러드의 풍미를 더해주는 가시오이, 정성 들여 키워 막 따 온 다양한 신토불이 오이를 맛볼 수 있다. 또 집으로 돌아가 가족들과 함께 요리를 하고 계절의 풍요를 나누다 보면 그 속에서 더욱 가까워지는 관계를 즐길 수 있으리라. 이러한 풍경은 '소비되는' 시간이 아니라 '즐기는' 시간으로 느껴질 것이다. 잘 먹는다는 것은 기뻐할 일이며, 행복하고 건강한 삶의 필수 요소다.

다이어트와 삶의 윤리

⑫

건강한 삶, 먹는 즐거움을 위하여

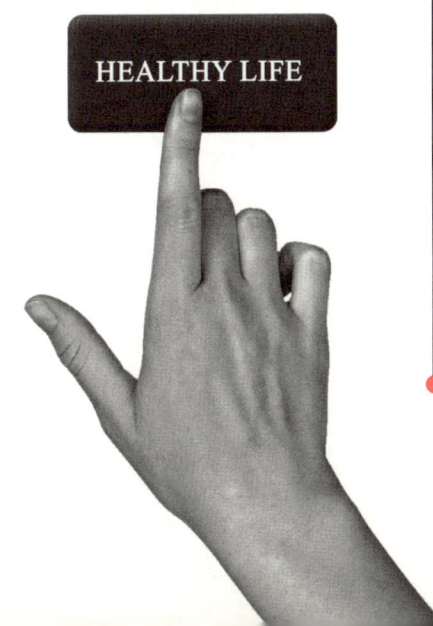

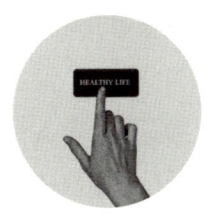

체중이 아니라 체중에 찍는 낙인이 문제

이토록 긴 여정을 하게 된 건 단순한 물음 때문이었다. "어떻게 살을 뺄 수 있을까?" 과학적 사실을 알아가고 문제를 깊이 파고들수록, 내가 믿는 체중에 관한 기본 전제들부터 심각하게 잘못되어 있었다. 문제는 내 체중이 너무 많이 나간다는 사실이 아니라, 체중에 관한 잘못된 전제들, 그것이다.

자, 현실을 인정하자. 비만과의 전쟁에서 우리는 졌다. 살과 치열한 전쟁을 벌였지만 살은 빠지지 않았다. 또한 날씬하다고 해도, 정말 날씬해지는 비법을 안다고 해도, 더 건강하거나 더 행복한 삶을 살 수 있으리란 보장도 없다.

비만과의 전쟁은 대가를 요구했다. 음식 집착, 몸에 대한 강박, 자기혐오, 식이장애, 차별, 건강 악화 등 수많은 2차 피해가 뒤따랐다. 또 실제로 뚱뚱해서든, 아니면 뚱뚱해질 거라는 두려움에서든 자기 몸과 평화롭게 지내는 사람은 거의 없다. 건강을 얻을 수 있는 최선의 방법은 체중에서 자유로워지는 것이다. 뚱뚱하든 날씬하든 모든 사람들이 건강한 생활습관을 통해 건강을 찾아나갈 수 있어야 한다.

체중 문제에 대한 유일한 해법은 체중 문제에서 벗어나는 것이다. 즉 자신은 물론 타인을 체중으로 판단하지 않는 것이다. 체중은 사람의 매력이나 품성, 건강을 측정하는 유효한 척도가 아니다. 우리가 싸울 진짜 적은 체중에 붙는 낙인이다. 그 낙인과 체중에 대한 공포야말로 실제 우리의 건강과 행복을 해칠 뿐만 아니라, 우리를 눈멀게 하여 진짜 문제들을 보지 못하게 만들기 때문이다.

세대가 지날수록 키가 커지는 것처럼 체중 증가 또한 변화하는 환경과 유전자 사이의 복잡한 상호작용이 낳은 결과다. 과식이나 게으름이 체중을 결정한다고 가정하기 쉽지만, 실제 증거들은 그것이 진실이 아님을 보여준다. 한 개인의 체중은 단지 이에 대한 자신의 특수한 생물학적 반응과 서로 다른 생활양식, 환경 요인 등을 반영할 뿐이다. 다시 말해, 어떤 사람은 현 생활양식과 환경 조건하에서 유전적으로 지방을 저장하기가 더 쉽다. 하지만 소수의 사람은 지방 저장을 잘 못한다. 분명 규칙적으로 운동하는 사람은 운동을 하지 않는 사람보다 체중이 몇 킬로그램 덜 나간다는 사실을 연구들은 보여준다. 반면에 다른 연구는 지방을 적게 먹는 습관과 날씬함은 별개라는 사실을 제시한다.

'과체중'과 '비만'은 잘못된 호칭이다. 이런 꼬리표를 단 사람들이 적절한 체중을 넘어섰다거나 의학적으로 위험 상태에 있다는 말은 잘

못되었다. 만약 우리가 단순히 비만을 다른 질병에 부과하는 식으로 재정의한다면(질병을 촉진한다는 것 외에 다른 정의를 내린다면) 유행병은 사라질 것이다.

많은 사람들에게 '과체중'이나 '비만'은 무해하며, 영양 섭취가 좋아져서 생긴 결과일 수 있다. 어떤 이들에겐 보다 근본적으로 대사이상 증후거나 무절제한 생활습관의 결과일 수 있다. 또 (당뇨병이나 심혈관계 질환 같은) 근원적인 이상이 있거나 생활습관이 무절제한데도 살이 찌지 않는 유전적 성향 때문에 마른 사람들도 많다.

뚱뚱하냐 말랐느냐는 중요하지 않다. 건강과 관련한 진짜 문제들을 해결하면서 몸의 크기와 상관없이 모든 이들이 긍정적인 건강 습관을 들이도록 도와야 한다. 사이즈와 상관없이 도움이 필요한 사람에게 도움을 주고, 체중을 근거로 사람에게 낙인을 찍어 문제를 악화시키는 일은 없어야 한다.

답은 무엇인가?

어떻게 하면 체중 중심의 사고에서 건강 중심의 사고로 바꿀 수 있을까? '살과의 전쟁'에서 '낙인찍기와의 전쟁'으로, '다양한 몸들의 잔치'로 만들 수 있을까?

문화적, 제도적으로 깊이 뿌리박힌 문제는 쉽게 해결되지 않는다. 그럼에도 한 가지 열쇠가 있다면, 우리의 체중에 대한 불만으로 이득을 취하는 시스템에 반기를 들고 거짓된 과학적 설명들을 바로잡는 것이다. 기업과 대학 연구소와 정부 위원과 담당 공무원들과 그 밖의 공중보건 단체들의 얽히고설킨 이해관계 역시 더 많이 알려지고 더 나아가 해체되어야 한다.

또 다른 무거운 과제는 산업화가 낳은 먹거리 문제들을 해결하는 일이다. 수많은 문제들 중에서도 특히 텅 빈 칼로리의 저질 식품들, 즉 열량만 있고 영양은 없는 식재료들이 넘쳐나면서 오히려 건강을 해치는 식품 소비가 우리의 식문화로 자리 잡게 된 것은 심각한 일이다. 현재 세계 많은 문화권에서는 자신들의 전통 음식을 버리고 가공 식품과 가공 육류 섭취를 늘리고 있으며, 이런 변화가 당뇨병, 심혈관 질환, 암 등 '풍요의 질병' 증가를 불러오리라는 것은 불 보듯 빤하다.

체중을 더는 공적 문제로 삼지 않아야 한다. 보건 관료들, 연구자들, 의사들, 영양사들은 특히 그렇다. 뚱뚱한 사람들을 제발 좀 내버려 두라. 건강산업 관련 기업들은 이제 과학적으로나 이성적으로나 체중에 대한 지나친 관심은 도움이 될 수 없음을 인정해야 한다. 이제 증거 중심의 의료를 실천하고 이를 공중보건 정책의 기초로 삼아야 한다.

체중을 차별금지법의 보호 조항으로 넣는 것은 좋은 방법이다. 뚱뚱한 사람들은 온전한 인격체로 대접받아야 하며, 그 권리를 침해받을 때는 마땅히 법적 보호를 받아야 한다. 체중과 건강을 바라보는 정부와 산업의 태도 변화가 중요함은 두말할 필요도 없지만, 그들만 바라보며 문제 해결의 열쇠를 달라고 졸라서도 안 된다. 많은 경우 이윤이 행동을 유발하며, 법은 이윤보다 건강을 중시하는 기업에 방해물이 되기도 하고, 정부는 규제 기능을 최소화해왔으며, 이런 여러 상황들이 우리의 생활습관에 보이지 않지만 큰 영향력을 행사한다는 사실을 안다면, 소비자로서 우리 역시 당연히 선택의 책임을 져야 한다.

좋은 건강 습관을 들이기가 힘든 원인 중에는 가공식품, 텔레비전, 자동차와 같은 현대 문명의 이기들이 있다. 이러한 문명의 이기들은 적당한 선을 지키면 가치를 발휘하지만, 여러 가지가 결합되거나 과도하게 이용되면 건강 유지가 힘들어진다.

에릭 올리버가 《비만의 정치학: 비만 병 이면에 숨겨진 진실》에서 날카롭게 폭로하듯, 이것은 진보의 역설이다. 현대 문명은 우리의 필요들을 쇠퇴시키는 동시에 수많은 이로움을 주었다. 직접 땅을 경작해 식량을 생산하지 않고, 직접 요리하지 않고, 일터로 걸어가지 않고, 일상의 필요들을 일일이 직접 챙기느라 힘을 소진할 필요가 없어지면 더 많은 것들을 얻으리라 생각했다. 그런데 이러한 기술적 진보는 자유를 허락하는 만큼 또 건강 문제를 야기한다. 그리고 살찌는 유전적 성향을 가진 이들은 체중 증가가 촉진된다.

따라서 우리는 좀 더 뚜렷한 목표의식을 가지고 건강을 지켜야 한다. 이는 소소한 일상의 선택들이 사실 큰 의미를 지니지 않을 수 있다는 점에서(가끔 도넛을 먹는다고 건강에 이상이 생기지는 않을 것이다) 쉽지 않은 일이지만, 만일 그 소소한 행위들이 일상적으로 되풀이되거나 다른 요인들과 결합했을 때는 문제가 된다.

시장이 우리를 구하지 않을 것이란 사실도 명심해야 한다. 광고들은 거짓 약속으로 우리를 끊임없이 유혹한다. 아무리 많이 먹고 아무리 게을러도 건강에 지장 없이 잘 살게 해주겠다는 마법의 알약은 결코 현실화되지 않을 것이다. 비만 수술 같은 신체 훼손 역시 건강 향상에 효과가 없다는 사실이 입증되고 있다.

권력들과 싸우는 일도 중요하지만 동시에 한 사람 한 사람의 태도 변화, 선택도 중요하다. 체중에 대한 우리의 태도를 생각하면 특히 그렇다. 우리는 그동안 거짓 믿음들, 신화들을 믿어왔으며, 비만 공포를 내면화했으며, 날씬해지라는 문화적 명령을 계속 강화해가고 있다. 우리는 피억압자일 뿐만 아니라 억압자다. 이제 더 이상 그런 증오의 문화를 편들지 말고, 우리 자신은 물론 타인들 속의 그 체중에 대한 차별과 싸워야 한다.

한 사람 한 사람의 선택들이 모여 쌓인다. 우리가 내뱉는 말들과 우리가 쓰는 돈과 우리가 선택하는 삶의 방식들이 쌓이면 엄청난 힘을 발휘할 것이다. 현재의 권력들에 메시지를 보내라. 체중이 얼마가 나가든 개의치 말고 당당하게 걸어라. 존중과 사랑을 받으려면 자신들 제품을 사야 한다고 속삭이는 광고들이 부추기는 자기혐오를 폭로하라. 살을 죄악시하고, 위험하고 효과적이지도 않은 치료법을 처방하는 건강 전문가들이 부추기는 자기혐오를 폭로하라. 그런 낡은 생각들을 퍼뜨리는 그들에게 더 이상 돈을 지불하지 말라. 이제는 진정 우리의 몸을 돌봐주는 사람들과 기업들 편에 서자.

우리는 피억압자이자 억압자

오늘날 문화적 가치 체계가 얼마나 막강한지를 고려하면, HAES를 받아들이는 일은 물론 고려해보는 일도 결코 쉽지 않을 것이다. 이 책에서 신화들, 거짓 믿음들로 얘기했던 많은 생각들이 보통은 의심 없이 받아들여지는 추정들이다. 이를 반박하는 이견들은 진지하게 고려되거나 방송되는 일이 거의 없다.

HAES의 기본 전제들은 우리의 깊은 감정들을 건드린다. 기존의 접근법에 갇힌 사람들은 HAES의 생각들을 위협으로 느낀다. 그동안 나는 세미나 청중들과 라디오 프로그램 청취자들에게서 많은 항의 메일과 비난을 받아왔는데, 많은 경우 그 비난에는 정작 자신에게 '도움'이 필요하다는 메시지가 숨어 있다. "이제 걱정하지 말라니, 그런 한가한 소리가 어디 있소? 그럼 뚱뚱한 사람들이 죽길 바라는 거요?"

부정하고 저항하는 마음은 충분히 이해가 갔다. 이 상황을 바꿀 방법을 찾기 힘들고 바꾸려는 노력에 따르는 대가도 너무 클 때 사람들이 보통 보이는 반응이 '부정'이기 때문이다. 체중에 대한 신화들도 그럴 것이다. 그 신화들은 사람들 속에 뿌리 깊이 박혀 있어서 대안을 상상하기도, 변화를 모색하고 실천할 용기와 방법을 찾기도 어렵다.

관습에 갇힌 이들이 내놓는 해결책은 단순하다. 살을 빼든지 아니면 계속 날씬한 몸을 유지하면 간단히 해결될 일 아니냐, 그럼 억압도 없을 것 아니냐는 것이다. 물론 체중 신화를 해체하는 데 따르는 개인적, 문화적, 제도적인 중대한 변화에 맞서는 엄청난 고통을 생각하면, 차라리 체중 감량이라는 동아줄을 잡고 싶은 마음이 간절할 것이다.

체중 신화의 핵심에는 분열이 있다. 그 신화들은 타인의, 외부의 기준으로 나를 재단하라고 요구한다. "저런 몸집의 여자들은 끔찍하지 않니?" 한 사람의 몸이 다른 사람을 비난하기 위한 도구가 된다.

뚱뚱한 사람들에게 스톤월 항쟁*이 없었다는 사실은 그리 놀랍지 않다. 그들은 충분히 노력만 하면 억압에서 탈출할 수 있다는 믿음으로 '일시적 지위'를 붙들고 있다. 문화적 편견과 싸우는 대신 탈출하기 위해 애쓴다. 뚱뚱한 사람들은 되레 지방 혐오 편견을 많이 갖고 있다. "나만 바뀌면 되지 뭐. 그럼 더는 문제 될 게 없잖아." 여기에 사회 계급이라는 요소까지 더해지면 문제는 훨씬 복잡해진다. 흔히 "돈은 많을수록, 몸은 날씬할수록 좋다"라고 생각하며, 실제로 사회적 지위가 낮은 사람들 중에 뚱뚱한 사람이 훨씬 많다. 특권 계층은 흔히 체중을 인격의 잣대로 여긴다. 게으르거나 무책임해서 자신을 잘 돌보지 않기 때문에 뚱뚱하다고 여긴다. 체중이 도덕성의 잣대가 되기도 하며, 이를 근거로 날씬한(부유한) 사람들은 자신들의 사회적 지위를 정당화한다. 그러니까 가난하고 소외된 사람들이 점점 뚱뚱해지면 그들이 무책임하고 가치 없는 인간이라는 더욱 강력한 증거가 되는 것이다.

*스톤월 항쟁 : 1969년에 뉴욕에서 성소수자들이 대규모로 연대하여 공권력의 괴롭힘과 차별에 저항한 최초의 사건이다. 게이, 레즈비언, 트랜스젠더, 양성애자(약자로 GLBT)가 주로 찾던 나이트클럽 '스톤월 인'을 경찰이 급습하면서 촉발되었다.

해법은 내 안에 있다

나는 자기혐오를 가르치는 외적 시스템에 분노할 뿐만 아니라, 그 시스템과의 싸움이 얼마나 힘든 일인지도 안다. 하지만 어렵기 때문에 불가능한 싸움이라고 생각지는 않는다. 분명 우리의 싸움은 계속되어야 하며 제도적 문제들을 하나하나 없애나가야 한다.

그런데 나는 가장 근본적인 힘은, 변화를 가로막는 가장 강력한 힘은 우리 안에 내면화된 신화들이라고 본다. 우리는 이 문화적 가치 체계가 진짜이며, 그 기대에 부응하지 못하는 우리 자신에게 문제가 있다고 믿는다. 다이어트를 하고 다시 살이 찌면 자신을 탓한다. 이렇듯 우리가 알아서 자신을 혹은 서로를 책망해주니 문화적 압력 따윈 필요가 없다. 내재화된 억압은 모든 체중의 사람들을 할퀸다. 뚱뚱해질지 모른다는 두려움은 뚱뚱함의 절망만큼 고통스러울 수 있다.

  HAES를 받아들일 때 직면하는 가장 힘겨운 과제는, 변화는 바로 자기 내부에서 일어나야 한다는 사실을 인식하는 것이다. 우리는 자기혐오를 조장하는 환경 속에서도 우리 자신의 아름다움과 가치를 규정해야 한다. 이 책의 메시지는 자기 몸을 어떻게 돌봐야 하는지를 가장 잘 아는 최고의 전문가는 바로 자기 자신이라는 것이다. 식품산업의 입장에서 보면 이런 메시지가 얼마나 무익하겠는가? 그들은 가공식품의 섭취가 우리에게 가장 이롭다는 믿음을 심어주고 싶어 한다. 그래야 돈벌이가 될 테니까. 영양사들도 마찬가지다. 그들의 전문적 조언이 우리에게 별 필요가 없게 되면 일자리를 잃게 될 테니까. 또 자기애의 이점보다 초콜릿의 이점들에 대한 이야기를 파는 일에 훨씬 소질이 많은 기자들한테도 이 책의 메시지가 별 재미없긴 마찬가지일 것이다.

  그런데 우리한테는 이득이 된다. 더 이상 자신과 싸우지 않아도 된다는 사실, 또 팽팽했던 경계의 끈을 풀고 이제는 즐겨도 된다는 사실을 깨닫는 순간 느끼는 그 거대한 안도감, 바로 그것이다. 나는 "이렇게 커다란 해방감을 주는 메시지가 너무 고맙다"라는 감사 메일을 항의 메일보다 훨씬 더 많이 받았다.

개인의 길

오늘날의 체중 공포 문화에서 HAES를 받아들인다는 건 하나의 도전이다. 우리는 문화를 내면화하는 존재들이다. 머리로는 아무리 잘 이해해도, 날씬함이 건강이요, 아름다움이요, 인격이라는 메시지를 끊임없이 주입하는 미디어와 전문가들과 친구들과 지인들과 가족들의 영향력은 실로 막강할 수밖에 없다.

우리의 여정은 기나긴 변화의 과정이다. 하루아침에 불현듯 자기 몸을 사랑하고 믿을 수는 없는 노릇이다. 이 책을 읽는다고 갑자기 마법처럼 섭식 비억제자로 변신해 채소와 통곡물을 사랑하고, 사이클링에 빠지고, 도발적인 스판덱스 몸매를 뽐낼 수 있는 것도, 친구나 지인이 몸무게를 물어오면 기막힌 응수가 튀어나올 수 있는 것도 아니다.

당장에 바뀌지 않는다고 걱정하지 말고 순간순간의 자각에 집중하라. 그 작은 변화들이 쌓이면 어느 순간 거대한 위력을 발휘할 날이 올 것이다. 언젠가는 칼로리 걱정 없이 초콜릿 푸딩을 즐기게 될 것이며, 혹은 아, 이제 피자나 치킨을 시켜 먹으니 좋은 친구들과 함께하는 것이 더 즐겁구나, 깨닫는 순간이 올 것이다. 먹는 즐거움은 비로소 쾌락을 얻는 수많은 방법들 가운데 한 가지로 제자리를 찾을 것이며, 우리의 불안과 욕구불만과 뒤섞여 변질되는 일은 없을 것이다.

우리는 언제 배가 부르고, 언제 음식 맛이 덜해지기 시작하는지를 알아차릴 것이며, 다음에 다시 먹고 싶을 때 먹어도 된다는 믿음으로 자연스레 숟가락을 내려놓을 것이며, 그 순간 그 기분이 얼마나 편안하고 좋은지 깨달을 것이다.

건강한 삶의 원칙들을 실천해보라. 언제, 무엇을, 어떻게 먹을 것인지를 결정할 때, 혹은 내 몸을 어떻게 돌볼 것인지, 내 몸을 어떤 느낌으로 대할지, 타인들의 몸을 어떤 태도로 대할지를 결정할 때도 그 원칙들을 적용하라.

'날씬함의 특권'을 인정할 때 날씬한 사람들은 이득을 보게 된다. 날씬한 사람들은 뚱뚱한 사람들에 대한 차별을 통해 이러저러한 방식으로 특권을 누려왔다. 직접 선택하든 안 하든 날씬하다는 이유로, 사회적 승인부터 취업 우선권에 이르기까지 수많은 이점을 누린다. 그러한 성취들이 차별적 시스템에서 거저 얻은 지위라고 한다면 정당한 가치를 느끼기 힘들다. 노력 없이 얻은 특권에는 책임이 따른다. 그 특권은 공평한 경쟁의 장을 만드는 데 쓰여야 마땅하다. 진부한 얘기처럼 들릴지 모르지만, 모두가 자유로워지기 전에는 그 누구도 자유로울 수 없다.

전문가의 길

보건 전문가들은 고객들을 도우려 할 때 자기 내면의 악마와 대면해야 한다. 또한 이해관계가 대립되는 시스템 안에서 건강에 대한 이해 자체를 새롭게 바꿔야 할 것이다. 자신들이 그동안 체중 신화 전도사 노릇을 하면서 사람들에게 주었을 상처를 다시 되돌아보며.

고객들을 만날 때는 체중에 관한 한 끊임없이 중립성을 상기하고 지켜야 한다. 뚱뚱한 사람이 도움을 구할 때는 반드시 스스로에게 묻

자. "같은 상황에서 날씬한 사람에게는 어떤 태도를 보였을 것인가?" 문화적 오명을 입은 몸으로 힘겹게 살아왔을 그의 삶에 위로를 보내라. HAES 원칙들은 뚱뚱하거나 말랐거나 모든 체중의 사람들에게 똑같이 중요하고 유효하다. 만일 어떤 사람의 체중이 '건강'의 관점에서 문제가 있다면, 그 문제를 해결할 최선의 방법은 건강한 생활습관을 들여 체중이 스스로 제자리를 찾아가도록 하는 것이다.

체중 감량이나 비만 방지를 부추기는 주장들은 관심과 고객과 보조금과 돈을 끌어당기고, 그런 패러다임에 참여하길 거부하면 시장이 작아진다. 이런 이유로 관습적 패러다임에 순응하는 보건 전문가들은 체중에 대한 불안을 이용해 더 나은 식습관이나 활동 습관을 끌어낼 수 있다는 식으로 자신의 선택을 합리화하기도 한다. 체중에 근거한 낙인찍기를 강화하고 비만 신화를 확산하는 역할을 하는 것이다.

일부 살빼기 프로그램들은 자신들의 목표는 다이어트가 아니라, 생활방식을 바꾸고 배고픔과 배부름 감수성을 키우는 데 있다고 강조하면서, 식욕을 억제하는 식이 제한 방법들을 처방한다. 또 비非다이어트 프로그램으로 불리는 직관적 식이 프로그램도 인기가 높은데, 그들은 몸에 대한 믿음이 빼고 싶은 만큼의 살을 뺄 수 있는 가장 좋은 방법이라고 말한다. 그들은 "그 누구도 뚱뚱하거나 뚱뚱해지면 안 된다"라고 말하면서, 체중은 개인 통제력의 문제라는 신화를 강화한다.

비만 방지 프로그램들은 특히 아이들에게 위험할 수 있다. 체질량지수의 영향력을 생각해보라. 뚱뚱한 아이들은 오명을 뒤집어쓰고, 마른 아이들은 뚱뚱한 아이들과 생활습관이 비슷할 수도 있고, 아니면 생리적 문제로 저체중을 유지하는지도 모르는데 관심 밖으로 방치된다. 그리고 뚱뚱하거나 말랐거나 모든 아이들이 비만의 두려움과 뚱뚱한 사람들에 대한 편견을 떠안게 된다. 모든 신체 사이즈의 아이들에게 건강한 생활습관을 심어주는 것만큼 중요한 건 없다.

보건 전문가들에게 가장 해주고 싶은 말은 공동체를 찾으라는 것이다. 내가 혼자가 아니라는 사실을 알면 시류에 반하는 관점들을 지켜나갈 힘이 생길 것이며, 옳다고 믿는 선택을 하기가 좀 더 수월해질 것이다. 관계의 권력 역학도 생각해볼 만하다. 환자나 고객이 찾아와 도움을 구할 때, 다른 전문가들과 다름없이 무엇을 '하라'는 식으로 조언한다면 크게 도움이 될 수 없다. 내면화된 억압을 뚫고 나가는 일, 안전한 환경을 만들어내는 일, 그리고 그 여정에 힘을 보탤 교육과 도구들을 제공하는 일을 고객과 함께 나눈다면 환자나 고객의 치유는 훨씬 더 성공적으로 이루어질 것이다.

나의 길

자, 이제 나의 경험을 고백하면서 이 책을 마무리하고자 한다. 이 책의 초고가 완성될 무렵, 이상하게도 나는 전보다 훨씬 더 기름진 음식들에 끌리고 더 큰 포만감이 들어야 만족감이 느껴졌다. 내가 이런 경험을 나누는 것은, 과식 욕구가 음식과 내 몸의 건강한 관계의 일부라는 점을 말하기 위해서다. 이는 내게 뭔가 감정적인 문제가 생겼다는 몸의 신호로, 속도를 늦추고 나를 과식이나 신체 불만족으로 몰아가는 것이 뭔지 생각해볼 기회였다. 감정과 행동에는 반드시 이유가 존재한다. 그것이 바로 허기가 주는 선물이다. 신체적 욕구불만까지도. 그것들이 우리의 필요들을 일깨워준다.

음식은 우리가 영양과 만족을 찾고 있다는 현재진행형 메타포다. 영양 섭취 욕구는 절대 사라지지 않는다. 나는 내 몸이 영양을 필요로 한다는 사실, 그런데 그 영양은 음식이 줄 수 있는 것이 아니라는 사실을 깨달았다. 그러자 수면으로 떠오르는 공간이 생겼다. 그러면서 문득 깨달은 사실은, 이 책의 마무리 단계에 들어가면서 불현듯 다른 사람들에게 내 글을 내놓으면 상처를 받을지도 모른다는 두려움이 깔려 있었다는 것이다.

두려움을 인정하자 선택을 할 수 있게 되었다. 초고를 끝낸 뒤 나는 그 두려움이 그렇게 클 수밖에 없는 이유를 찾았다. 나의 글이 독자들에게 최대한 쉽게 다가갈 수 있는 상태가 아니었고, 더 좋게 다듬어야 했다. 이런 깨달음을 기초로 나는 책을 다시 손보기 시작했다. 친구들에게 검토를 부탁하고 도움을 구했다. 그러면서 점점 두려움이 사라지고, 마침내 세상에 책을 내놓을 준비가 끝났다. 그토록 강렬했던 허기도 점점 사라졌다.

허기를 즐겨라!

체중에 대한 잘못된 관심으로 오늘날 많은 사람들이 허기와 영양 공급의 귀중한 연결고리를 잃었다. 우리는 그동안 허기를 우리 몸의 배신으로, 따라서 참아야 할 정신력으로 보라고 배웠다. 또 체중은 실패의 증거, 혹은 배고픔에 저항하는 힘이 약해지면 곧 실패자가 된다고 배웠다. 하지만 이런 생각들은 변화를 방해할 뿐이다. 우리 몸을 해치는 체중 신화들과 우리 정신에 깊숙이 침투해 들어온 소위 '전문가'의 목소리에서 자유로울 때, 그래서 아무 거리낌 없이 허기를 느낄 때, 허기는 싸워야 할 적이 아니라 우리의 필요를 일깨워주며 어서 몸을 돌보라고 얘기해주는 고마운 힘임을 깨닫게 될 것이다.

허기를 억누르거나 부정하지 않을 때 우리는 몸의 필요를 들을 수 있으며, 그 필요를 가장 잘 채워줄 방법을 알 수 있다. 우리가 얼마나 많은 것들에 굶주려 있으며, 그 결핍들이 전부 음식으로 채워질 수 없다는 것도 알 수 있다. 그리고 정서적 교감이나 목적의식, 삶의 의미와 같은 다른 종류의 굶주림들에도 적절히 대응할 수 있게 된다.

허기와 영양 공급의 연결고리를 되찾을 수 있는 힘이 우리에겐 있다. 허기를 느끼고, 또 어떤 방식으로든 그 허기를 채워줄 때 우리는 성장할 힘과 기회를 얻는다. 우리 몸의 주인은 반드시 우리 자신이어야 한다. 그 소중한 몸이 세상에 어떤 모습을 드러낼지, 세상과 어떤 관계를 맺을지도 우리 자신이 결정해야 한다.

이것이 바로 이 책의 마지막 당부이며, 이 땅의 굶주린 세대에게 주는 해답이다. 부디 음식과 체중을 둘러싼 문화적 편견들에서 자유로워지고, 다른 이들의 편견들에 도전장을 던져라. 수없는 규칙들과 판단들과 '전문가' 조언들에서 자유로워져라. 우리 자신을 가장 잘 돌보는 방법을 아는 이는 바로 우리 자신임을 믿어라. 허기와 식욕을 존중하고, 그 허기와 욕구에 맡기라. 더 나아가 타인들의 허기와 욕구까지도 존중하고, 우리를 진정 인간답게 하는 그 다양성을 기뻐하라.

[참고 문헌]

1. Bacon, L., *Tales of mice and leptin: False promises and new hope in weight control*. Healthy Weight Journal, 2003. 17(2): p. 24-7.
2. Bacon, L., et al., Evaluating a "Non-diet" Wellness Intervention for Improvement of Metabolic Fitness, Psychological Well-Being and Eating and Activity Behaviors. International Journal of Obesity, 2002. 26(6): p. 854-865.
3. Bacon, L., et al., Size Acceptance and Intuitive Eating Improve Health for Obese, Female Chronic Dieters. Journal of the American Dietetic Association, 2005. 105: p. 929-36.
4. Wood, Marcia, "Health at Every Size: New Hope for Obese Americans?" *Agricultural Research* (2006).
5. Friedman, Jeffrey M., "Modern Science Versus the Stigma of Obesity," *Nature Medicine* 10, no. 6 (2004): 563-9.
6. Centers for Disease Control and Prevention. *Ten-State Nutrition Survey 1968-1970*. U.S. DHEW Publication No. (HSM) 72-8131.
7. Schwartz, W., Michael, "Brain Pathways Controlling Food Intake and Body Weight," *Experimental Biology and Medicine* 226, no. 11 (2001): 978-81.
8. Anand, B. K. and John R. Brobeck, "Localization of A 'Feeding Center' in the Hypothalamus of the Rat," *Proceedings of the Society of Experimental Biology and Medicine* 77 (1951): 323-4.
9. Hess, Walter Rudolf, *Diencephalon: Autonomic and Extrapyramidal Functions*. New York: Grune & Stratton, 1954.
10. Kessey, R., the Psychiatric Clinics of North America. "Set-Points and Body Weight Regulation." Symposium on Obesity: Basic Mechanisms and Treatment. 1978.
11. Mitchel, J. S. and Richard E. Keesey, "Defense of a Lowered Weight Maintenance Level by Lateral Hypothalamically Lesioned Rats: Evidence from a Restriction-Refeeding Regimen," *Physiology and Behavior* 18(1977): 1121-5.
12. Corbett, S. W., E. J. Wilterdink, and R. E. Keesey, "Resting Oxygen Consumption in Over- and Underfed Rats with Lateral Hypothalamic Lesions," *Physiology and Behavior* 35 (1985): 971-7.
13. Hetherington, A. W. and S. W. Ranson, "Hypothalamic Lesions and Adiposity in the Rat," *Anatomical Record* 78 (1940): 149.
14. Olds, James, "Effects of Hunger and Male Sex Hormone on Self-Stimulation of the Brain," *Journal of Comparative and Physiological Psychology* 51 (1958): 320-24.
15. Bennett, William and Joel Gurin, The Dieter's Dilemma: *Eating More and Weighing Less*. New York: Basic Books, Inc., 1982.
16. Sclafani, A., D. Springer, and L. Kluge, "Effects of Quinine Adulterated Diets on the Food Intake and Body Weight of Obese and Non-Obese Hypopthalamic Hyperphagic Rats," *Physiology and Behavior* 16 (1976): 631-40.
17. Leibel, Rudolph L., Michael Rosenbaum, and Jules Hirsch, "Changes in Energy Expenditure Resulting from Altered Body Weight," *New England Journal of Medicine* 332 (1995): 621-28.
18. Zhang, Yiying, et al., "Positional Cloning of the Mouse Obese Gene and Its Human Homologue," *Nature* 372.6505 (1994): 425-32.
19. Heymsfield, Steven B., et al., "Recombinant Leptin for Weight Loss in Obese and Lean Adults," *Journal of the American Medical Association* 282 (1999): 1568-75.
20. Montague, Carl T., et al., "Congenital Leptin Deficiency Is Associated with Severe Early-Onset Obesity in Humans," *Nature* 387.6636 (1997): 903-8.
21. Wadden, Thomas A., et al., "Short- and Long-Term Changes in Serum Leptin in Dieting Obese Women: Effects of Calorie Restriction and Weight Loss," *Journal of Clinical Endocrinology*

and Metabolism 83 (1998): 214–18.
22. Laessle, R. G., H. Wurmser, and K. M. Pirke, "Restrained Eating and Leptin Levels in Overweight Preadolescent Girls," *Physiology and Behavior* 70, no. 1–2 (2000): 45–47.
23. Macaulay, Vincent, et al., "The Emerging Tree of West Eurasian Mtdnas: A Synthesis of Control-Region Sequences and Rflps," *American Journal of Human Genetics* 64, no. 1 (1999): 232–49.
24. Rozin, P., et al., "Attitudes to Food and the Role of Food in Life in the U.S.A., Japan, Flemish Belgium and France: Possible Implications for the Diet-Health Debate," *Appetite* 33, no. 2 (1999): 163–80.
25. Wansink, Brian, *Mindless Eating: Why We Eat More Than We Think*. New York: Bantam Books, 2006.
26. Corstorphine, Emma, et al., "Changes in Internal States across the Binge-Vomit Cycle in Bulimia Nervosa," *Journal of Nervous and Mental Disorders* 194, no. 6 (2006): 446–49.
27. Redlin, J. A., et al., "Functional Assessment of Binge Eating in a Clinical Sample of Obese Binge Eaters," *Eating and Weight Disorders* 7, no. 2 (2002): 106–15.
28. Herman, C. Peter and Janet Polivy, "A Boundary Model for the Regulation of Eating," *Eating and Its Disorders*. Eds. Albert J. Stunkard and Eliot Stellar. New York: Raven Press, 1984.
29. Hawks, Steven, R. M. Merrill, and H. N. Madanat, "The Intuitive Eating Scale: Development and Preliminary Evaluation," *American Journal of Health Education* 35, no. 2 (2004): 90–99.
30. Gallo, Anthony E., "Food Advertising in the United States," *America's Eating Habits: Changes and Consequences*. Ed. E. Frazao. Washington, DC: USDA, 1999.
31. Herman, C. Peter, M. P. Olmsted, and Janet Polivy, "Obesity, Externality, and Susceptibility to Social Influence: An Integrated Analysis," *Journal of Personality and Social Psychology* 45 (1983): 926–34.
32. Herman, C. Peter, Janet Polivy, and V. M. Esses, "The Illusion of Counterregulation," *Appetite* 9 (1987): 161–69.
33. Herman, C. Peter and Janet Polivy, "Studies of Eating in Normal Dieters," *Eating Behavior in Eating Disorders*. Ed. B. T. Walsh. Washington, DC: American Psychiatric Association Press, 1988.
34. Raben, A., et al., "Evidence for an Abnormal Postprandial Response to a High-Fat Meal in Women Predisposed to Obesity," *American Journal of Physiology* 267 (1994): E549–59.
35. Platte, P., et al., "Resting Metabolic Rate and Diet-Induced Thermogenesis in Restrained and Unrestrained Eaters," *International Journal of Eating Disorders* 20 (1996): 33–41.
36. Keim, Nancy L. and William F. Horn, "Restrained Eating Behavior and the Metabolic Response to Dietary Energy Restriction in Women," *Obesity Research* 12, no. 1 (2004): 141–49.
37. Tuschl, R. J., et al., "Energy Expenditure and Everyday Eating Behavior in Healthy Young Women," *American Journal of Clinical Nutrition* 52 (1990): 81–86.
38. Poehlman, Eric T., H. F. Viers, and M. Detzer, "Influence of Physical Activity and Dietary Restraint on Resting Energy Expenditure in Young, Non-Obese Females," *Canadian Journal of Physiological Pharmacology* 69 (1991): 320–26.
39. Westerterp-Plantenga, Margriet S., et al., "Diet-Induced Thermogenesis and Cumulative Food Intake Curves as a Function of Familiarity with Food and Dietary Restraint in Humans," *Physiology and Behavior* 51 (1992): 457–65.
40. Keys, Ancel, et al. *The Biology of Human Starvation*. Minneapolis: University of Minnesota Press, 1950.
41. Howard, Barbara V., et al., "Low-Fat Dietary Pattern and Weight Change over 7 Years: The Women's Health Initiative Dietary Modification Trial," *Journal of the American Medical Association* 295, no. 1 (2006): 39–49.
42. Gardner, Christopher D., et al., "Comparison of the Atkins, Zone, Ornish, and Learn Diets for Change in Weight and Related Risk Factors among Overweight Premenopausal Women:

The A to Z Weight Loss Study: A Randomized Trial," *Journal of the American Medical Association* 297, no. 9 (2007): 969–77.
43. Coakley, E. H., et al., "Predictors of Weight Change in Men: Results from the Health Professionals Follow-Up Study," *International Journal of Obesity and Related Metabolic Disorders* 22 (1998): 89–96.
44. Bild, Diane E., et al., "Correlates and Predictors of Weight Loss in Young Adults: The CARDIA study," *International Journal of Obesity and Related Metabolic Disorders* 20, no. 1 (1996): 47–55.
45. French, S. A., et al., "Predictors of weight change over two years among a population of working adults: The Healthy Worker Project," *International Journal of Obesity and Related Metabolic Disorders* 18 (1994): 145–54.
46. Korkeila, Maarit, et al., "Weight-loss attempts and risk of major weight gain," *American Journal of Clinical Nutrition* 70 (1999): 965–73.
47. Stice, Eric, et al., "Naturalistic weight-reduction efforts prospectively predict growth in relative weight and onset of obesity among female adolescents," *Journal of Consulting and Clinical Psychology* 67 (1999): 967–74.
48. Shunk, Jennifer A. and Leann L. Birch, "Girls at risk for overweight at age 5 are at risk for dietary restraint, disinhibited overeating, weight concerns, and greater weight gain from 5 to 9 years," *Journal of the American Dietetic Association* 104, no. 7 (2004): 1120–26.
49. Stice, Eric, Katherine Presnell, and Heather Shaw, "Psychological and Behavioral Risk Factors for Obesity Onset in Adolescent Girls: A Prospective Study," *Journal of Consulting and Clinical Psychology* 73, no. 2 (2005): 195–202.
50. Cella, F., et al., "Effects of Dietary Restriction on Serum Leptin Concentration in Obese Women," *International Journal of Obesity* 23 (1999): 494–97.
51. Keim, Nancy L., Judith S. Stern, and Peter J. Havel, "Relation between Circulating Leptin Concentrations and Appetite During a Prolonged, Moderate Energy Deficit in Women," *American Journal of Clinical Nutrition* 68 (1998): 794–801.
52. Kern, P. A., et al., "The Effects of Weight Loss on the Activity and Expression of Adipose Tissue Lipoprotein Lipase in Very Obese Humans," *New England Journal of Medicine* 322 (1990): 1053–59.
53. Gerardo-Gettens, G., et al., "Exercise Decreases Fat Selection in Female Rats During Weight Cycling," *American Journal of Physiology* 260 (1991): R518–24.
54. Reed, Danielle R., et al., "Weight Cycling in Female Rats Increases Dietary Fat Selection and Adiposity," *Physiology and Behavior* 42 (1988): 389–95.
55. Blundell, John E., et al., "Cross Talk between Physical Activity and Appetite Control: Does Physical Activity Stimulate Appetite?" *Proceedings of the Nutrition Society* 62, no. 3 (2003): 651–61.
56. Tsofliou, F., et al., "Moderate Physical Activity Permits Acute Coupling between Serum Leptin and Appetite-Satiety Measures in Obese Women," *International Journal of Obesity and Related Metabolic Disorders* 27, no. 11 (2003): 1332–39.
57. Chu, N. F., et al., "Dietary and Lifestyle Factors in Relation to Plasma Leptin Concentrations among Normal Weight and Overweight Men," *International Journal of Obesity and Related Metabolic Disorders* 25, no. 1 (2001): 106–14.
58. van Aggel-Leijssen, D. P., et al., "Regulation of Average 24h Human Plasma Leptin Level: the Influence of Exercise and Physiological Changes in Energy Balance," *International Journal of Obesity and Related Metabolic Disorders* 23, no. 2 (1999): 151–58.
59. Lee, I-Min, et al., "Physical Activity and Coronary Heart Disease in Women: Is 'No Pain, No Gain' Passé?" *Journal of the American Medical Association* 285 (2001): 1447–54.
60. Sesso, Howard D., Ralph S. Paffenbarger, Jr., and I-Min Lee, "Physical Activity and Coronary Heart Disease in Men: The Harvard Alumni Health Study," *Circulation* 102, no. 9 (2000):

975-80.
61. Miller, Wayne C., D. M. Koceja, and E. J. Hamilton, "A Meta-Analysis of the Past 25 Years of Weight Loss Research Using Diet, Exercise or Diet Plus Exercise Intervention," *International Journal of Obesity and Related Metabolic Disorders* 21, no. 10 (1997): 941-47.
62. Wilmore, Jack H., et al., "Alterations in Body Weight and Composition Consequent to 20 Wk of Endurance Training: The Heritage Family Study," *American Journal of Clinical Nutrition* 70, no. 3 (1999): 346-52.
63. Ballor, D. L. and Richard E. Keesey, "A Meta-Analysis of the Factors Affecting Exercise-Induced Changes in Body Mass, Fat Mass and Fat-Free Mass in Males and Females," *International Journal of Obesity and Related Metabolic Disorders* 15, no. 11 (1991): 717-26.
64. Donnelly, Joseph E., et al., "Effects of a 16-Month Randomized Controlled Exercise Trial on Body Weight and Composition in Young, Overweight Men and Women: The Midwest Exercise Trial," *Archives of Internal Medicine* 163, no. 11 (2003): 1343-50.
65. Lamarche, Benoit, et al., "Is body fat loss a determinant factor in the improvement of carbohydrate and lipid metabolism following aerobic exercise training in obese women?" *Metabolism* 41 (1992): 1249-56.
66. Blundell, John E. and Neil A. King, "Physical Activity and Regulation of Food Intake: Current Evidence," *Medicine and Science in Sports and Exercise* 31, no. 11 (Supplement) (1999): S573-83.
67. Blair, Steven N., et al., "Body Weight Change, All-Cause Mortality, and Cause-Specific Mortality in the Multiple Risk Factor Intervention Trial," *Annals of Internal Medicine* 119 (1993): 749-57.
68. Vickers, Mark H., et al., "Sedentary Behavior During Postnatal Life Is Determined by the Prenatal Environment and Exacerbated by Postnatal Hypercaloric Nutrition," *American Journal of Physiology—Regulatory, Integrative, and Comparative Physiology* 285, no. 1 (2003): R271-73.
69. Nishitani, N. and H. Sakakibara, "Relationship of Obesity to Job Stress and Eating Behavior in Male Japanese Workers," *International Journal of Obesity (London)* 30, no. 3 (2006): 528-33.
70. Brunner, Eric J., Tarani Chandola, and Michael G. Marmot, "Prospective Effect of Job Strain on General and Central Obesity in the Whitehall II Study," *American Journal of Epidemiology* 165, no. 7 (2007): 828-37.
71. Kuo, Lydia E., et al., "Neuropeptide Y Acts Directly in the Periphery on Fat Tissue and Mediates Stress-Induced Obesity and Metabolic Syndrome," *Nature Medicine* (2007).
72. DeFalco, Jeff, et al., "Virus-Assisted Mapping of Neural Inputs to a Feeding Center in the Hypothalamus," *Science* 291 (2001): 2608-13.
73. Locard, E., et al., "Risk Factors of Obesity in a Five Year Old Population. Parental Versus Environmental Factors," *International Journal of Obesity and Related Metabolic Disorders* 16, no. 10 (1992): 721-29.
74. Vioque, J., A. Torres, and J. Quiles, "Time Spent Watching Television, Sleep Duration and Obesity in Adults Living in Valencia, Spain,"*International Journal of Obesity and Related Metabolic Disorders* 24, no. 12 (2000): 1683-88.
75. von Kries, R., et al., "Reduced Risk for Overweight and Obesity in 5- and 6-Y-Old Children by Duration of Sleep—a Cross-Sectional Study," *International Journal of Obesity and Related Metabolic Disorders* 26, no. 5 (2002): 710-16.
76. Hasler, Gregor, et al., "The Association between Short Sleep Duration and Obesity in Young Adults: A 13-Year Prospective Study," *Sleep* 27, no. 4 (2004): 661-66.
77. Gupta, Neeraj K., et al., "Is Obesity Associated with Poor Sleep Quality in Adolescents?" *American Journal of Human Biology* 14 (2002): 762-68.
78. Taheri, Shahrad, et al., "Short Sleep Duration Is Associated with Reduced Leptin, Elevated

Ghrelin, and Increased Body Mass Index," *PLoS Med* 1, no. 3 (2004): e62.
79. Spiegel, Karine, et al., "Brief Communication: Sleep Curtailment in Healthy Young Men Is Associated with Decreased Leptin Levels, Elevated Ghrelin Levels, and Increased Hunger and Appetite," *Annals of Internal Medicine* 141, no. 11 (2004): 846–50.
80. Pasarica, Magdalena, et al., "Human Adenovirus 36 Induces Adiposity, Increases Insulin Sensitivity, and Alters Hypothalamic Monoamines in Rats," *Obesity (Silver Spring)* 14, no. 11 (2006): 1905–13.
81. Dhurandhar, Nikhil V., et al., "Human Adenovirus Ad-36 Promotes Weight Gain in Male Rhesus and Marmoset Monkeys," *Journal of Nutrition* 132, no. 10 (2002): 3155–60.
82. Dhurandhar, Nikhil V., *234th National Meeting of the American Chemical Society*. Boston, 2007.
83. Renvert, Stefan, et al., "Bacterial Profile and Burden of Periodontal Infection in Subjects with a Diagnosis of Acute Coronary Syndrome," *Journal of Periodontology* 77, no. 7 (2006): 1110–19.
84. Vasilakopoulou, A. and C. W. le Roux, "Could a Virus Contribute to Weight Gain?" *International Journal of Obesity (London)* 31, no. 9 (2007): 1350–56.
85. Wolf, George, "Gut Microbiota: A Factor in Energy Regulation," *Nutrition Reviews* 64, no. 1 (2006): 47–50.
86. Turnbaugh, Peter J., et al., "An Obesity-Associated Gut Microbiome with Increased Capacity for Energy Harvest Microbial Ecology: Human Gut Microbes Associated with Obesity," *Nature* 444.7122 (2006): 1027–31.
87. Ley, Ruth E., et al., "Microbial Ecology: Human Gut Microbes Associated with Obesity," *Nature* 444.7122 (2006): 1022–23.
88. Sears, Cynthia L., "A Dynamic Partnership: Celebrating Our Gut Flora," *Anaerobe* 11, no. 5 (2005): 247–51.
89. Bhatnagar, Aruni, "Environmental Cardiology: Studying Mechanistic Links between Pollution and Heart Disease," *Circulation Research* 99, no. 7 (2006): 692–705.
90. Tabb, Michelle M. and Bruce Blumberg, "New Modes of Action for Endocrine-Disrupting Chemicals," *Molecular Endocrinology* 20, no. 3 (2006): 475–82.
91. Grun, Felix and Bruce Blumberg, "Environmental Obesogens: Organotins and Endocrine Disruption Via Nuclear Receptor Signaling," *Endocrinology* 147, no. 6 (Supplement) (2006): S50–55.
92. Grun, Felix and Bruce Blumberg, "Perturbed Nuclear Receptor Signaling by Environmental Obesogens as Emerging Factors in the Obesity Crisis," *Reviews in Endocrine & Metabolic Disorders* 8, no. 2 (2007): 161–71.
93. Grun, Felix, et al., "Endocrine-Disrupting Organotin Compounds Are Potent Inducers of Adipogenesis in Vertebrates," *Molecular Endocrinology* 20, no. 9 (2006): 2141–55.
94. Blumberg, Bruce, "Do These Genes Make Me Look Fat? Genetics, Environment, and Obesity." *The Genetics and Public Policy Center's Genetic Perspectives on Policy Seminar.* December 5, 2006.
95. Chevrier, J., et al., "Body Weight Loss Increases Plasma and Adipose Tissue Concentrations of Potentially Toxic Pollutants in Obese Individuals," *International Journal of Obesity and Related Metabolic Disorders* 24, no. 10 (2000): 1272–78.
96. Sundl, Isabella, et al., "Effects of Orlistat Therapy on Plasma Concentrations of Oxygenated and Hydrocarbon Carotenoids," *Lipids* 41, no. 2 (2006): 113–18.
97. Lucas, Kristy H. and Barbara Kaplan-Machlis, "Orlistat—a Novel Weight Loss Therapy," *Annals of Pharmacotherapy* 35, no. 3 (2001): 314–28.
98. Rucker, Diana, et al., "Long Term Pharmacotherapy for Obesity and Overweight: Updated Meta-Analysis," *British Medical Journal* 15 (2007): 15.
99. GlaxoSmithKline. "Alli: Treatment Effects." November 7, 2007. http://www.myalli.com/how-

doesitwork/treatmenteffects.aspx
100. Pajecki, Denis, et al., "Follow-up of Roux-En-Y Gastric Bypass Patients at 5 or More Years Postoperatively," *Obesity Surgery* 17, no. 5 (2007): 601−7.
101. American College of Gastroenterology. "Gastric Bypass Surgery May Cause Post-Op Nutrient Deficiencies," *ScienceDaily*, November 10, 2007.
102. Folope, V., M. Coeffier, and P. Dechelotte, "[Nutritional Deficiencies Associated with Bariatric Surgery]," *Gastroenterologie Clinique et Biologique* 31.4 (2007): 369−77.
103. Bernert, C. Poitou, et al., "Nutritional Deficiency after Gastric Bypass: Diagnosis, Prevention and Treatment," *Diabetes Metabolism Review* 33, no. 1 (2007): 13−24.
104. Shah, Meena, Vinaya Simha, and Abhimanyu Garg, "Review: Long-Term Impact of Bariatric Surgery on Body Weight, Comorbidities, and Nutritional Status," *Journal of Clinical Endocrinology and Metabolism* 91, no. 11 (2006): 4223−31.
105. Malinowski, Scott S., "Nutritional and Metabolic Complications of Bariatric Surgery," *American Journal of Medical Science* 331, no. 4 (2006): 219−25.
106. Flum, David R., et al., "Early Mortality among Medicare Beneficiaries Undergoing Bariatric Surgical Procedures," *Journal of the American Medical Association* 294 (2005): 1903−8.
107. American Society for Metabolic and Bariatric Surgery. "Gastric Bypass and Laparoscopic Gastric Bypass." Chap. 3 in *The Story of Surgery for Obesity: A Brief History and Summary of Bariatric Surgery*, 2005.
108. Correa, T., "Dying to Lose Weight," *Fresno Bee*, December 30, 2001.
109. Omalu, B.I., et al., *Death rates and causes of death after bariatric surgery for Pennsylvania residents, 1995 to 2004*. Arch Surg, 2007. 142(10): p. 923−8; discussion 929.
110. Swarzc, S., *The other side of the story—Part Two, Junkfood Science (blog)*, April 27, 2008.
111. Ernsberger, Paul and S. Swarzc, Personal Communication (2007).
112. Mitka, Mike, "Demand Soars Amid Scientific, Ethical Questions," *Journal of the American Medical Association* 289 (2003): 1761−62.
113. Edward E. Mason, "Surgery for Obesity," *International Bariatric Surgery Registry (ISBR) Newsletter* (Fall 1999).
114. Emergency Care Research Institute. *Bariatric Surgery for Obesity*. 2004.
115. Mitchell, James E., et al., "Long-Term Follow-up of Patients' Status after Gastric Bypass," *Obesity Surgery* 11, no. 4 (2001): 464−68.
116. Avinoah, E., et al., "[Long-Term Weight Changes after Roux-En-Y Gastric Bypass for Morbid Obesity]," *Harefuah* 124, no. 4 (1993): 185−87, 248.
117. Sjostrom, Lars, et al., "Lifestyle, Diabetes, and Cardiovascular Risk Factors 10 Years after Bariatric Surgery," *New England Journal of Medicine* 351.26 (2004): 2683−93.
118. American Society for Metabolic and Bariatric Surgery. "Bariatric Surgery: Post-Operative Concerns." ⟨www.asbs.org/html/pdf/asbs_bspc.pdf⟩
119. Pajecki, Denis P., et al., "Follow-up of Rygbp Cases 5 to 9 Years after Operation," *Obesity Surgery* 15 (2005).
120. Adams, Ted D., et al., "Long-Term Mortality after Gastric Bypass Surgery," *New England Journal of Medicine* 357, no. 8 (2007): 753−61.
121. Rea, J. D., et al., "Influence of Complications and Extent of Weight Loss on Quality of Life after Laparoscopic Roux-En-Y Gastric Bypass," *Surgical Endoscopy* 21, no. 7 (2007): 1095−1100.
122. United States Department of Agriculture. *The Agriculture Fact Book 2001-2002*: Agriculture Dept., Office of Communications; 2002.
123. Wooley, Susan and O. W. Wooley, "Should Obesity Be Treated at All?" *Eating and Its Disorders*, Eds. A. J. Stunkard and E. J. Stellar. New York: Raven, 1984.
124. Garrow, J. S., *Energy Balance and Obesity in Man*. New York: Elsevier, 1974.
125. Braitman, L. E., E. V. Adlin, and J. L. Stanton, Jr., "Obesity and Caloric Intake: The National

Health and Nutrition Examination Survey of 1971–1975 (HANES I)," *Journal of Chronic Disease* 38, no. 9 (1985): 727–32.
126. National Resource Council (National Academy of Sciences), "Diet and Health: Implications for Reducing Chronic Disease," Ed. Committee on Diet and Health (Food and Nutrition Board/Commission on Life Sciences): National Academy Press, 1999.
127. Wooley, Susan, O. W. Wooley, and S. Dyrenforth, "Theoretical, Practical and Social Issues in Behavioral Treatments of Obesity," *Journal of Applied Behavior Analysis* 12 (1979): 3–25.
128. Schoonover, Heather and Mark Muller, *Food without Thought: How U.S. Farm Policy Contributes to Obesity*. Minneapolis: Institute for Agriculture and Trade Policy, 2006.
129. Appleby, P. N., et al., "Low Body Mass Index in Non-Meat Eaters: The Possible Roles of Animal Fat, Dietary Fibre and Alcohol," *International Journal of Obesity and Related Metabolic Disorders* 22, no. 5 (1998): 454–60.
130. Levin, N., J. Rattan, and T. Gilat, "Energy Intake and Body Weight in Ovo-Lacto Vegetarians," *Journal of Clinical Gastroenterology* 8 (1986): 451–53.
131. Campbell, Colin T., "Energy Balance: Interpretation of Data from Rural China," *Toxicological Sciences* 52 (1999): 87–94.
132. Fang, Jing, et al., "Exercise, Body Mass Index, Caloric Intake, and Cardiovascular Mortality," *American Journal of Preventive Medicine* 25, no. 4 (2003): 283–89.
133. Raynor, Holly A. and Leonard H. Epstein, "Dietary Variety, Energy Regulation, and Obesity," *Psychological Bulletin* 127, no. 3 (2001): 325–41.
134. McCrory, Megan A., et al., "Dietary Variety within Food Groups: Association with Energy Intake and Body Fatness in Men and Women," *American Journal of Clinical Nutrition* 69, no. 3 (1999): 440–47.
135. Peck, J. W., "Rats Defend Different Body Weights Depending on Palatability and Accessibility of Their Food," *Journal of Comparative and Physiological Psychology* 92 (1978): 555–70.
136. Putnam, Judy, Jane Allshouse, and Linda Scott Kantor, "U.S. Per Capita Food Supply Trends: More Calories, Refined Carbohydrates, and Fats," *Food Review* 25.3 (2002): 1–14.
137. Reavan, Gerald, Terry Strom, and Barry Fox, *Syndrome X the Silent Killer*. New York: Fireside, 2000.
138. Newby, P. Kirstin, et al., "Dietary Patterns and Changes in Body Mass Index and Waist Circumference in Adults," *American Journal of Clinical Nutrition* 77, no. 6 (2003): 1417–25.
139. Gaesser, Glenn, "Carbohydrate Quantity and Quality in Relation to Body Mass Index," *Journal of the American Dietetic Association* 107 (2007): 1768–80.
140. Holt, Susanne H., et al., "A Satiety Index of Common Foods," *European Journal of Clinical Nutrition* 49, no. 9 (1995): 675–90.
141. Cordain, Loren, "The Nutritional Characteristics of a Contemporary Diet Based Upon Paleolithic Food Groups," *Journal of the American Neutraceutical Association* 5 (2002): 15–24.
142. Meyer, Katie A., et al., "Carbohydrates, Dietary Fiber, and Incident Type 2 Diabetes in Older Women," *American Journal of Clinical Nutrition* 71, no. 4 (2000): 921–30.
143. Lairon, Denis, et al., "Dietary Fiber Intake and Risk Factors for Cardiovascular Disease in French Adults," *American Journal of Clinical Nutrition* 82, no. 6 (2005): 1185–94.
144. Cho, Sungsoo, et al., "The Effect of Breakfast Type on Total Daily Energy Intake and Body Mass Index: Results from the Third National Health and Nutrition Examination Survey (NHANES III)," *Journal of American College of Nutrition* 22, no. 4 (2003): 296–302.
145. Barton, Bruce A., et al., "The Relationship of Breakfast and Cereal Consumption to Nutrient Intake and Body Mass Index: The National Heart, Lung, and Blood Institute Growth and Health Study," *Journal of the American Dietetic Association* 105, no. 9 (2005): 1383–89.
146. Prewitt, T. E., et al., "Changes in Body Weight, Body Composition, and Energy Intake in Women Fed High- and Low-Fat Diets," *American Journal of Clinical Nutrition* 54, no. 2 (1991): 304–10.

147. de Oliveira, Maria Conceição, Rosely Sichieri, and Anibal Sanchez Moura, "Weight Loss Associated with a Daily Intake of Three Apples or Three Pears among Overweight Women," *Nutrition* 19 (2003): 253–56.
148. Liu, Simin, et al., "Whole Grain Consumption and Risk of Coronary Heart Disease: Results from the Nurses' Health Study," *American Journal of Clinical Nutrition* 70, no. 3 (1999): 412–19.
149. Kahn, H. S., et al., "Stable Behaviors Associated with Adults' 10-Year Change in Body Mass Index and Likelihood of Gain at the Waist," *American Journal of Public Health* 87, no. 5 (1997): 747–54.
150. Rolls, Barbara J., Julia A. Ello-Martin, and Beth Carlton Tohill, "What Can Intervention Studies Tell Us about the Relationship between Fruit and Vegetable Consumption and Weight Management?" *Nutrition Reviews* 62, no. 1 (2004): 1–17.
151. Bray, George A., Samara Joy Nielsen, and Barry M. Popkin, "Consumption of High-Fructose Corn Syrup in Beverages May Play a Role in the Epidemic of Obesity," *American Journal of Clinical Nutrition* 79, no. 4 (2004): 537–43.
152. Tordoff, Michael G. and Annette M. Alleva, "Oral Stimulation with Aspartame Increases Hunger," *Physiology and Behavior* 47, no. 3 (1990): 555–59.
153. Anderson, J. W., et al., "Metabolic Effects of Fructose Supplementation in Diabetic Individuals," *Diabetes Care* 12, no. 5 (1989): 337–44.
154. Raben, Anne, et al., "Sucrose Compared with Artificial Sweeteners: Different Effects on Ad Libitum Food Intake and Body Weight after 10 Wk of Supplementation in Overweight Subjects," *American Journal of Clinical Nutrition* 76, no. 4 (2002): 721–29.
155. Bray, George A., Samara Joy Nielsen, and Barry M. Popkin, "Consumption of High-Fructose Corn Syrup in Beverages May Play a Role in the Epidemic of Obesity," *American Journal of Clinical Nutrition* 79, no. 4 (2004): 537–43.
156. Davidson, Terry L. and Susan E. Swithers, "A Pavlovian Approach to the Problem of Obesity," *International Journal of Obesity* 28, no. 7 (2004): 933–35.
157. USDA Economic Research Service, "The ERS Food Consumption (Per Capita) Data System."
158. Enns, Cecilia Wilkinson, Joseph D. Goldman, and Annetta Cook, "Trends in Food and Nutrient Intakes by Adults: Nfcs 1977–78, Csfii 1989–91, and Csfii 1994–95," *Family Economics and Nutrition Review* 10, no. 4 (1997): 2–15.
159. United States Department of Agriculture, "Major Trends in the U.S. Food Supply, 1909–99," *FoodReview* 23, no. 1 (2000): 8–15.
160. Havel, Peter J., et al., "High-Fat Meals Reduce 24-H Circulating Leptin Concentrations in Women," *Diabetes* 48 (1999): 334–41.
161. Lawton, C., et al., *Dietary fat and appetite control in obese subjects: weak effects on satiation and satiety*. International Journal of Obesity, 1993. 17(7): p. 409–16.
162. Cummings, D.E., *Ghrelin and the short- and long-term regulation of appetite and body weight*. Physiol Behav, 2006. 89(1): p. 71–84.
163. Hill, James O., et al., "Development of Dietary Obesity in Rats: Influence of Amount and Composition of Dietary Fat," *International Journal of Obesity and Related Metabolic Disorders* 16, no. 5 (1992): 321–33.
164. Horton, Tracy J., et al., "Fat and Carbohydrate Overfeeding in Humans: Different Effects on Energy Storage," *American Journal of Clinical Nutrition* 62, no. 1 (1995): 19–29.
165. Tataranni, Pietro Antonio and Eric Ravussin, "Effect of Fat Intake on Energy Balance," *Annals of New York Academy Sciences* 819 (1997): 37–43.
166. Tremblay, Angelo, et al., "Impact of Dietary Fat Content and Fat Oxidation on Energy Intake in Humans," *American Journal of Clinical Nutrition* 49, no. 5 (1989): 799–805.
167. Bray, George A. and Barry M. Popkin, "Dietary Fat Intake Does Affect Obesity!" *American Journal of Clinical Nutrition* 68, no. 6 (1998): 1157–73.
168. Lovejoy, Jennifer C., "The Influence of Dietary Fat on Insulin Resistance," *Current Diabetes*

Report 2, no. 5 (2002): 435-40.
169. Harris, Ruth B. and Helen Kor, "Insulin Insensitivity Is Rapidly Reversed in Rats by Reducing Dietary Fat from 40 to 30% of Energy," *Journal of Nutrition* 122, no. 9 (1992): 1811-22.
170. Flatt, J. P., "Energetics of Intermediary Metabolism." *Substrate and Energy Metabolism in Man*. Eds. J. S. Gatrow and D. Halliday. London: John Libbey and Co., 1985.
171. Shell, Ellen Ruppel, *The Hungry Gene: The Science of Fat and the Future of Thin*. New York: Atlantic Monthly Press, 2002.
172. Widdowson, Peter S., et al., "Inhibition of Food Response to Intracerebroventricular Injection of Leptin Is Attenuated in Rats with Diet-Induced Obesity," *Diabetes* 46 (1997): 1782-85.
173. Havel, Peter J., et al., "Relationship of Plasma Leptin to Plasma Insulin and Adiposity in Normal Weight and Overweight Women:Effects of Dietary Fat Content and Sustained Weight Loss," *Journal of Clinical Endocrinology and Metabolism* 81, no. 12 (1996): 4406-13.
174. Gregersen, Søren, et al., "Impact of Dietary FA and Energy Restriction on Plasma Leptin and Ob Gene Expression in Mice," *Lipids* 38, no. 5 (2003): 513-17.
175. Steerenberg, P. A., et al., "Long-Term Effect of Fish Oil Diet on Basal and Stimulated Plasma Glucose and Insulin Levels in Ob/Ob Mice," *Diabetes, Nutrition and Metabolism* 15, no. 4 (2002): 205-14.
176. Wang, Hongqin, Len H. Storlien, and Xu-Feng Huang, "Effects of Dietary Fat Types on Body Fatness, Leptin, and Arc Leptin Receptor, Npy, and Agrp Mrna Expression," *American Journal of Physiology, Endocrinology and Metabolism* 282, no. 6 (2002): E1352-59.
177. Cha, Ming C. and Peter J. H. Jones, "Tissue Fatty Acid Deposition Is Influenced by an Interaction of Dietary Oil Source and Energy Intake Level in Rats," *Journal of Nutritional Biochemistry* 7 (1996): 650-58.
178. Cha, Ming C. and Peter J. H. Jones, "Dietary Fat Type and Energy Restriction Interactively Influence Plasma Leptin Concentration in Rats," *Journal of Lipid Research* 39, no. 8 (1998): 1655-60.
179. Eaton, S. Boyd, et al., "Dietary Intake of Long-Chain Polyunsaturated Fatty Acids During the Paleolithic," *World Review of Nutrition and Diet* 83 (1998): 12-23.
180. Porrini, M., et al., "Weight, Protein, Fat, and Timing of Preloads Affect Food Intake," *Physiology and Behavior* 62, no. 3 (1997): 563-70.
181. Gerstein, Dana E., et al., "Clarifying Concepts About Macronutrients' Effects on Satiation and Satiety," *Journal of the American Dietetic Association* 104, no. 7 (2004): 1151-53.
182. Spencer, Elizabeth A., et al., "Diet and Body Mass Index in 38,000 Epic-Oxford Meat-Eaters, Fish-Eaters, Vegetarians and Vegans," *International Journal of Obesity and Related Metabolic Disorders* 27, no. 6 (2003): 728-34.
183. Wurtman, Judith J., et al., "Carbohydrate Craving in Obese People: Suppression by Treatments Affecting Serotoninergic Transmission," *International Journal of Eating Disorders* (1981).
184. United States Department of Agriculture. "USDA National Nutrient Database for Standard Reference, Release 20." (2007).
185. Halton, Thomas L., et al., "Low-Carbohydrate-Diet Score and the Risk of Coronary Heart Disease in Women," *New England Journal of Medicine* 355, no. 19 (2006): 1991-2002.
186. Lutsey, Pamela L., Lyn M. Steffen, and June Stevens, "Dietary Intake and the Development of the Metabolic Syndrome," *Circulation* (2008).
187. Greger, Michael, *Carbophobia: The Scary Truth About America's Low Carb Craze*. Lantern Books, 2005.
188. Lesser, Lenard I., et al., "Relationship between Funding Source and Conclusion among Nutrition-Related Scientific Articles," *PLoS Med* 4, no. 1 (2007): e5.
189. Schlosser, Eric, *Fast Food Nation*. New York: Houghton Mifflin Company, 2001.
190. Thompson, Olivia M., et al., "Food Purchased Away from Home as a Predictor of Change in BMI Z-Score among Girls," *International Journal of Obesity* 28 (2004): 282-89.

191. Ma, Yunsheng, et al., "Association between Eating Patterns and Obesity in a Free-Living Us Adult Population," *American Journal of Epidemiology* 158, no. 1 (2003): 85–92.
192. Smith, A. P., "Stress, Breakfast Cereal Consumption and Cortisol," *Nutritional Neuroscience* 5, no. 2 (2002): 141–44.
193. Cook's Illustrated.com. "Tasting Lab: The Scoop on Vanilla Ice Cream—Updated." May 2006.
194. Simon, Michele, *Appetite for Profit: How the Food Industry Undermines Our Health and How to Fight Back*. New York: Nation Books, 2006.
195. Tillotson, James E., "America's Obesity: Conflicting Public Policies, Industrial Economic Development, and Unintended Human Consequences," *Annual Review of Nutrition* 24 (2004): 617–43.
196. Lambert, Craig, "The Way We Eat Now: Ancient Bodies Collide with Modern Technology to Produce a Flabby, Disease-Ridden Populace," *Harvard Magazine* (2004).
197. Bovard, James, *Archer Daniels Midland: A Case Study in Corporate Welfare*. Cato Institute, 1995.
198. Imhoff, Dan, *The Citizen's Guide to a Food and Farm Bill*. Watershed Media, 2007.
199. Diliberti, Nicole, et al., "Increased Portion Size Leads to Increased Energy Intake in a Restaurant Meal," *Obesity Research* 12, no. 3 (2004): 562–68.
200. Levine, Allen S., Catherine M. Kotz, and Blake A. Gosnell, "Sugars and Fats: The Neurobiology of Preference," *Journal of Nutrtition* 133, no. 3 (2003): 831S–34S.
201. Levine, A.S., C.M. Kotz, and B.A. Gosnell, Sugars and fats: the neurobiology of preference. *Journal of Nutrition*, 2003. 133(3): p. 831S-834S.
202. Drewnowski, Adam and Allen S. Levine, "Sugar and Fat—from Genes to Culture," *Journal of Nutrition* 133, no. 3 (2003): 829S–30S.
203. Nestle, Marion, *Food Politics. How the Food Industry Influences Nutrition and Health*. Berkeley: University of California Press, Ltd., 2002.
204. Center for Science in the Public Interest. *Lifting the Veil of Secrecy. Corporate Support for Health and Environmental Professional Associations, Charities and Industry Front Groups*. Washington, DC, 2003.
205. American Academy of Family Physicians News Staff. *Coca-Cola Grant Launches AAFP Consumer Alliance Program Program Focused on Helping Consumers Make Better Choices*. 2009 [cited 2009 November 21]; Available from: http://www.aafp.org/online/en/home/publications/ news/news-now/inside-aafp/20091006cons-alli-coke.html
206. American Dietetic Association. "Fact Sheet on Straight Facts on Beverage Choices." June 25, 2004. http://www.nsda.org/softdrinks/CSD Health/Nutrition/901percent20Softpercent20drink percent20sheet.pdf
207. Lesser, Lenard I., et al., "Relationship between Funding Source and Conclusion among Nutrition-Related Scientific Articles," *PLoS Med* 4, no. 1 (2007): 1–6.
208. Mello, Michelle M., Brian R. Clarridge, and David M. Studdert, "Academic Medical Centers' Standards for Clinical-Trial Agreements with Industry," *New England Journal of Medicine* 352, no. 21 (2005): 2202–10.
209. Committee on Nutrition in Medical Education. *Nutrition Education in U.S. Medical Schools*. Washington, DC: National Academy of Sciences, 1985.
210. Zeisel, Steven H. and Claudia S. Plaisted, "CD-Roms for Nutrition Education," *Journal of American College of Nutrition* 18 (1999): 287.
211. Fairfield, Kathleen M., et al., "A Prospective Study of Dietary Lactose and Ovarian Cancer," *International Journal of Cancer* 110 (2004): 271–77.
212. Genkinger, Jeanine M., et al., "Dairy Products and Ovarian Cancer: A Pooled Analysis of 12 Cohort Studies," *Cancer Epidemiology, Biomarkers and Prevention* 15 (2006): 364–72.
213. Larsson, Susanna C., Nicola Orsini, and Alicja Wolk, "Milk, Milk Products and Lactose Intake and Ovarian Cancer Risk: A Meta-Analysis of Epidemiological Studies," *International Journal*

of Cancer 118, no. 2 (2006): 431-41.
214. Virtanen, Suvi M., et al., "Cow's Milk Consumption, Hla-Dqb1 Genotype, and Type 1 Diabetes: A Nested Case-Control Study of Siblings of Children with Diabetes. Childhood Diabetes in Finland Study Group," Diabetes 49, no. 6 (2000): 912-17.
215. Akerblom, Hans K. and Mikael Knip, "Putative Environmental Factors in Type 1 Diabetes," Diabetes Metabolism Review 14, no. 1 (1998): 31-67.
216. Karjalainen, J., et al., "A Bovine Albumin Peptide as a Possible Trigger of Insulin-Dependent Diabetes Mellitus," New England Journal of Medicine 327, no. 5 (1992): 302-7.
217. Scott, Fraser W., "Cow Milk and Insulin-Dependent Diabetes Mellitus: Is There a Relationship?" American Journal of Clinical Nutrition 51, no. 3 (1990): 489-91.
218. Hankinson, Susan E., et al., "Circulating Concentrations of Insulin-Like Growth Factor 1 and Risk of Breast Cancer," Lancet 351.9113 (1998): 1393-96.
219. Cardogan J., et al., "Milk Intake and Bone Mineral Acquisition in Adolescent Girls: Randomised, Controlled Intervention Trial," British Medical Journal 315, no. 7118 (1997): 1255-60.
220. Chan, June M., et al., "Plasma Insulin-Like Growth Factor-1 [Igf-1] and Prostate Cancer Risk: A Prospective Study," Science 279 (1998): 563-66.
221. Heaney, R. P., et al., "Dietary Changes Favorably Affect Bone Remodeling in Older Adults," Journal of the American Dietetic Association 99, no. 10 (1999): 1228-33.
222. Scrimshaw, Nevin S. and Edwina B. Murray, "The Acceptability of Milk and Milk Products in Populations with a High Prevalence of Lactose Intolerance," American Journal of Clinical Nutrition 48 (1988): 1083-85.
223. Kirk, Andrea B., et al., "Perchlorate in Milk," Environmental Science and Technology 37, no. 21 (2003): 4979-81.
224. Environmental Protection Agency (EPA), "Perchlorate Environmental Contamination," NCEA-1-0503 (2002).
225. New York Times Magazine, February 1, 1998.
226. Lanou, Amy Joy, Susan E. Berkow, and Neal D. Barnard, "Calcium, Dairy Products, and Bone Health in Children and Young Adults: A Reevaluation of the Evidence," Pediatrics 115, no. 3 (2005): 736-43.
227. Weinsier, Roland L. and Carlos L. Krumdieck, "Dairy Foods and Bone Health: Examination of the Evidence," American Journal of Clinical Nutrition 72 (2000): 681-89.
228. Feskanich, Diane, et al., "Milk, Dietary Calcium, and Bone Fractures in Women: A 12-Year Prospective Study," American Journal of Public Health 87, no. 6 (1997): 992-97.
229. Midkiff, Ken, The Meat You Eat. How Corporate Farming Has Endangered America's Food Supply. New York: St. Martin's Press, 2004.
230. Mulkern, Anne C. "When Advocates Become Regulators," Denver Post, May 24, 2004.
231. Drewnowski, Adam, "The Real Contribution of Added Sugars and Fats to Obesity," Epidemiology Reviews 29 (2007): 160-71.
232. Popkin, Barry M., "The Nutrition Transition and Obesity in the Developing World," Journal of Nutrition 131, no. 3 (2001): 871S-73S.
233. CNN.com. "Surgeon General to Cops: Put Down the Donuts." August 18, 2004. http://www.cnn.com/2003/HEALTH/02/28/obesity.police/index.html
234. Mokdad, Ali H., et al., "Actual Causes of Death in the United States, 2000," Journal of the American Medical Association 291 (2004): 1238-45.
235. Flegal, Katherine M., et al., "Excess Deaths Associated with Underweight, Overweight, and Obesity," Journal of the American Medical Association 293, no. 15 (2005): 1861-67.
236. Gibbs, W., "Obesity: An Overblown Epidemic?" Scientific American. Vol June: 2005.
237. Flegal, Katherine M., et al., "Supplement: Response To 'Can Fat Be Fit,'" Scientific American January 2008.

238. Al Snih, Soham, et al., "The Effect of Obesity on Disability vs Mortality in Older Americans," *Archives of Internal Medicine* 167.8 (2007): 774−80.
239. Dolan, Chantal M., et al., "Associations between Body Composition, Anthropometry, and Mortality in Women Aged 65 Years and Older," *American Journal of Public Health* 97, no. 5 (2007): 913−18.
240. Janssen, Ian, "Morbidity and Mortality Risk Associated with an Overweight BMI in Older Men and Women," *Obesity (Silver Spring)* 15, no. 7 (2007): 1827−40.
241. McTigue, Kathleen, et al., "Mortality and Cardiac and Vascular Outcomes in Extremely Obese Women," *Journal of the American Medical Association* 296, no. 1 (2006): 79−86.
242. Gu, Dongfeng, et al., "Body Weight and Mortality among Men and Women in China," *Journal of the American Medical Association* 295, no. 7 (2006): 776−83.
243. Arndt, Volker, et al., "Body Mass Index and Premature Mortality in Physically Heavily Working Men-a Ten-Year Follow-up of 20,000 Construction Workers," *Journal of Occupational and Environmental Medicine* 49, no. 8 (2007): 913−21.
244. Laara, Esa and Paula Rantakallio, "Body Size and Mortality in Women: A 29 Year Follow up of 12,000 Pregnant Women in Northern Finland," *Journal of Epidemiology and Community Health* 50, no. 4 (1996): 408−14.
245. Waaler, Hans T., "Height and Weight and Mortality: The Norwegian Experience," *Acta Medica Scandinavica Supplementum* 679 (1984): 1−56.
246. McGee, Daniel L., "Body Mass Index and Mortality: A Meta-Analysis Based on Person-Level Data from Twenty-Six Observational Studies," *Annals of Epidemiology* 15, no. 2 (2005): 87−97.
248. Olshansky, S. Jay, et al., "A Potential Decline in Life Expectancy in the United States in the 21st Century," *New England Journal of Medicine* 352, no. 11 (2005): 1138−45.
249. National Center for Health Statistics. *Health, United States, 2007. With Chartbook on Trends in the Health of Americans*. Hyattsville, MD, 2007.
250. Rosamond, W., et al., "Heart Disease and Stroke Statistics 2008 Update. A Report from the American Heart Association Statistics Committee and Stroke Statistics Subcommittee," *Circulation* (2007).
251. Mathers, Colin D. and Dejan Loncar, "Projections of Global Mortality and Burden of Disease from 2002 to 2030," *PLoS Med* 3, no. 11 (2006): 2011−29.
252. Social Security Administration. "Periodic Life Table." 2007 (updated 7/9/07).
253. Wildman, R. P., P. Muntner, K. Reynolds, et al., The obese without cardiometabolic risk factor clustering and the normal weight with cardiometabolic risk factor clustering: prevalence and correlates of 2 phenotypes among the US population (NHANES 1999-2004). *Arch. Intern. Med.* Aug 11 2008;168(15):1617-1624.
254. Iacobellis, G., M. C. Ribaudo, A. Zappaterreno, C. V. Iannucci, and F. Leonetti, Prevalence of uncomplicated obesity in an Italian obese population. *Obes. Res.* Jun 2005;13(6):1116-1122.
256. Barlow, Carolyn E., et al., "Physical Fitness, Mortality and Obesity," *International Journal of Obesity* 19 (Supplement 4) (1995): S41−S44.
257. Lee, Chong Do, Steven N. Blair, and Andrew S. Jackson, "Cardiorespiratory Fitness, Body Composition, and All-Cause and Cardiovascular Disease Mortality in Men," *American Journal of Clinical Nutrition* 69, no. 3 (1999): 373−80.
258. Farrell, Stephen W., et al., "The Relation of Body Mass Index, Cardiorespiratory Fitness, and All-Cause Mortality in Women," *Obesity Research* 10 (2002): 417−23.
259. Church, Timothy S., et al., "Exercise Capacity and Body Composition as Predictors of Mortality among Men with Diabetes," *Diabetes Care* 27, no. 1 (2004): 83−8.
260. Blair, Steven N. and Suzanne Brodney, "Effects of Physical Inactivity and Obesity on Morbidity and Mortality: Current Evidence and Research Issues," *Medicine and Science in Sports and Exercise* 31, no. 11 (Supplement) (1999): S646−62.
261. Gulati, Martha, et al., "Exercise Capacity and the Risk of Death in Women: The St James

Women Take Heart Project," *Circulation* 108, no. 13 (2003): 1554–59.
262. Sui, Xuemei, et al., "Cardiorespiratory Fitness and Adiposity as Mortality Predictors in Older Adults," *Journal of the American Medical Association* 298, no. 21 (2007): 2507–16.
263. Fraser, Laura, *Losing It. False Hopes and Fat Profits in the Diet Industry.* New York: Plume, 1998.
264. Frishman, William H., et al., "Cardiovascular Manifestations of Substance Abuse: Part 2: Alcohol, Amphetamines, Heroin, Cannabis, and Caffeine," *Heart Disease* 5, no. 4 (2003): 253–71.
265. Olson, Marian B., et al., "Weight Cycling and High-Density Lipoprotein Cholesterol in Women: Evidence of an Adverse Effect," *Journal of the American College of Cardiology* 36 (2000): 1565–71.
266. Fontaine, Kevin R., et al., "Body Weight and Health Care among Women in the General Population," *Archives of Family Medicine* 7, no. 4 (1998): 381–84.
267. Olson, C. L., H. D. Schumaker, and B. P. Yawn, "Overweight Women Delay Medical Care," *Archives of Family Medicine* 3, no. 10 (1994): 888–92.
268. Amy, N., A. Aalborg, P. Lyons, and L. Keranen, Barriers to routine gynecological cancer screening for White and African-American obese women. *Int. J. Obes. Relat. Metab. Disord.* 2006;30(1):147-155.
269. Puhl, R., and K. Brownell Bias, discrimination and obesity. *Obes. Res.* 2001;9(12): 788-805.
270. Puhl, R. M., and C. A. Heuer, The stigma of obesity: a review and update. *Obesity (Silver Spring).* May 2009;17(5):941-964.
271. Griggs, J. J., M. E. Sorbero, and G. H. Lyman, Undertreatment of obese women receiving breast cancer chemotherapy. *Arch. Intern. Med.* Jun 13 2005;165(11): 1267-1273.
272. Flegal, Katherine M., et al., "Overweight and Obesity in the United States: Prevalence and Trends, 1960–1994," *International Journal of Obesity* 22 (1998): 39–47.
273. Brook, Robert D., "Is Air Pollution a Cause of Cardiovascular Disease? Updated Review and Controversies," *Review of Environmental Health* 22, no. 2 (2007): 115–37.
274. Ranjit, Nalini, et al., "Psychosocial Factors and Inflammation in the Multi-Ethnic Study of Atherosclerosis," *Archives of Internal Medicine* 167, no. 2 (2007): 174–81.
275. Chandola, T., E. Brunner, and M. Marmot, Chronic stress at work and the metabolic syndrome: prospective study. *BMJ.* Mar 4 2006;332(7540):521-525.
276. McEwen, B. S., Protective and damaging effects of stress mediators. *N. Engl. J. Med.* Jan 15 1998;338(3):171-179.
277. Vitaliano, P. P., J. M. Scanlan, J. Zhang, M. V. Savage, I. B. Hirsch, and I. C. Siegler, A path model of chronic stress, the metabolic syndrome, and coronary heart disease. *Psychosom. Med.* May-Jun 2002;64(3):418–435.
278. Muennig, Peter, et al., "Gender and the Burden of Disease Attributable to Obesity," *American Journal of Public Health* 96, no. 9 (2006): 1662–68.
279. Fontaine, Kevin R., et al., "Years of Life Lost Due to Obesity," *Journal of the American Medical Association* 289, no. 2 (2003): 187–93.
280. Paeratakul, Sahasporn, et al., "Sex, Race/Ethnicity, Socioeconomic Status, and BMI in Relation to Self-Perception of Overweight," *Obesity Research* 10, no. 5 (2002): 345–50.
281. Cash, Thomas F., et al., "Measuring 'Negative Body Image': Validation of the Body Image Disturbance Questionnaire in a Nonclinical Population," *Body Image* 1, no. 4 (2004): 363–72.
282. Muennig, Peter, et al., "I Think Therefore I Am: Perceived Ideal Weight as a Determinant of Health," *American Journal of Public Health* March (2008).
283. Puhl, R. M., T. Andreyeva, and K. D. Brownell, Perceptions of weight discrimination: prevalence and comparison to race and gender discrimination in America. *Int J Obes* (Lond). Mar 4 2008.
284. Akram, D. S., et al. *Obesity: Preventing and Managing the Global Epidemic. Report of a*

WHO Consultation on Obesity. Geneva, Switzerland: World Health Organization, 1997.
285. Ernsberger, Paul and Richard J. Koletsky, "Biomedical Rationale for a Wellness Approach to Obesity: An Alternative to a Focus on Weight Loss," *Journal of Social Issues* 55, no. 2 (1999): 221–60.
286. Ernsberger, Paul and D. O. Nelson, "Effects of Fasting and Refeeding on Blood Pressure Are Determined by Nutritional State, Not by Body Weight Change," *American Journal of Hypertension* (1988): 153S–57S.
287. Guagnano, M. T., et al., "Weight Fluctuations Could Increase Blood Pressure in Android Obese Women," *Clinical Sciences (London)* 96, no. 6 (1999): 677–80.
288. Ernsberger, Paul, et al., "Consequences of Weight Cycling in Obese Spontaneously Hypertensive Rats," *American Journal of Physiology: Regulatory, Integrative and Comparative Physiology* 270 (1996): R864–R72.
289. Ernsberger, Paul, et al., "Refeeding Hypertension in Obese Spontaneously Hypertensive Rats," *Hypertension* 24 (1994): 699–705.
290. Chernin, K., *The Obsession: Reflections on the Tyranny of Slenderness*. New York: Harper & Row, 1981.
291. Barrett-Connor, Elizabeth and K. T. Khaw, "Is Hypertension More Benign When Associated with Obesity?" *Circulation* 72 (1985): 53–60.
292. Cambien, Francois, et al., "Is the Relationship between Blood Pressure and Cardiovascular Risk Dependent on Body Mass Index?" *American Journal of Epidemiology* 122 (1985): 434–42.
293. Weinsier, Roland L., et al., "Body Fat: Its Relationship to Coronary Heart Disease, Blood Pressure, Lipids, and Other Risk Factors Measured in a Large Male Population," *American Journal of Medicine* 61 (1976): 815–24.
294. Uretsky, Seth, et al., "Obesity Paradox in Patients with Hypertension and Coronary Artery Disease," *American Journal of Medicine* 120, no. 10 (2007): 863–70.
295. Kang, Xingping, et al., "Impact of Body Mass Index on Cardiac Mortality in Patients with Known or Suspected Coronary Artery Disease Undergoing Myocardial Perfusion Single-Photon Emission Computed Tomography," *Journal of the American College of Cardiology* 47, no. 7 (2006): 1418–26.
296. Nowson, Caryl A., et al., "Blood Pressure Change with Weight Loss Is Affected by Diet Type in Men," *American Journal of Clinical Nutrition* 81, no. 5 (2005): 983–89.
297. McDonald, K. Colleen, Jean C. Blackwell, and Linda N. Meurer, "Clinical Inquiries. What Lifestyle Changes Should We Recommend for the Patient with Newly Diagnosed Hypertension?" *Journal of Family Practice* 55, no. 11 (2006): 991–93.
298. Delichatsios, Helen K. and Francine K. Welty, "Influence of the Dash Diet and Other Low-Fat, High-Carbohydrate Diets on Blood Pressure," *Current Atherosclerosis Reports* 7, no. 6 (2005): 446–54.
299. Gregg, Edward W., et al., "Secular Trends in Cardiovascular Disease Risk Factors According to Body Mass Index in Us Adults," *Journal of the American Medical Association* 293, no. 15 (2005): 1868–74.
300. McGill, Henry C., Jr., *The Geographic Pathology of Atherosclerosis*. Baltimore: Williams and Wilkins, 1986.
301. Montenegro, M. R. and L. A. Solberg, "Obesity, Body Weight, Body Length, and Atherosclerosis," *Laboratory Investigations* 18 (1968): 134–43.
302. Gaesser, Glenn, *Big Fat Lies: The Truth About Your Weight and Your Health*. Carlsbad: Gurze Books, 2002.
303. Patel, Y. C., D. A. Eggen, and Jack P. Strong, "Obesity, Smoking and Atherosclerosis. A Study of Interassociations," *Atherosclerosis* 36, no. 4 (1980): 481–90.
304. Warnes, C. A. and W. C. Roberts, "The Heart in Massive (More Than 300 Pounds or 136 Kilograms) Obesity: Analysis of 12 Patients Studied at Necropsy," *American Journal of Cardiol-

ogy 54, no. 8 (1984): 1087–91.
305. Chambless, Lloyd E., et al., "Risk Factors for Progression of Common Carotid Atherosclerosis: The Atherosclerosis Risk in Communities Study, 1987–1998," American Journal of Epidemiology 155, no. 1 (2002): 38–47.
306. Salonen, Riitta and Jukka T. Salonen, "Progression of Carotid Atherosclerosis and Its Determinants: A Population-Based Ultrasonography Study," Atherosclerosis 81, no. 1 (1990): 33–40.
307. Applegate, William B., J. P. Hughes, and R. Vander Zwaag, "Case-Control Study of Coronary Heart Disease Risk Factors in the Elderly," Journal of Clinical Epidemiology 44, no. 4–5 (1991): 409–15.
308. Lissner, Lauren, et al., "Variability of Body Weight and Health Outcomes in the Framingham Population," New England Journal of Medicine 324, no. 26 (1991): 1839–44.
309. Bray, George A., "Health Hazards of Obesity," Endocrinology and Metabolism. Clinics of North America 25, no. 4 (1996): 907–19.
310. Pi-Sunyer, F. Xavier, "Medical Hazards of Obesity," Annals of Internal Medicine 119 (1993): 655–60.
311. Neel, James V., Alan B. Weder, and Stevo Julius, "Type 2 Diabetes, Essential Hypertension, and Obesity As 'Syndromes of Impaired Genetic Homeostasis': The 'Thrifty Genotype' Hypothesis Enters the 21st Century," Perspectives in Biology and Medicine 42, no. 1 (1998): 44–74.
312. Bennett, Peter H., "More About Obesity and Diabetes," Diabetologia 29. no. 10 (1986): 753–54.
313. Ciliska, Donna, et al., "A Review of Weight Loss Interventions for Obese People with Non-Insulin Dependent Diabetes Mellitus," Canadian Journal of Diabetes Care 19 (1995): 10–15.
314. Klein, Samuel, et al., "Absence of an Effect of Liposuction on Insulin Action and Risk Factors for Coronary Heart Disease," New England Journal of Medicine 350, no. 25 (2004): 2549–57.
315. Barnard, R. James, T. Jung, and S. B. Inkeles, "Diet and Exercise in the Treatment of Niddm," Diabetes Care 17 (1994): 1469–72.
316. Barnard, R. James, et al., "Role of Diet and Exercise in the Management of Hyperinsulinemia and Associated Atherosclerotic Risk Factors," American Journal of Cardiology 69 (1992): 440–44.
317. Boule, Normand G., et al., "Effects of Exercise on Glycemic Control and Body Mass in Type 2 Diabetes Mellitus: A Meta-Analysis of Controlled Clinical Trials," Journal of the American Medical Association 286, no. 10 (2001): 1218–27.
318. Gaesser, Glenn A., "Weight Loss for the Obese: Panacea or Pound-Foolish?" Quest 56 (2004): 12–27.
319. Ross, C., Robert D. Langer, and Elizabeth Barrett-Connor, "Given Diabetes, Is Fat Better Than Thin?" Diabetes Care 20, no. 4 (1997): 650–2.
320. American Institute for Cancer Research. Food, Nutrition, Physical Activity, and the Prevention of Cancer: A Global Perspective. The Second Expert Report. Washington, DC, 2007.
321. BBC World Report Radio. Is Obesity-Cancer Link Fear-Mongering? November 5, 2009.
322. Flegal, Katherine M., et al., "Cause-Specific Excess Deaths Associated with Underweight, Overweight, and Obesity," Journal of the American Medical Association 298, no. 17 (2007): 2028–37.
323. Wolf, Anne M. and Graham A. Colditz, "Current Estimates of the Economic Cost of Obesity in the United States," Obesity Research 6, no. 2 (1998): 97–106.
324. Barrett-Connor, Elizabeth L., "Obesity, Atherosclerosis and Coronary Artery Disease," Annals of Internal Medicine 103 (1985): 1010–19.
325. Srinivasan Beddhu, "The Body Mass Index Paradox and an Obesity, Inflammation, and Atherosclerosis Syndrome in Chronic Kidney Disease," Seminars in Dialysis 17, no. 3 (2004): 229–32.

326. Ernsberger, Paul and Paul Haskew, "Health Implications of Obesity: An Alternative View," *Journal of Obesity and Weight Regulation* 9, no. 2 (1987): 39–40.
327. Lavie, Carl J., Richard V. Milani, and Hector O. Ventura, "Obesity, Heart Disease, and Favorable Prognosis—Truth or Paradox?" *American Journal of Medicine* 120, no. 10 (2007): 825–26.
328. Gruberg, Luis, et al., "Impact of Body Mass Index on the Outcome of Patients with Multivessel Disease Randomized to Either Coronary Artery Bypass Grafting or Stenting in the Arts Trial: The Obesity Paradox II?" *American Journal of Cardiology* 95, no. 4 (2005): 439–44.
329. Lavie, Carl J., et al., "Body Composition and Prognosis in Chronic Systolic Heart Failure: The Obesity Paradox," *American Journal of Cardiology* 91, no. 7 (2003): 891–94.
330. Schmidt, Darren S. and Abdulla K. Salahudeen, "Obesity-Survival Paradox—Still a Controversy?" *Seminars in Dialysis* 20, no. 6 (2007): 486–92.
331. Kulminski, Alexander M., et al., "Body Mass Index and 9-Year Mortality in Disabled and Nondisabled Older U.S. Individuals," *Journal of the American Geriatrics Society* (2007).
332. Ogden, C., M. Carroll, M. McDowell, and K. Flegal, *Obesity Among Adults in the United States – No Statistically Significant Change Since 2003–2004*. Hyattsville, MD: National Center for Health Statistics; November 2007.
333. National Center for Health Statistics. http://www.cdc.gov/nchs/about/major/nhanes/ datalink.htm. Accessed January 3, 2008.
334. Flegal, Katherine M., et al., "Prevalence and Trends in Obesity among US Adults, 1999–2000," *Journal of the American Medical Association* 288 (2002): 1723–27.
335. Ogden, C. L., M. D. Carroll, L. R. Curtin, M. M. Lamb, and K. M. Flegal, Prevalence of High Body Mass Index in US Children and Adolescents, 2007-2008. *JAMA*. 2010:242–249.
336. Ogden, Cynthia L., et al., "Mean Body Weight, Height, and Body Mass Index, United States 1960–2002," *Advance Data* 347 (2004): 1–17.
337. Gaesser, G., Big Fat Lies. New York: Fawcett Columbine; 1996.
338. Williamson, David F., et al., "Prospective Study of Intentional Weight Loss and Mortality in Never-Smoking Overweight U.S. White Women Aged 40–64 Years," *American Journal of Epidemiology* 141 (1995): 1128–41.
339. Yaari, Shlomit and Uri Goldbourt, "Voluntary and Involuntary Weight Loss: Associations with Long Term Mortality in 9,228 Middle-Aged and Elderly Men," *American Journal of Epidemiology* 148 (1998): 546–55.
340. Diehr, Paula, et al., "Body Mass Index and Mortality in Nonsmoking Older Adults: The Cardiovascular Health Study," *American Journal of Public Health* 88 (1998): 623–29.
341. French, S. A., et al., "Prospective Study of Intentionality of Weight Loss and Mortality in Older Women: The Iowa Women's Health Study," *American Journal of Epidemiology* 149 (1999): 504–15.
342. Williamson, David F., et al., "Prospective Study of Intentional Weight Loss and Mortality in Overweight White Men Aged 40–64 Years," *American Journal of Epidemiology* 149, no. 6 (1999): 491–503.
343. Williamson, David F., et al., "Intentional Weight Loss and Mortality in Overweight Individuals with Diabetes," *Diabetes Care* 23 (2000): 1499–504.
344. National Institutes of Health (NIH), "Methods for Voluntary Weight Loss and Control (Technology Assessment Conference Panel)," *Annals of Internal Medicine* 116, no. 11 (1992): 942–49.
345. Gaesser, Glenn, "Thinness and Weight Loss: Beneficial or Detrimental to Longevity," *Medicine and Science in Sports and Exercise* 31, no. 8 (1999): 1118–28.
346. Dulloo, Abdul G., Jean Jacquet, and Jean-Pierre Montani, "Pathways from Weight Fluctuations to Metabolic Diseases: Focus on Maladaptive Thermogenesis During Catch-up Fat," *International Journal of Obesity and Related Metabolic Disorders* 26 (Supplement 2) (2002): S46–57.

347. Miller, Wayne C., "How Effective Are Traditional Dietary and Exercise Interventions for Weight Loss?" *Medicine and Science in Sports and Exercise* 31, no. 8 (1999): 1129–34.
348. Wayne C. Miller, "Fitness and Fatness in Relation to Health: Implications for a Paradigm Shift," *Journal of Social Issues* 55, no. 2 (1999): 207–19.
349. Dengel, J. L., Leslie I. Katzel, and Andrew P. Goldberg, "Effect of an American Heart Association Diet, with or without Weight Loss, on Lipids in Obese Middle-Aged and Older Men," *American Journal of Clinical Nutrition* 62 (1995): 715–21.
350. Stunkard, Albert J., et al., "An Adoption Study of Human Obesity," *New England Journal of Medicine* 314, no. 4 (1986): 193–98.
351. Stunkard, Albert J., T. T. Foch, and Zdenek Hrubec, "A Twin Study of Human Obesity," *Journal of the American Medical Association* 256, no. 1 (1986): 51–54.
352. Stunkard, Albert J., et al., "The Body-Mass Index of Twins Who Have Been Reared Apart," *New England Journal of Medicine* 322 (1990): 1483–87.
353. Allison, David B., et al., "The Heritability of Body Mass Index among an International Sample of Monozygotic Twins Reared Apart," *International Journal of Obesity and Related Metabolic Disorders* 20, no. 6 (1996): 501–6.
354. Douglas, K., "Supersize This: Some More Susceptible to Obesity Than Others," *New Scientist* (2007).
355. Nystrom, Fredrik. *Gut*. Accepted for publication January 2008.
356. Williams, Paul T., et al., "Concordant Lipoprotein and Weight Responses to Dietary Fat Change in Identical Twins with Divergent Exercise Levels," *American Journal of Clinical Nutrition* 82 (2005): 181–87.
357. Poehlman, Eric T., et al., "Heredity and Changes in Body Composition and Adipose Tissue Metabolism after Short-Term Exercise-Training," *European Journal of Applied Physiology* 56, no. 4 (1987): 398–402.
358. Bouchard, C., *The Journal of the Federation of American Societies for Experimental Biology* (1992): 1647 (Abstract).
359. Mann, Traci, et al., "Medicare's Search for Effective Obesity Treatments: Diets Are Not the Answer," *American Psychologist* 62, no. 3 (2007): 220–33.
360. Garner, David and Susan Wooley, "Confronting the Failure of Behavioral and Dietary Treatments for Obesity," *Clinical Psychology Review* 11 (1991): 748–54.
361. Wing, Rena R. and James O. Hill, "Successful Weight Loss Maintenance," *Annual Review of Nutrition* 21 (2001): 323–41.
362. Ikeda, Joanne, et al., "The National Weight Control Registry: A Critique," *Journal of Nutrition Education and Behavior* 37, no. 4 (2005): 203–5.
363. Shick, S. M., et al., "Persons Successful at Long-Term Weight Loss and Maintenance Continue to Consume a Low-Energy, Low-Fat Diet," *Journal of the American Dietetic Association* 98, no. 4 (1998): 408–13.
364. Neighbors, Lori A. and Jeffery Sobal, "Prevalence and Magnitude of Body Weight and Shape Dissatisfaction among University Students," *Eating Behavior* 8, no. 4 (2007): 429–39.
365. Marketdata Enterprises. *The U.S. Weight Loss and Diet Control Market (Ninth Edition)*. Lynbrook, N.Y., 2009.
366. Oliver, J. Eric, *Fat Politics: The Real Story Behind America's Obesity Epidemic*. New York: Oxford University Press, 2006.
367. Marsh, P., *An epidemic of confusion*: Social Issues Research Centre;2005.
368. Ernsberger, Paul and Richard J. Koletsky, "Weight Cycling," *Journal of the American Medical Association* 273, no. 13 (1995): 998–99.
369. National Institutes of Health National Task Force on the Prevention and Treatment of Obesity, "Long-Term Pharmacotherapy in the Management of Obesity," *Journal of the American Medical Association* 276, no. 23 (1996): 1907–15.

370. National Institutes of Health. *Clinical Guidelines on the Identification, Evaluation, and Treatment of Overweight and Obesity in Adults: The Evidence Report*, 1998.
371. Andres, Reubin, "Beautiful Hypotheses and Ugly Facts: The BMIMortality Association," *Obesity Research* 7, no. 4 (1999): 417–19.
372. Troiano, R. P., et al., "The Relationship between Body Weight and Mortality: A Quantitative Analysis of Combined Information," *International Journal of Obesity and Related Metabolic Disorders* 20 (1996): 63–75.
373. Stern, Judith S., Comment originally made in 1999. Verified in personal communication August 2007.
374. James, Philip, "The Worldwide Obesity Epidemic," *Obesity Research* 4 (2001).
375. Mundy, Alicia, *Dispensing with the Truth*. New York: St. Martin's Press, 2001.
376. Campos, Paul, *The Diet Myth: Why America's Obsession with Weight Is Hazardous to Your Health*. New York: Gotham Books, 2004.
377. Basham, Patrick, Gio Gori, and John Luik, *Diet Nation: Exposing the Obesity Crusade*. United Kingdom: Social Affairs Unit, 2006.
378. Moore, Thomas, *Lifespan: New Perspectives on Extending Human Longevity*. New York: Touchstone, 1993.
379. Phrasing coined by fat activist Marilyn Wann.
380. Provencher, V., C. Begin, and A. Tremblay, et al. Health-at-every-size and eating behaviors: 1-year follow-up results of a size acceptance intervention. *J. Am. Diet. Assoc.* Nov 2009;109(11):1854-1861.
381. Suggestions provided by Lesleigh Owen, Personal Communication, May 22, 2008.
382. Schwartz, Marlene B., et al., "Weight Bias among Health Professionals Specializing in Obesity," *Obesity Research* 11, no. 9 (2003): 1033–39.
383. Adolfsson, Birgitta, et al., "Are Sexual Dissatisfaction and Sexual Abuse Associated with Obesity? A Population-Based Study," *Obesity Research* 12, no. 10 (2004): 1702–9.
384. Polivy, Janet, Julie Coleman, and C. Peter Herman, "The Effect of Deprivation on Food Cravings and Eating Behavior in Restrained and Unrestrained Eaters," *International Journal of Eating Disorders* 38, no. 4 (2005): 301–9.
385. Baldaro, B., et al., "Effects of an Emotional Negative Stimulus on Cardiac, Electrogastrographic, and Respiratory Responses," *Perceptual and Motor Skills* 71, no. 2 (1990): 647–55.
386. Giduck, Sharon A., et al., "Cephalic Reflexes: Their Role in Digestion and Possible Roles in Absorption and Metabolism," *Journal of Nutrition* 117, no. 7 (1987): 1191–96.
387. Barclay, G. R., "Effect of Psychosocial Stress on Salt and Water Transport in the Human Jejunum," *Gastroenterology* 93, no. 1 (1987).
388. Zverev, Yuriy P., "Effects of Caloric Deprivation and Satiety on Sensitivity of the Gustatory System," *BMC Neuroscience* 5 no. 1 (2004): 5.
389. Hetherington, Marion, Barbara J. Rolls, and Victoria J. Burley, "The Time Course of Sensory-Specific Satiety," *Appetite* 12, no. 1 (1989): 57–68.
390. Wansink, Brian, "Can Package Size Accelerate Usage Volume?" *Journal of Marketing* 60, no. 3 (1996): 1–14.
391. Wansink, Brian and Matthew M. Cheney, "Super Bowls: Serving Bowl Size and Food Consumption," *Journal of the American Medical Association* 293, no. 14 (2005): 1727–28.
392. Wansink, Brian and Junyong Kim, "Bad Popcorn in Big Buckets: Portion Size Can Influence Intake as Much as Taste," *Journal of Nutrition Education and Behavior* 37, no. 5 (2005): 242–45.
393. Wansink, Brian, Koert van Ittersum, and James E. Painter, "Ice Cream Illusions: Bowls, Spoons, and Self-Served Portion Sizes," *American Journal of Preventive Medicine* 31, no. 3 (2006): 240–43.
394. Rolls, Barbara and Robert A. Barnett, *The Volumetrics Weight Control Plan*. 2002.

395. Kral, Tanja V. and Barbara J. Rolls, "Energy Density and Portion Size: Their Independent and Combined Effects on Energy Intake," *Physiology and Behavior* 82, no. 1 (2004): 131–38.
396. Jakicic, John M., et al., "Effects of Intermittent Exercise and Use of Home Exercise Equipment on Adherence, Weight Loss, and Fitness in Overweight Women," *Journal of the American Medical Association* 282 (1999): 1554–60.
397. Murphy, Marie H. and Adrianne Hardman, "Training Effects of Short and Long Term Bouts of Brisk Walking in Sedentary Women," *Medicine and Science in Sports and Exercise* 30 (1998): 152–57.
398. Boreham, Colin A. G., William F. M. Wallace, and Alan Nevill, "Training Effects of Accumulated Daily Stair-Climbing Exercise in Previously Sedentary Young Women," *Preventive Medicine* 30 (2000): 277–81.
399. Coleman, Karen J., et al., "Providing Sedentary Adults with Choices of Meeting Their Walking Goals," *Preventive Medicine* 28 (1999): 510–19.
400. Dunn, Andrea L., Ross E. Andersen, and John M. Jakicic, "Lifestyle Physical Activity Interventions. History, Short- and Long-Term Effects, and Recommendations," *American Journal of Preventive Medicine* 15, no. 4 (1998): 398–412.
401. Andersen, Ross E., et al., "Effects of Lifestyle Activity vs. Structured Aerobic Exercise in Obese Women," *Journal of the American Medical Association* 281 (1999): 335–40.
402. Jakicic, John M., et al., "Prescribing Exercise in Multiple Short Bouts Versus One Continuous Bout: Effects on Adherence, Cardiorespiratory Fitness, and Weight Loss in Overweight Women," *International Journal of Obesity* 19 (1995): 893–901.
403. Jakicic, John M. and Rena R. Wing, "Strategies to Improve Exercise Adherence: Effect of Short-Bouts Versus Long-Bouts of Exercise," *Medicine and Science in Sports and Exercise* 1997, no. 29 (Supplement) (1997): S42 (abstract).
404. Elmer, Patricia J., et al., "Lifestyle Intervention: Results of the Treatment of Mild Hypertension Study (Tomhs)," *Preventive Medicine* 24 (1995): 378–88.
405. Satter, Ellyn, "Eating Competence: Nutrition Education with the Satter Eating Competence Model," *Journal of Nutrition Education and Behavior* 39 (2007): S189–S94.
406. Fisher, Jennifer O. and Leann L. Birch, "Restricting Access to Palatable Foods Affects Children's Behavioral Response, Food Selection, and Intake," *American Journal of Clinical Nutrition* 69, no. 6 (1999): 1264–72.
407. Spruijt-Metz, Donna, et al., "Relation between Mothers' Child-Feeding Practices and Children's Adiposity," *American Journal of Clinical Nutrition* 75.3 (2002): 581–86.
408. Birch, Leann L., et al., "'Clean up Your Plate': Effects of Child Feeding Practices on the Conditioning of Meal Size," *Learning and Motivation* 18 (1987): 301–17.
409. Birch, Leann L. and Jennifer O. Fisher, "Development of Eating Behaviors among Children and Adolescents," *Pediatrics* 101.3 Pt 2 (1998): 539–49.
410. Birch, Leann L., "Development of Food Acceptance Patterns," *Developmental Psychology* 26, no. 4 (1990): 515–9.
411. Gillman, Matthew W., et al., "Family Dinner and Diet Quality among Older Children and Adolescents," *Archives of Family Medicine* 9, no. 3 (2000): 235–40.
412. Eisenberg, Marla E., et al., "Correlations between Family Meals and Psychosocial Well-Being among Adolescents," *Archives of Pediatric and Adolescent Medicine* 158, no. 8 (2004): 792–96.
413. Center on Addiction and Substance Abuse. *The Importance of Family Dinners* IV. National Center on Addiction and Substance Abuse at Columbia University, 2007.
414. Center for Ecoliteracy. *Education for Sustainability. Findings from the Evaluation Study of the Edible Schoolyard*, 2003.
415. Morley, John E. and Allen S. Levine, "The Role of the Endogenous Opiates as Regulators of Appetite," *American Journal of Clinical Nutrition* 35, no. 4 (1982): 757–61.
416. Hallberg, Leif, et al., "Iron Absorption from Southeast Asian Diets. II. Role of Various Factors

That Might Explain Low Absorption," *American Journal of Clinical Nutrition* 30, no .4 (1977): 539-48.
417. Human Senses TV Programmes, Programme 3: "Taste." BBC One. July 14, 2003.
418. Birch, Leann L., C. Johnson, and Jennifer O. Fisher, "Children's Eating: The Development of Food-Acceptance Patterns," *Young Child* 50 (1995): 71-8.
419. Pliner, Patricia, "The Effects of Mere Exposure on Liking for Edible Substances," *Appetite* 3 (1982): 283-90.
420. Unlu, Nuray Z., et al., "Carotenoid Absorption from Salad and Salsa by Humans Is Enhanced by the Addition of Avocado or Avocado Oil," *Journal of Nutrition* 135 (2005): 431-36.
421. Brown, Melody J., et al., "Carotenoid Bioavailability Is Higher from Salads Ingested with Full-Fat Than with Fat-Reduced Salad Dressings as Measured with Electrochemical Detection," *American Journal of Clinical Nutrition* 80, no. 2 (2004): 396-403.
422. Hu, Frank B., JoAnn E. Manson, and Walter C. Willett, "Types of Dietary Fat and Risk of Coronary Heart Disease: A Critical Review," *Journal of the American College of Nutrition* 20, no. 1 (2001): 5-19.
423. Hetherington, Marion M., "Pleasure and Excess: Liking for and Overconsumption of Chocolate," *Physiology and Behavior* 57, no. 1 (1995).
424. Drewnowski, Adam, "Taste Preferences and Food Intake," *Annual Review of Nutrition* 17 (1997): 237-53.
425. Rozin, Paul, E. Levine, and C. Stoess, "Chocolate Craving and Liking," *Appetite* 17, no. 3 (1991): 199-212.
426. Barnard, Neal D., et al., "Diet and Sex-Hormone Binding Globulin, Dysmenorrhea, and Premenstrual Symptoms," *Obstetrics and Gynecology* 95, no. 2 (2000): 245-50.
427. Hoegg, JoAndrea and Joseph W. Alba, "Taste Perception: More Than Meets the Tongue," *Journal of Consumer Research* 33 (2006): 490-98.
428. Robinson, Thomas N., et al., "Effects of Fast Food Branding on Young Children's Taste Preferences," *Archives of Pediatric and Adolescent Medicine* 161, no. 8 (2007): 792-97.
429. Bertino, Mary, Gary K. Beauchamp, and Karl Engelman, "Increasing Dietary Salt Alters Salt Taste Preference," *Physiology and Behavior* 38, no. 2 (1986): 203-13.
430. Beauchamp, Gary K., Mary Bertino, and Karl Engelman, "Modification of Salt Taste," *Annals of Internal Medicine* 98.5 Pt 2 (1983): 763-69.
431. Bertino, Mary, Gary K. Beauchamp, and Karl Engelman, "Long-Term Reduction in Dietary Sodium Alters the Taste of Salt," *American Journal of Clinical Nutrition* 36, no. 6 (1982): 1134-44.
432. Mattes, Richard D., "Fat Preference and Adherence to a Reduced-Fat Diet," *American Journal of Clinical Nutrition* 57, no. 3 (1993): 373-81.
433. Rada, Pedro, Nicole M. Avena, and Bartley G. Hoebel, "Daily Bingeing on Sugar Repeatedly Releases Dopamine in the Accumbens Shell," *Neuroscience* (2005).
434. Spangler, Rudolph, et al., "Opiate-Like Effects of Sugar on Gene Expression in Reward Areas of the Rat Brain," *Brain Research. Molecular Brain Research* 124, no. 2 (2004): 134-42.
435. Erlanson-Albertsson, Charlotte, "[Sugar Triggers Our Reward-System. Sweets Release Opiates Which Stimulates the Appetite for Sucrose—Insulin Can Depress It]," *Lakartidningen* 102.21 (2005): 1620-22, 1625, 1627.
436. Cottone, P., V. Sabino, M. Roberto, et al. CRF system recruitment mediates dark side of compulsive eating. *Proc. Natl. Acad. Sci. U. S. A.* Nov 24 2009;106(47): 20016-20020.
437. Wang, Gene-Jack, et al., "Brain Dopamine and Obesity," *Lancet* 357.9253 (2001): 354-57.

왜, 살은 다시 찌는가?

초판 1쇄 인쇄　2016년 3월 25일
초판 1쇄 발행　2016년 3월 30일
지은이　린다 베이컨
옮긴이　이문희
펴낸곳　와이즈북
펴낸이　심순영
등　록　2003년 11월 7일(제313-2003-383호)
주　소　121-847 서울시 마포구 성미산로5길 8, 102호(성산동, 삼화주택)
전　화　02) 3143-4834
팩　스　02) 3143-4830
이메일　cllio@hanmail.net
© 와이즈북, 2016
ISBN 979-11-86993-00-2　13510

* 책값은 뒤표지에 있습니다.
* 잘못 만들어진 책은 바꾸어드립니다.
* 이 도서의 국립중앙도서관 출판예정도서목록(CIP)은 서지정보유통지원시스템 홈페이지 (http://seoji.nl.go.kr)와 국가자료공동목록시스템(http://www.nl.go.kr/kolisnet)에서 이용하실 수 있습니다.(CIP제어번호: CIP2015032288)